Kommunikation mit Sterbenden

Kommunikation mit Sterbenden

Janet Dunphy

Janet Dunphy

Kommunikation mit Sterbenden

Praxishandbuch zur Pallivative-Care-Kommunikation

3., ergänzte Auflage

Aus dem Englischen von Heide Börger

Deutschsprachige Ausgabe bearbeitet und herausgegeben von Swantje Kubillus

Mit Beiträgen von Diana Staudacher und Elke Steudter

hogrefe

Janet Dunphy. Pflegefachfrau (RGN), MA Ethics, Pflegeexpertin für Palliative Care (CNS) am Kirwood Hospice.

Swantje Kubillus (dt. Hrsg.). Pflegefachfach, B. Sc., M.Sc. Public Health (FH), B.A. Germanistik/Politikwissenschaft.

Bibliografische Information der Deutschen Nationalbibliothek
Die Deutsche Nationalbibliothek verzeichnet diese Publikation in der Deutschen Nationalbibliografie; detaillierte bibliografische Daten sind im Internet über http://www.dnb.de abrufbar.

Anregungen und Zuschriften bitte an:
Hogrefe AG
Lektorat Pflege
z.Hd.: Jürgen Georg
Länggass-Strasse 76
3012 Bern
Schweiz
Tel. +41 31 300 45 00
info@hogrefe.ch
www.hogrefe.ch

Lektorat: Jürgen Georg, Sandro Bomio
Bearbeitung: Swantje Kubillus
Herstellung: René Tschirren
Umschlagabbildung: Getty Images/JodiJacobsen
Umschlaggestaltung: Claude Borer, Riehen
Grafik-Stempel (Innenteil): Peter Kuliew, Basel
Satz: punktgenau GmbH, Bühl
Druck und buchbinderische Verarbeitung: Multiprint Ltd., Kostinbrod
Printed in Bulgaria

Das vorliegende Buch ist eine Übersetzung aus dem Englischen. Der Originaltitel lautet „Communication in Palliative Care" von Janet Dunphy. © 2011, Radcliffe Publishing UK-Oxford, Taylor & Francis

3. erg. Auflage 2023

(E-Book-ISBN_PDF 978-3-456-96302-0)
(E-Book-ISBN_EPUB 978-3-456-76302-6)
ISBN 978-3-456-86302-3
https://doi.org/10.1024/86302-000

Inhaltsverzeichnis

Widmung

Für meine Mutter und meinen Vater, meine besten Lehrmeister und stetige Quelle der Inspiration. Ich widme euch dieses Buch, weil ihr mich stets darin bestärkt habt, an mich zu glauben, mich gelehrt habt, menschlich zu sein und mir euer Leben lang ein Vorbild für gute Kommunikation wart. Wir sind einander sehr zugetan und wir sind uns dessen bewusst. Es gibt nichts, was wertvoller ist.

Danksagung

Ich danke den nachstehend aufgeführten Personen:

Marian, deren Intelligenz, Besonnenheit und Loyalität mich über viele Jahre gestärkt haben. Dieses Buch wäre ohne deine Zeit und Integrität nie geschrieben worden. Du bist und bleibst ein ganz besonderer Mensch in meinem Leben und mein größter Schatz. Ich bin froh, dass du dies weißt.

Dr. Mary Kiely, Fachärztin für Palliativmedizin in Huddersfield – meine geschätzte Kollegin, Freundin und kritische Diskussionspartnerin. Danke für deine Inspiration und Unterweisung, das Lernen und für deine Überzeugung, dass ich dieses Buch schreiben sollte. Mary, deine Zeit ist sehr kostbar und du hast sie mir geschenkt, wie wir beide wissen, das wertvollste Geschenk überhaupt.

Joan und Christine – ihr habt fest an mich geglaubt und an meine Fähigkeit, dieses Buch zu schreiben. Meine Zweifel konnten euren Glauben nicht erschüttern. Eure Kenntnisse, was das Schreiben und Veröffentlichen von Texten betrifft, haben mein Selbstvertrauen in meine Arbeit gestärkt. Euch verdanke ich, dass ich an dieses Buch geglaubt habe. Herzlichen Dank.

Meiner Managerin Christine Springthorpe. Ihr verdanke ich, dass ich dort, wo ich jetzt bin, arbeite. Die Arbeit erfüllt mich und stärkt meinen Geist. Deine Wertvorstellungen verdienen den größten Respekt und ich danke dir an dieser Stelle für die Veränderung in meinem Berufsleben.

Allen Patienten und ihren Angehörigen, die in mein Leben getreten sind und meine Denkweise verändert haben. Ihnen verdanke ich alles, was ich weiß. Ich fühle mich durch eure Präsenz in meiner Welt geehrt und gestärkt. Symbolisch verneige ich mich hier vor euch voller Wertschätzung und Respekt und danke euch für all das, was ihr wart und seid.

Vorwort

Es heißt, dass Mozart und Bill Gates ihre Genialität nicht ihren Genen verdanken, sondern den unzähligen Stunden, die sie in die Perfektionierung ihrer Fähigkeiten investiert haben. Es stimmt, dass man durch Übung perfekt oder doch zumindest sehr gut wird. Es heißt auch, gute kommunikative Fähigkeiten seien nicht erlernbar – entweder man hat sie oder man hat sie nicht.

Janet Dunphy hat unzählige Stunden in ihr Metier investiert: sie hat Patienten und ihren Familien sensible und lebensverändernde Information vermittelt, und sie ist außerordentlich gut darin.

Janet Dunphy ist nicht nur eine sehr erfahrene spezialisierte Pflegefachperson in Palliativer Pflege und außergewöhnlich begabte Kommunikatorin, sondern sie hat auch die Fähigkeit, die Elemente, die für eine gute Interaktion zwischen Patient und Gesundheitsexperte relevant sind, zu nutzen und in eine verständliche Sprache zu übertragen, die den Dialogen mit Patienten in der Endphase ihres Lebens Substanz verleiht.

Spezialisierte Pflegefachpersonen in Palliativpflege verwenden einen Großteil ihrer Wochenarbeitszeit darauf, anderen Wissen zu vermitteln, entweder inoffiziell durch klinische Interaktion oder offiziell durch regulären Unterricht. Ich habe fast 12 Jahre mit Janet in Palliativpflegeteams im Krankenhaus oder in der Gemeinde zusammengearbeitet. Ob im Rahmen von klinischen Interaktionen oder gemeinsam durchgeführten Unterrichtssitzungen, ich konnte mich persönlich von ihren herausragenden Fähigkeiten überzeugen, wenn es darum ging, die Teilnehmer zu verstehen und das im Unterricht vermittelte theoretische Wissen auf die Realität des Praxisalltags, die Begleitung von Patienten in der Lebensendphase, zu übertragen.

Für Janet gehören zu den wichtigsten Attributen, die einen guten Lehrer ausmachen, Kompetenz auf seinem Spezialgebiet und die Fähigkeit, anderen die eigene Leidenschaft und das eigene Interesse dafür zu vermitteln. «Experten», die nicht mehr in der klinischen Praxis arbeiten, entweder weil sie im universitären Bereich oder im Management tätig sind, geht diese Leidenschaft oft verloren oder sie haben sich so weit vom harten Praxisalltag entfernt, dass es ihren Darlegungen an Glaubwürdigkeit mangelt. Als spezialisierte Pflegefachperson mit Praxiserfahrung kann Janet sich auf ihre Fachkompetenz berufen.

Gewisse Dinge lernt man nur, wenn man andere beobachtet und es dann so lange versucht, bis man diese Dinge selbst beherrscht. Leider ist es speziell in den Gesundheitsberufen so, dass dieses «Lernen durch Nachahmung» im Vergleich zu regulären Vorlesungen, Literatur, reflektiver Analyse und anderen formalen Aktivitäten mehr und mehr an Bedeutung verliert. Aber in arbeitsintensiven klinischen Settings bietet sich selten, vielleicht sogar nie die Chance, wichtige Gespräche zwischen erfahrenen spezialisierten Gesundheitsfachleuten und ihren Patienten in einem Umfang mitzuerleben, dass man die eigenen Fähigkeiten verbessern und «von Experten» lernen kann, besonders wenn die Patienten sehr krank und die Gespräche ähnlich heikel sind wie die in der Lebensendphase.

Es gibt eine Fülle von Büchern über kommunikative Fähigkeiten, von denen die meisten jedoch nur simple Handlungsanweisungen enthalten. Doch trotzt genauer Handlungsanweisungen kennt man nach der Lektüre längst noch nicht die Gründe für die empfohlene Vorgehensweise. Das Besondere an diesem Buch ist die Fähigkeit von Janet Dunphy, aus der Verknüpfung von theoretischem Wissen mit Geschichten und Naturwissenschaft mit Menschlichkeit einen Text zu produzieren, der einen tiefen Eindruck hinterlässt. Es ist ihr Talent, die von erfahrenen spezialisierten Gesundheitsexperten zu lernenden Fähigkeiten in Worte zu fassen, das dieses Buch so lesenswert macht.

Es heißt oft, dass schwierige oder auch unmöglich erscheinende Dinge bei Experten ganz mühelos aussehen. In Wirklichkeit steckt jedoch viel harte Arbeit dahinter, die niemand sieht – die unermüdliche Beinarbeit eines ruhig und majestätisch dahingleitenden Schwans. Diese unermüdliche Arbeit erklärt Janet den Lesenden und vermittelt ihnen damit die Erkenntnis, dass intellektuelles Wissen ohne einfühlsame und menschenfreundliche Anwendung in der Praxis wertlos ist.

Mary Kiely, Juli 2011

Geleitwort zur deutschsprachigen Ausgabe

Sterben sei leicht, friedlich – so heißt es. Leben sei schwerer. Wir wünschen uns, dass wir sanft und friedlich einschlafen und eines Tage einfach nicht mehr aufwachen. Ohne Schmerzen, ohne Reue, ohne Verlust. In der Realität sieht es aber so aus, dass die meisten Menschen alleine, verlassen und entwürdigt sterben, unter Bedingungen, die ihren Wünschen widersprechen. Heute sterben 40 Prozent der Menschen in Deutschland in Krankenhäusern. Weitere 40 Prozent in Pflegeeinrichtungen. Oft nach langer schwerer Krankheit. Nur 10 Prozent können zuhause sterben, obwohl 90 Prozent sich das wünschen. Angehörige sind oft nicht in der Lage den Sterbeprozess der Betroffenen zu begleiten. Sei es aus beruflichen Gründen und räumlicher Distanz oder aber deshalb, weil der Tod für sie kaum handhabbar ist. Der Tod ist unfassbar und wir haben verlernt ihn als Teil des Lebens zu akzeptieren. Sterben bedeutet, noch zu leben und Menschen, die im Sterben liegen, haben besondere Bedürfnisse.

An diesem Punkt setzt Palliative Care an. Spezialistinnen und Spezialisten der palliativen Versorgung begleiten Sterbende in der letzen Lebensphase und ermöglichen es ihnen, angemessen individuell und würdevoll aus der Welt zu gehen. Sie erkennen die Anzeichen des Todes und wissen, welche Maßnahmen im richtigen Moment zu ergreifen sind. Fachpersonen, die in der Palliativpflege tätig sind, respektieren das Leben und den Tod gleichermaßen.

Janet Dunphy bespricht mit ihrem Buch eben diese Diskrepanz in den letzten Lebenstagen – zwischen würdevollem Sterben und einer professionellen Sterbebegleitung, die von achtsamer Fürsorge geprägt ist.

In einer Serie von Fallgeschichten schildert die Autorin ihre umfangreichen Beobachtungen, die sie im Umgang mit Sterbenden während langjähriger Berufspraxis als Lehrerin und spezialisierte Pflegefachperson in Palliativpflege (Clinical Nurse Specialist in Palliative Care) machen konnte. Sie kann aus Erfahrungen im ambulanten sowie stationären Sektor schöpfen. Ein Buch darüber zu schreiben ist eine wunderbare Möglichkeit, vielleicht die einzige, all diese Eindrücke zu sammeln und andere daran teilhaben zu lassen. Damit unterstützt sie alle, die in der Palliativpflege und darüber hinaus tätig sind. Mutig und einfühlsam beschreibt Dunphy ihre Herangehensweise an den Tod und das Sterben und schafft damit einen wertvollen Beitrag für die Pflegenden von heute und morgen.

Denn die Dringlichkeit einer professionellen und qualitätsvollen Versorgung von Sterbenden wird in Zukunft zunehmen. Eine der vielen Folgen der alternden Gesellschaft. Die Fortschritte der Hochleistungsmedizin führen zur verlängerten Lebenszeit und zu einem enormen Anstieg der Zahl hochaltriger Menschen. Diese Menschen werden sterben und Unterstützung dabei benötigen, denn unserer hochkultivierten Gesellschaft sind Rituale des Sterbens verloren gegangen. Wir sollten sie wiederfinden, anpassen und pflegen.

Ein hohes Lebensalter geht meist mit Multimorbidität einher: Demenz, neurologische Erkrankungen und Erkrankungen der inneren Organe. Eine Patientin mit Multipler Sklerose, kann auch an Brustkrebs erkranken. Das Ausmaß ist weitreichend und eine würdevolle Versorgung sollte von professionell ausgebildeten Spezialistinnen und Spezialisten der verschiedenen Disziplinen begleitet werden sowie geschulte Laien einbeziehen, um alle Betroffenengruppen zu erreichen.

Janet Dunphy zeigt Möglichkeiten und Unterschiede auf, die sowohl Laien als auch Professionelle in die Versorgung Sterbender einbringen können.

Die Autorin plädiert für einen ehrlichen und offenen Umgang mit dem Tod. «Der Tod wurde aus dem Verborgenen geholt und als Thema auf den Tisch gebracht», sagt sie. Lange Zeit war das Thema Tabu. Patientinnen und Patienten sind heute im Internetzeitalter besser informiert denn je, und wollen über das dort Gefundene reden. Es ist immer noch die beste Möglichkeit, Probleme über Kommunikation zu lösen. Durch Kommunikation wollen wir die Schrecken von Krankheit und Tod überwinden. So viel darüber sprechen, bis alles gesagt ist. Jedoch wissen wir nicht genau wie und das Reden mit Sterbenden ist schwer und von Befangenheit geprägt.

Dunphy bietet Assessment-Instrumente an, die Pflegenden eine strukturierte Vorgehensweise der Kommunikation ermöglichen. Dazu gehört es, dass relevante Informationen von irrelevanten zu unterscheiden sind, um die Pflegeplanung sinnvoll zu gestalten. Das kann schwierig sein, da die Bedürfnisse der Betroffenen und ihrer Angehörigen weitreichend sind. Durch das Internet als Informationsplattform, wissen Patientinnen und Patienten bereits viel, bevor sie mit Pflegenden in Kontakt treten, doch nicht immer können sie die Informationen richtig einordnen. Da werden so viele Fragen gestellt, dass es wichtig ist, dass Pflegende angemessen Grenzen setzen können. Fragen zu psychischen Aspekten zählen ebenso zum Interesse der Betroffenen, wie zu finanziellen und rechtlichen. Einer dieser Punkte ist es zum Beispiel die nötigen Handlungsschritte zu kennen, die nach dem Eintreffen des Todes erforderlich sind. Im Mittelpunkt der palliativen, der ummantelnden, Versorgung, stehen Patientinnen und Patienten. Jedoch sind die Bedürfnisse der Pflegenden nicht zu vergessen. Sich selbst in die Pflegesituation einzubringen gehört nach Dunphy zu den wichtigsten

Ressourcen von Pflegenden. Dabei sollten sie auch auf sich selbst achten und sich nicht in Trauer und Verlustgefühlen verlieren.

Weniger die wissenschaftlichen Fakten von Palliative Care, sondern vielmehr die menschlichen Aspekte, wie die Fähigkeit mitfühlend und humorvoll zu sein, präsentiert uns die Autorin. Sie zählen zu den wichtigsten Bestandteilen palliativer Pflege.

Professionalität kann heißen Fakten und Menschliches zu vereinen. Janet Dunphy versteht spezialisierte Pflegefachpersonen in Palliativpflege als Begleiterinnen und Begleiter Sterbender auf ihrer letzten Reise.

Von Sterbenden lernen, heißt zuhören und Emotionen erfassen. Für Janet Dunphy ist es das, was gelungene Kommunikation ausmacht. Gerade, wenn verbale Äußerungen nicht mehr möglich sind, wie es beispielsweise bei Menschen mit Demenz der Fall sein kann.

Eine multidisziplinäre Versorgung gehört zu einer guten Palliativversorgung. Sie erschwert jedoch mitunter die Kommunikation. Die Beteiligten wollen sich gegenseitig nicht behindern und wertvolle Informationen können verloren gehen, weil im Team zu wenig Kommunikation erfolgt. Frühzeitige Aussprachen können dagegenwirken.

Menschen sind darauf bedacht Lösungen zu finden. In der Palliativversorgung hört die Suche nach Lösungen irgendwann auf. Viele Menschen «wissen», wenn es Zeit ist, zu gehen. Sie fühlen es und der Körper äußert Signale, wenn beispielsweise das Bedürfnis nach Essen und Trinken nachlässt.

Janet Dunphy zeigt mit ihrem Buch, welche Gespräche hilfreich sind, wenn das Undenkbare zur Realität wird. Wie viel Zeit bleibt noch? Es ist eine der vielen Fragen, die erfahrene spezialisierte Pflegefachpersonen häufig hören. Die Antwort lautet: Keiner weiß es. In vielen Momenten, ist es das Richtige, dem Sterbenden keine falschen Hoffnungen zu machen und es ihm zu ermöglichen dem Tod würdevoll zu begegnen. Für Janet Dunphy ist die Arbeit mit Sterbenden Bereicherung und Belastung zugleich. Sie tritt dem schweren Teil ihrer Arbeit mit einer realistischen Einstellung und kontinuierlicher Reflexion entgegen. Die Möglichkeit Pflegender, Einfluss auf den Sterbeprozess ihrer Patientinnen und Patienten zu haben, betrachtet sie als Privileg. Den leichten und schönen Teil in der Palliativversorgung betont die Autorin stets. Humor und Lebensfreude sorgen für Lebensqualität und sind Bestandteile der täglichen Arbeit von Palliativpflegenden. Sie sind durch die Angst vor dem Tod nicht überschattet oder verloren. Cicely Saunders formulierte es so: «Es geht nicht darum, dem Leben mehr Tage zu geben, sondern den Tagen mehr Leben.»

Stuttgart im Oktober 2013
Swantje Kubillus

1. Einleitung: Anmerkungen der Autorin

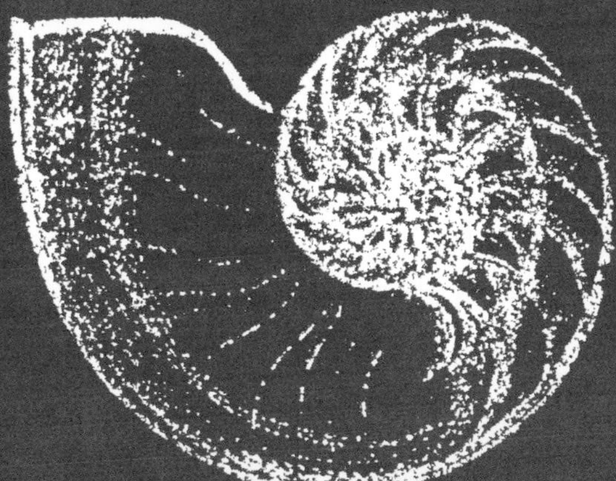

Als ältere Pflegefachperson (ich bin 51) verbringe ich viel Zeit damit, Gespräche zu führen, zu unterrichten und meine Erfahrungen zu vermitteln, und ich habe, wie viele Pflegefachpersonen, gute Geschichten zu erzählen.

1.1 Geschichten und ihr erzieherischer Wert

Der erste Satz verrät viel über mich: mein Alter, meinen Beruf und eine meiner Lieblingstätigkeiten: unterrichten. Und genau dies ist die Absicht der Einleitung: Sie, die Leserinnen und Leser, sollen mich ein wenig kennenlernen und erfahren, warum ich dieses Buch geschrieben habe. Dies ist meine Chance, Ihnen meine Erfahrungen und meine Denkweise nahezubringen und Ihnen zu erklären, weshalb ich Geschichten für wichtiger denn je halte. Es mag sein, dass uns bei all der akademischen Arbeit und dem Schreiben von Artikeln die Fähigkeit abhanden gekommen ist, sie zu erzählen. Wir alle kennen solche Geschichten und sie zu erzählen ist von großem erzieherischem Wert.

1.2 Alles ist im Wandel

Wir alle bekommen zu spüren, dass der Stress im Gesundheitswesen größer geworden ist. Veränderungen sind etwas Normales. Alles verändert sich und das Gesundheitswesen hat sich definitiv stark verändert. Er hat sich verändert, um den Anforderungen biologischer und soziologischer Entwicklungen gerecht zu werden. Ich behaupte jedoch, dass unsere Prioritäten und Ziele, was die Kommunikation anbelangt, sich nicht verändert haben. Je komplexer die Gesundheitsversorgung wird, desto wichtiger ist die Befolgung einfacher Regeln. Jeder Mensch ist das Produkt seiner Erfahrungen und 30 Jahre Mutterrolle und Arbeit in der Pflege haben meine Denkweise mit Sicherheit geprägt.

Glücklicherweise wusste ich schon als Kind, dass ich Pflegefachperson werden wollte und als Pflegestudentin, dass ich mit sterbenden Patientinnen und Patienten arbeiten wollte. Diese Idee hatte ich damals schon. Das Spezialgebiet Palliativpflege gab es da noch nicht, aber ich wusste genau, wo mein Platz war, hängte es aber nicht an die große Glocke.

1.3 Fallstudien und Gespräche

Mit meinem Buch ist es ähnlich; ich möchte dringliche aktuelle Themen darstellen und vor dem Hintergrund thematisch passender Fallstudien aus dem Praxisalltag wichtige Fähigkeiten erörtern. Um der Ehrlichkeit willen und aus Respekt vor der Leserin und dem Leser möchte ich darauf hinweisen, dass der Kontext des Buches auf meine Erfahrungen als Pflegeperson im Vereinigten Königreich beschränkt ist und nicht alle Themen umfassend behandelt werden. Ich weiß, wie hart Gesundheitsfachleute arbeiten und wie viele täglich gute Arbeit in der Palliativpflege leisten. Ich möchte Ihnen allen das Gefühl vermitteln, dass meine Arbeit hier etwas mit Ihnen zu tun hat und Ihnen nützen kann, unabhängig davon, was Sie tun und wo Sie arbeiten. Es gibt besser bezahlte und weniger belastende Arbeitsplätze, aber die Situation von Palliativpflegepatienten zu erleichtern dürfte einer der lohnendsten sein. Es wäre kaum erträglich, wenn es nicht so wäre: die emotionale Belastung wäre zu groß. Effiziente Kommunikation ist nur ein Aspekt dieser lohnenden Arbeit.

1.4 Dreiundzwanzig Jahre Erfahrung

In den 1980er Jahren begann ich meine berufliche Laufbahn in einem Hospiz im Vereinigten Königreich und machte die Lernerfahrungen, die alle Pflegenden machen und die keinem erspart bleiben. Ich merkte, was ich alles nicht wusste und lernte noch eifriger. Danach wurde ich Macmillan Nurse in der Palliativpflege und arbeitete auf der Onkologiestation eines Krankenhauses und in der Gemeinde. Schon damals stellte ich fest, dass mir das Unterrichten Spaß macht und dass Pflegende niemals auslernen. Die Kolleginnen und Kollegen sagten immer, ich sei ein Naturtalent, aber ich habe nie das Wesentliche vergessen, den Grund, warum wir diese Arbeit tun und warum wir lernen und unsere Erfahrungen weitergeben: die Patientinnen und Patienten und ihre Betreuungspersonen. Natürlich kenne ich die Fachbegriffe und Phrasen, aber ich weiß auch, dass die Fallstudien und authentischen klinischen Anekdoten für die Leserinnen und Leser genauso wertvoll sind.

Im weiteren Verlauf meiner Karriere wechselte ich den Ort und meinen klinischen Arbeitsbereich, aber nicht meine Rolle. Ich blieb bei den Patienten. Ich bin seit 22 Jahren spezialisierte Pflegefachperson (clinical nurse specialist) in der Palliativpflege und habe innerhalb und außerhalb von Hospizen, Seite an Seite mit praktischen Ärzten und Gemeindepflegenden, in Krankenhäusern und in Pflegeheimen mit Ärzten, Pflegenden und anderen Mitarbeitern zusammengearbeitet. Ich kenne dieses Spezialgebiet und weiß, worüber ich schreibe.

Spezialisierte Pflegefachpersonen (clinical nurse specialists) sind Fachpersonen, die auf ein bestimmtes Gebiet in der Pflege spezialisiert sind. Sie haben studiert und stellen ein Bindeglied zwischen Theorie und Praxis dar. Sie gewähren einen hohen, forschungsbasierten Standard in der pflegerischen Versorgung.

Die Weiterbildung zur Macmillan Nurse ist eine Besonderheit im Vereinigten Königreich. Sie spezialisiert Pflegende für die Bereiche Onkologie und Palliative Care. Macmillan Nurses bieten Betroffenen und Angehörigen ab dem Zeitpunkt der Diagnose Beratung und Unterstützung an. Sie führen Schmerz- und Symptomüberwachung durch, bieten emotionale Unterstützung, geben Informationen über die Krebsbehandlung und Nebenwirkungen und beraten über Finanzierungsmöglichkeiten. Meistens arbeitet die Macmillan Nurse in einem Hospiz, auf einer onkologischen Station sowie zusätzlich im ambulanten Bereich. Damit bildet sie eine Schnittstelle zwischen ambulantem und stationärem Sektor und vermittelt im interdisziplinären Team.

1.5 Wir dürfen die Fähigkeit zu lachen nicht verlieren

Ich glaube auch, dass Mitgefühl und Humor gut zusammenpassen und sich ergänzen. Manchmal habe ich die Befürchtung, dass unser Berufsstand sich festgefahren und seine Fähigkeit verloren hat, zu lachen und Geschichten zu erzählen. Uns werden immer nur die wissenschaftlichen Fakten unserer Arbeit, die Modelle und Theorien, vermittelt, was auch sehr wichtig ist. Was wir hingegen selten lernen und nicht einmal vor uns selbst eingestehen, ist die «Kunst» unserer Arbeit. Es gibt bestimmte Dinge, die man nicht erlernen kann, etwa bestimmte Fähigkeiten, die Teil unserer Persönlichkeit sind. Diese Fähigkeiten können jedoch identifiziert und entwickelt werden, und oft sind es gerade diese Fähigkeiten, die aus dem Schüler einen kompetenten Praktiker machen. Ich hoffe, dass Sie sich beim Lesen dieses Textes mit der Kunst, von der hier die Rede ist, identifizieren können und aufhören, sich als normaler Mensch mit bestimmten Fähigkeiten, der sich entschieden hat, leidende Menschen zu begleiten, auf die Schulter zu klopfen.

Das Buch beschreibt den Weg der Patientinnen und Patienten und ihrer Betreuungspersonen, und da beide oft die gleichen Erfahrungen machen, habe ich ihre Gefühle nicht gesondert behandelt. Der Inhalt bezieht sich auf alle Gesundheitsfachleute im Gesundheitsbereich und deshalb bezeichne ich die Angehörigen aller Disziplinen als «Gesundheitsfachleute». Die Bezeichnungen «Klient» und «Dienstleistungsnutzer» sind für mich absurde «politisch korrekte» Begriffe und ich werde sie (oder ähnlich trendige Wörter) nicht verwenden.

1.6 Verschiedene Settings

Wir Gesundheitsfachleute begleiten unsere Patienten auf ihrer Reise durch die Stadien ihrer Krankheit und durch verschiedene klinische Settings, wo sie viele medizinische Fachbegriffe kennenlernen. Der Begriff «klinisches Setting» bezeichnet die Umgebung, in der die Versorgung des Patienten stattfindet. Dies ist zunächst die häusliche Umgebung, wo er von einem Allgemeinmediziner und der Gemeindepflegenden betreut wird, später das Krankenhaus, wo die ambulante oder stationäre Versorgung durch klinische Teams, bestehend aus Ärzten und Pflegepersonen, stattfindet. Auch Pflegeheime und Hospize können wichtige Stationen auf der Reise des Patienten sein. Ich erwähne all diese Settings, weil es mir darum geht, die Gesundheitsfachleute, die dort arbeiten, zu würdigen und zu unterstützen. Unsere Hospize sind ohne jeden Zweifel Exzellenzzentren, aber ein Hospiz ist kein Gebäude, sondern eine Philosophie, die mit Erfolg auf andere Settings, etwa die häusliche Umgebung des Patienten und Krankenhausstationen, übertragen wurde, wo oft eine ausgezeichnete Versorgung mit hohem Standard angeboten wird. Als spezialisierte Pflegefachperson habe ich schon früh gelernt, dass wir nichts Besonderes sind, sondern uns lediglich auf etwas Besonderes spezialisieren. Ich hatte das Glück, mit vielen vorbildlichen Gesundheitsfachleuten zusammenarbeiten zu können.

Ich habe zwar überwiegend mit Krebspatienten gearbeitet, aber die Patientinnen und Patienten mit nicht bösartigen Krankheiten sind mit den gleichen Problemen konfrontiert und haben oft weniger Ressourcen zur Verfügung. Meine Empfehlungen beziehen sich deshalb nicht nur auf Krebspatienten, denn gute Kommunikation ist immer wichtig, egal wie die Diagnose lautet. Auch wenn wir Krankheiten immer effizienter behandeln und managen können, sollten wir darauf achten, dass gute Kommunikation nicht in therapeutisch unwirksamen Dosen verabreicht wird, denn in der Palliativpflege könnte sie die einzig mögliche Medizin sein.

Da die Menschen immer länger leben, werden auch die Anforderungen, die die alternde Bevölkerung an die Dienste stellt, immer höher. Außerdem wächst mit steigender Lebenserwartung die Anzahl der Menschen mit Demenz. Was Altern und Sterben anbelangt, sehe ich die Dinge mittlerweile so: Biologisch gesehen sind wir Maschinen, die mit zunehmendem Alter chronische Krankheiten entwickeln und sterben. Wir «verscheiden» nicht, wir «verschwinden» nicht und wir «entschlafen» auch nicht, wir sterben, und Sterben ist ein wichtiger Prozess. Er findet nur einmal statt. Ich bin weder abgestumpft noch hart, ich bin immer noch so empfindsam wie früher, worauf ich auch stolz bin. Allerdings bin ich stärker geworden und weiß, dass ich nicht alles in Ordnung bringen kann und dass auch meine Patientinnen und Patienten und ihre Familien dies wissen, und ich weiß dass ich in den schwersten Stunden die Situation so verändern kann, dass sie einen nachhaltig positiven Eindruck hinterlässt. Vor diesem Hintergrund lassen Sie uns wie Erwachsene mutig die Wörter «Tod» und «Sterben» verwenden.

Auch wenn die Öffentlichkeit mehr von uns erwartet, wir wissen, dass wir die meisten Krankheiten nur behandeln und managen können. Geheilt werden können nur bestimmte Infektionskrankheiten und Krebsarten. Alles andere wird gemanagt, wie beispielsweise Diabetes, Herzkrankheiten, Arthritis etc. Was das Management unseres Umgangs mit Menschen und ihren Krankheiten betrifft, ist die Kunst und die Wissenschaft gefordert.

1.7 Ein langes Leben

Wenn ich an meine Studienzeit denke, fällt mir der Ausdruck «three score years and ten» ein. Die Patientinnen und Patienten und ihre Familien meinten damit, dass es «ein langes und glückliches Leben» war, wie man damals zu sagen pflegte. Heute hört man dagegen Sätze, die so beginnen: «Heutzutage sollte man doch annehmen …» oder «Bei den heutigen technologischen Möglichkeiten …», auch wenn es sich um Patientinnen und Patienten handelt, die älter sind als siebzig Jahre. Menschen mittleren Alters sagen heute oft «Warum mein Vater?» und nicht «Er ist immerhin siebzig Jahre geworden.» Die Leute leben länger und erwarten mehr. Ein Baby, das heute geboren wird, hat fast überall in der entwickelten Welt eine durchschnittliche Lebenserwartung von 81,5 Jahren. 1960 lag die Lebenserwartung für Männer bei 66,8 Jahren und für Frauen bei 73,2 Jahren.

1.8 Die Patientinnen und Patienten von heute

Informationen sind heute leichter zugänglich als je zuvor. Die meisten unserer Patienten nutzen das Internet, lesen oder versuchen auf andere Art, sich Informationen zu beschaffen. Die Leute wollen unbedingt Antworten finden und sind selbstbewusster geworden, wenn es darum geht, den Gesundheitsfachleuten, die sie behandeln, Fragen zu stellen.

Statistiker gehen davon aus, dass jedes Jahr 1 Prozent der Bevölkerung eines Landes verstirbt. In Deutschland sind das circa 800 000 Menschen, im Vereinigten Königreich etwa 600 000. Im Vereinigten Königreich versorgen Allgemeinmediziner durchschnittlich etwa 25 Menschen, die sterben werden. Doch es gibt Unterstützung vonseiten der Politik. Die vom UK Department of

Health entwickelte End of Life Care Strategy 2008 (Department of Health, 2008) ermuntert zum bewussten Umgang mit dem Tod, setzt sich für vorzeitige Pflegeplanung ein, frühzeitige und taktvolle Gespräche und verbesserte Dienstleistungsangebote. Das bedeutet, wir müssen ehrliche und offene Gespräche führen. Die vielen Fragen und der Wissensdurst erfordern dies, und wenn es uns nicht gelingt, die entsprechenden Worte für diese offenen Gespräche zu finden, wie sollen wir uns dann von einer Gesellschaft, die den Tod verdrängt, in eine Gesellschaft verwandeln, deren Mitglieder miteinander reden und sich umeinander kümmern, wenn sie sterben? Patientinnen und Patienten des 21. Jahrhunderts sind nicht mehr so fügsam wie früher. Euphemismen und Gemeinplätze gehören der Vergangenheit an. Moderne Patientinnen und Patienten entscheiden selbst, wie viel sie wissen möchten und verlangen den Gesundheitsfachleuten, die sie behandeln, mehr ab.

Der Tod wurde aus dem Verborgenen geholt und als Thema auf den Tisch gebracht. Die Menschen wollen darüber sprechen. Sie wollen über alles diskutieren: Symptome, Diagnose, Behandlung, Prognose, Gefühle und Bewältigungsstrategien. Alle Probleme werden durch Kommunikation reduziert oder gelöst, angefangen von kleineren Meinungsverschiedenheiten bis hin zum globalen Konflikt.

Angesichts der Erwartungen unserer Gesellschaft sind Kompetenz und Selbstsicherheit gefragt. Sie zu entwickeln, ist für mich das Mindeste, was wir tun können.

Die End of Life Care Strategy 2008 innerhalb des Gesundheitssystems im Vereinigten Königreich (National Health System, NHS) dient zur Verbesserung der Pflegequalität für ältere Menschen und Menschen, die im Sterben liegen. In der Schweiz entspricht das der «Nationalen Strategie Palliative Care», die im Jahr 2009 veröffentlicht wurde. Seit 2007 besteht in Deutschland das Gesetz zur «Spezialisierten ambulanten Palliativversorgung (SAPV)» nach § 37, SGB V.

1.9 Literatur

Department of Health. (2008). *End of Life Care Strategy: promoting high quality care for all adults at the end of life.* Cm 9840. London: Department of Health.

2. Beziehungen

Wer ist der wichtigste Mensch in Ihrem Leben?

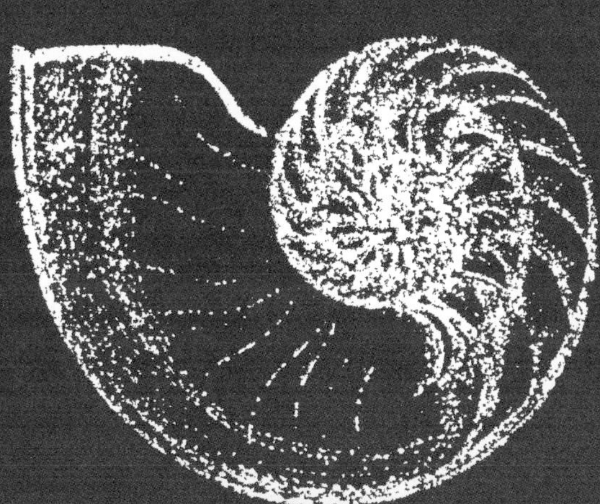

Jeder wird diese Frage anders beantworten. Wenn Gesundheitsfachleute einem neuen Patienten begegnen, kennen sie dessen Wertvorstellungen oder die der Betreuungsperson in der Regel nicht, denn jeder ist das Produkt seiner Erfahrungen. Es wäre sehr nützlich für die Gesellschaft, wenn das Thema Beziehungen auf dem Lehrplan der Schulen stehen würde. Jeder Mensch hat Beziehungen und es kommt häufig vor, dass jüngere Beziehungen oft mit weniger Informationen und Fähigkeiten auskommen müssen. Beziehungen formen uns – sie sind wichtig und sie prägen und definieren uns. Kurzum, sie machen Gesundheitsfachleute und natürlich auch Patientinnen und Patienten zu dem, was sie sind.

Der Einfluss, den frühere und aktuelle Beziehungen auf Menschen ausüben, kann gar nicht hoch genug bewertet werden. Die Bandbreite normaler Reaktionen ist groß. Menschen reagieren völlig unterschiedlich. Dynamische Prozesse in der Familie spielen in unseren Beziehungen häufig eine wichtige Rolle und steuern viele unserer Reaktionen. Eine glückliche Familie, deren Mitglieder sich nahe stehen, reagiert sehr emotional und empfindet einen Verlust als einschneidend. Ein Familienmitglied, das keine enge Beziehung zur Familie oder eine gestörte Beziehung zu einem anderen Familienmitglied hat, reagiert ebenfalls sehr stark. Sicher ist nur, dass es in diesem Punkt keine Sicherheit gibt. In Kenntnis all dessen müssen Gesundheitsfachleute ihre Patientinnen und Patienten einschätzen und eine therapeutische Beziehung zu ihnen aufbauen, und dies in einer für Patienten und Betreuungspersonen meistens sehr schwierigen Zeit. Sie müssen mit allen anderen an der Behandlung beteiligten Gesundheitsfachleuten effizient kommunizieren und ihre «persönlichen Trigger» kennen – Situationen, die sie persönlich berühren und deshalb eine emotionale Reaktion bei ihnen auslösen können.

Zurück zur Frage vom Kapitelanfang. Gesundheitsfachleute werden häufig mit emotionalen Situationen und dynamischen Prozessen in Familien konfrontiert, die sie an eigene Erfahrungen erinnern; dies sind ihre «persönlichen Trigger». Manchmal sind die Trigger leicht zu erkennen und die Gesundheitsfachleute können sich darauf vorbereiten, manchmal werden sie unerwartet mit ihnen konfrontiert; die Trigger unterwandern ihr Radar und erschweren und verkomplizieren die Beziehung zwischen Patient und Gesundheitsexperte zusätzlich. Im Bereich der Gesundheitsversorgung erledigen die Gesundheitsfachleute ihre Aufgaben Zug um Zug, Aufgaben, bei denen die Lebenswege von Menschen einander berühren.

Fallbeispiel: *Corinnes Geschichte*

Ich bin 48 Jahre alt und arbeite als erfahrene spezialisierte Pflegefachperson in einem stark frequentierten Krankenhaus. Ich liebe meinen Beruf und habe auch nach 20 Jahren meine Entscheidung noch nicht bereut. Deshalb war die Einweisung eines älteren Mannes im Endstadium seiner Krankheit keine besondere Herausforderung für mich. Ich kannte die Station, auf der ältere Menschen betreut wurden, und das Personal dort sehr gut. Es schien kein klinisch komplizierter Fall zu sein und eigentlich sah alles danach aus, als würde Uwe an seinem metastasierenden Prostatakrebs friedlich sterben. Man hatte mich gebeten, kurz bei ihm vorbeizuschauen und zu prüfen, ob alles in Ordnung war.

Ich kam auf die Station, plauderte wie üblich freundschaftlich mit den Kolleginnen und ging dann in das Nebenzimmer, wo Uwe lag. Uwe war nicht bei Bewusstsein, er lag friedlich da und alles schien in Ordnung zu sein, aber mein Blick wurde von etwas anderem angezogen. Es war die kleine, elegante, sanft wirkende Dame, die im hinteren Teil des Zimmers saß, so als wolle sie niemandem im Weg sein (ihre Körpersprache und Position im Raum deuteten darauf hin). Sie war perfekt zurechtgemacht – Ohrringe, Kleidung, Schuhe, Schal und Handtasche waren aufeinander abgestimmt. Sie wirkte freundlich und bescheiden, so als hätte sie den Schmerz des bevorstehenden Verlustes akzeptiert.

Ich setzte mich zu ihr, um ihre Geschichte zu hören: Sie liebte Uwe, und das schon seit sie 20 waren. Sie hatten immer alles zusammen gemacht, hatten dieselben Interessen, führten eine altmodische Ehe, die 58 Jahre gut funktioniert hatte. Sie hatten sich gemeinsam um die Erziehung ihrer Kinder gekümmert. Uwe war Ingenieur und hatte sich im Haus um alles gekümmert, was mit Technik zu tun hatte; die Fernbedienung für den Fernseher war ein Buch mit sieben Siegeln für seine Frau Dora, die gekocht, geputzt und sich um den Haushalt und die Finanzen gekümmert hatte.

Sie hatten eine echte Partnerschaft und Freundschaft. Er war die Liebe ihres Lebens und nun sah sie zu, wie er starb, ohne Groll oder Verbitterung. Sie flüsterte philosophisch: «Wissen Sie, meine Liebe, das steht uns allen bevor», so als müsste sie mich, die jüngere Frau, die noch nicht so lange auf dieser Erde lebte und noch viel über Liebe und Loslassen zu lernen hatte, vorbereiten. Sie hatte keinerlei Bedenken oder Fragen; sie nahm die Situation in Würde und Demut an. Sie war voll des Lobes für das Personal und dankte mir für meinen Besuch: «Sie haben so ein nettes freundliches Gesicht», sagte sie und tätschelte meine Hand, so als wolle sie sagen, es ist jetzt gut, meine Liebe, hier ist alles in Ordnung.

Ich verließ das Zimmer, ging aber nicht wie üblich zu den Kolleginnen und Kollegen, um mit ihnen zu sprechen, weil ich weinen musste. Große Tränen liefen mir langsam über das Gesicht, während ich über die belebte Station ging. Ich sah meine Mutter und meinen Vater in den beiden. Ich konnte mir vorstellen, dass es bei ihnen genauso wäre. Meine Mutter ist dieser Frau sehr ähnlich und ich weiß, auch sie würde so ruhig dasitzen, elegant, schicksalsergeben und sanft, während ihr Lebenspartner von ihr geht. Diese Situation, die ich nicht vorausgesehen habe, hat mich eine Weile emotional sehr berührt.

Es war eine gute Erfahrung und ich habe aus ihr gelernt. Ich rief auf der Station an, um die Kolleginnen und Kollegen zu informieren. Sie verstanden und respektierten meine Reaktion, denn so etwas kann jedem von uns passieren. Die Verarbeitung der Situation trägt zu unserer Weiterentwicklung bei. Ich bin froh, dass ich Uwe und Dora kennengelernt habe und hoffe, dass Dora auch in dem traurigsten Moment ihres Lebens gespürt hat, dass jemand bei ihr ist, der mit ihr fühlt. Das war alles, was sie an diesem Tag brauchte.

Aus Corinnes Geschichte lässt sich vieles lernen und ableiten. Sie macht deutlich, was «persönliche Trigger» sind. Was diese Geschichte uns lehrt, ist übertragbar auf andere Situationen, die Gesundheitsfachleute häufig erleben. Jeder hat eine Familie, Menschen, um die er sich kümmert, eine Vergangenheit, eine persönliche Geschichte, die einzigartig ist, aber oft auch Übereinstimmungen mit anderen aufweist. Manchmal können die Gesundheitsfachleute die Trigger anhand der schriftlichen oder mündlichen Überweisung erkennen. Dann haben sie Zeit, sich vor der Begegnung mit dem Patienten auf ihre Emotionen einzustellen. Manchmal müssen sie dies jedoch in der Situation selbst tun, während sie sich äußerlich als freundliche Experten geben, und das ist schwer. Dies anzuerkennen, ist wichtig. Gesundheitsfachleute, die zuerst Menschen und dann Gesundheitsfachleute sein wollen, machen nichts falsch. Sich wie ein Mensch zu verhalten und sich in die Situation der Patientinnen und Patienten und ihrer Betreuungspersonen zu versetzen, ist von ausschlaggebender Bedeutung für das Gelingen von Interaktionen. Dies gibt Menschen in Ausnahmesituationen das Gefühl, verstanden zu werden und sicher und gut aufgehoben zu sein.

Der Begriff «fürsorgliches Verhalten» (caring) darf nicht mit Selbstaufopferung oder Tugendhaftigkeit verwechselt werden. Pflege ist ein komplexes Konzept, das Urteilsvermögen, komplexe Denkprozessen, Instinkt, Erfahrung, Kompetenz und Wissen voraussetzt. Es ist weit mehr als das altruistische Verhalten einer «netten Person». Gesundheitsfachleuten fällt es schwer zu sagen, was fürsorgliches Verhalten ist; dazu sollten sie stehen, um ihr Selbstwertgefühl zu verbessern, von ihren Vorgesetzten und der Öffentlichkeit besser verstanden zu werden und über ihre Rolle aufzuklären.

Für die Interaktion mit Dora war es erforderlich, Doras (und wohl auch Uwes) Wertesystem zu kennen. Corinne hat zugehört und war im Hier und Jetzt präsent. Deshalb konnte sie mit Dora in Kontakt treten, die ihr sofort wichtige persönliche Dinge mitteilte, die Corinne einen Eindruck von Doras Beziehung zu dem Patienten verschafften und ihr die Möglichkeit gaben, Dora auf angemessene Art zu unterstützen, während Corinne die Symptome und den Pflegeplan des Patienten überprüfte. Es gelang ihr, in einer emotional aufgeladenen Situation eine vertrauensvolle Beziehung aufzubauen. Dora hat Corinnes Betroffenheit nicht wahrgenommen, aber ihre Freundlichkeit, und sie war dankbar dafür – in diesem kurzen Besuch auf der Station offenbart sich das Können, die Kunst und die Wissenschaft der Pflege.

Dora hatte so viel Vertrauen zu Corinne, dass sie ihr kostbare Erinnerungen, Erkenntnisse und grundlegende Erfahrungen anvertraute, Informationen, auf die Corinne ihre Reaktionen abstimmen konnte. Corinne verhielt sich fürsorglich, aber ihr Verhalten war nicht von ihren Emotionen, sondern von ihrem Verstand bestimmt. Käme es in der Beziehung zwischen Gesundheitsfachleuten und Patienten/Betreuungspersonen nur auf fürsorgliches Verhalten an, wäre jeder für die Arbeit geeignet, aber das ist nicht so; sie erfordert weit mehr als fürsorgliches Verhalten. Darauf möchte ich im folgenden Kapitel ausführlicher eingehen.

Corinnes Geschichte zeigt auch, wie rücksichtsvoll sie sich gegenüber ihren Kolleginnen und Kollegen verhält und wie verständnisvoll diese reagieren. Solche Beziehungen entstehen nicht über Nacht. Es braucht sehr viel Geschick und Zeit, bis sich gut funktionierende klinische Beziehungen entwickeln. In allen Umgebungen des Gesundheitsbereichs gibt es komplexe Hierarchien, die oft die Ursache für Probleme sind. Das medizinische Modell hat immer noch die Oberhand. Für Entscheidungen und Behandlungspläne ist, oft auch zu Recht, allein der Arzt zuständig. Doch für das Assessment und die Interventionen zur Unterstützung der Patientinnen und Patienten und ihrer Betreuungspersonen sind alle Gesundheitsfachleute verantwortlich. Die Beziehungen und dynamischen Prozesse sind meist komplex und schwierig und man braucht eine Weile, um sie zu durchschauen. Erfolgreiche Interaktionen stellen eine Herausforderung dar. Alle Gesundheitsfachleute haben ihre eigene Sprache und halten ihre für die wichtigste. Aber der Austausch mit anderen ist notwendig, um eine effiziente klinische Versorgung zu gewährleisten. Respekt muss man sich verdienen, man bekommt ihn nicht geschenkt, professionelles Verhalten ist der Schlüssel dazu.

Tipp:

Die wichtigste Ressource, die Gesundheitsfachleute in die Situation einbringen, sind sie selbst.

3. Professionelles Verhalten

Was ist der Unterschied zwischen Laien und Professionellen?

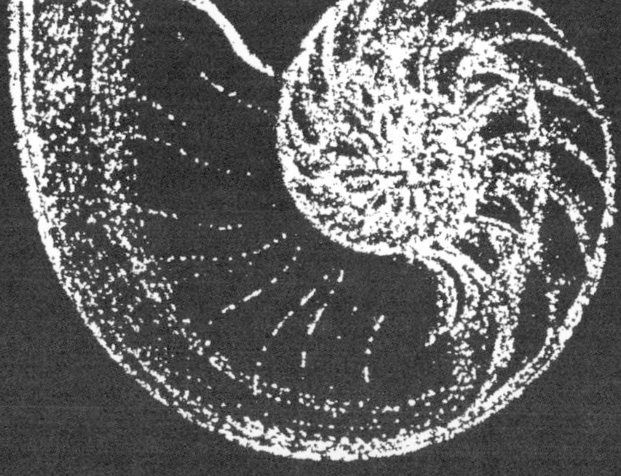

Professionell arbeitende Pflegende haben einen Plan. Sie sind schon länger da. Sie wissen, wie die Krankheit des Patienten verläuft. Sie können zwar nicht genau bestimmen, in welchem Stadium die Patientin oder der Patient sich gerade befindet, aber sie nehmen die prognostischen Indikatoren war, die ein Laie nicht sieht. Sie registrieren subtile Signale, analysieren die Gesamtsituation und entwickeln klinische Pläne auf der Grundlage ihres Wissens.

Genau diese Pläne vermitteln den Patientinnen und Patienten ein sicheres Gefühl. Ein Patient begegnet auf seiner Reise durch die Krankheit Gesundheitsfachleuten aus allen Disziplinen. Es gibt Zeiten, in denen sie Angst, sogar große Angst haben, nach Informationen und vor allem nach Lösungen zu fragen. In der Palliativpflege wird einem Patienten nicht gesagt, dass nichts mehr für ihn getan werden kann, sondern man informiert ihn, was man für ihn tun kann. Für verletzliche Patientinnen und Patienten und ihre Betreuungspersonen ist es oft das Schwerste, niederschmetternde Informationen zu hören und eine neue Beziehung zu einer fremden Person aufzubauen. Wie sollten sich Gesundheitsfachleute in solchen Situationen verhalten? Einige Verhaltensweisen mögen simpel und vielleicht sogar unbedeutend erscheinen, aber sie sind derartig wichtig, dass sie es wert sind, erörtert und berücksichtigt zu werden. Es sind oft die kleinen Dinge, die für verletzliche Menschen von größter Bedeutung sind.

3.1 Selbstsicherheit

Patientinnen und Patienten brauchen selbstsichere Gesundheitsfachleute. Sie vermitteln ihnen Sicherheit in einer Situation, in der sie den Halt zu verlieren drohen. Die Patienten und ihre Betreuungspersonen befinden sich in einer Ausnahmesituation und dies macht sie verletzlich. Wenn sie dann Gesundheitsfachleuten begegnen, die selbstsicher auftreten und sich so verhalten, als wüssten sie genau, was sie tun, beginnen sie, obwohl sie sehr aufgewühlt sind, sich zu entspannen, zuzuhören, wichtige Informationen aufzunehmen und sich Fragen zu überlegen. Keiner würde einem Menschen Fragen stellen wollen, von dem er glaubt, dass er nicht weiß, was er tut. Egal ob es um die Anschaffung eines Computers, die Reparatur des Autos oder eine Hypothek von der Bank geht, jeder wird sich an die Person wenden, die auf ihn den kompetentesten Eindruck macht. Das ist äußerst wichtig in einer Situation, in der die Patienten ohnehin in einer schwachen Position sind. Sie möchten der Behandlung und den Dienstleistungsanbietern vertrauen können, und in der Tat gibt es bestimmte professionelle Verhaltensweisen, die vertrauensbildend wirken.

3.2 Höflichkeit

Respektvolles und freundliches Verhalten ist ein Ausdruck von Höflichkeit. Es ist ein einfaches Prinzip, das Vertrauen in der Betreuung schafft. Höflichkeit ist der erste Schritt auf dem Weg zum Aufbau einer klinischen Beziehung, auf die sich der Patient auf seiner Reise verlassen kann. Höflichkeit hat nicht unbedingt etwas mit Förmlichkeit zu tun; ein informeller Stil und gutes Benehmen sowie respektvolle Gespräche schließen einander nicht aus. Es geht hier vielmehr um frühzeitiges und präzises Assessment und um Abklärung – Konzepte, von denen in diesem Buch immer wieder die Rede sein wird. Es ist wichtig darauf hinzuweisen, dass alle Arbeitnehmer im öffentlichen Bereich die Kompetenz und die Fähigkeit haben, dieses Assessment schnell und quasi automatisch durchzuführen. Dieses Verhalten ist sozusagen Teil ihrer Persönlichkeit und stets aktiviert. Im Familienkreis und im Umgang mit anderen wird es ständig angewendet. Wissen lässt sich nicht ausblenden. Professionelles Verhalten wird nicht daran gemessen, was man tut, sondern daran, wer man ist.

Fallbeispiel: *Paulas Geschichte*

Die Mutter meines Partners Jan war als Patientin auf der Intensivstation, weil sie während eines kleinen Routineeingriffs einen Herzstillstand erlitten hatte. Jan stammt aus einer Großfamilie, aber in den letzten Jahren hatten die Familienmitglieder wenig Kontakt untereinander. Der Zwischenfall brachte sie natürlich zusammen. Ich kannte die meisten von ihnen nicht und musste nun versuchen, sie in dieser für sie schlimmsten Situation zu verstehen und zu unterstützen. Es ist nicht leicht, ein entferntes Familienmitglied und gleichzeitig Pflegeperson zu sein. Ich beschloss, mich ruhig und respektvoll zu verhalten und sie nur zu unterstützen, wenn ich darum gebeten würde. Das war schwer für mich, denn sie sahen nicht, was ich sah und hörten nicht, was ich hörte. Ich merkte, dass sie nicht erkannten, was für mich völlig klar war. Jans Mutter würde nicht wieder gesund werden; die Funktion ihrer Organe wurde nur durch die Maschinen und Infusionen aufrechterhalten, doch die Familie hatte noch Hoffnung und war nicht bereit aufzugeben. Sie konnten nicht verstehen, wie sich der Zustand einer gesunden Frau plötzlich so verschlechtern konnte, dass sie auf die Intensivstation verlegt werden musste.

An jenem Samstag (Jans Mutter lag seit zwei Tagen auf der Intensivstation) war die ganze Familie da. Sie gingen jeweils zu zweit hinein, um Jans Mutter zu besuchen. Ich saß dabei und wartete darauf, mit Jan hineingehen zu können. Ich hörte, was die einzelnen Familienmitglieder bei ihrer Rückkehr ins Wartezimmer berichteten: heute sähe sie gut aus, ihre Farbe sei besser und sie könne besser atmen. Ich war überrascht und erfreut zugleich über das, was sie erzählten. Jan natürlich noch mehr. Doch als wir hineingingen, stellte sich die Situation für mich völlig anders dar. Ich sah eine Frau, die im Sterben lag, die eigentlich schon tot war. Ich fragte mich: Was sah ich, was die anderen nicht sahen? Ihre Farbe war erschreckend, ihre Haut hatte keinerlei Elastizität, ihre Atmung beschränkte sich auf den Oberbauch, war flach und ineffizient, ihre Extremitäten waren kalt und die Nase spitz. Sie würde bald sterben.

Ich gesellte mich wieder zu den Familienmitgliedern und es fiel mir schwer, ihren optimistischen Gesprächen zuzuhören. Es war nicht meine Aufgabe, ihnen schlechte Nachrichten zu überbringen, und überhaupt, was, wenn ich mich irrte? Sie hatten das Team der Intensivstation nicht um Aufklärung gebeten. Ich hatte das Gefühl, von einer Wahrheit belastet zu sein, die nicht ich, sondern sie kennen sollten und ich glaubte, nicht das Recht zu haben, diejenige zu sein, die sie ihnen überbringt. Es war schrecklich, niemand stellte mir Fragen, warum auch? Sie waren guter Dinge, plauderten fröhlich und planten sogar, die Genesung zu feiern. Ich änderte meine Haltung und suchte nach einer Möglichkeit, das Richtige tun zu können, das, was ich als Pflegeperson für richtig hielt. Ich dachte, ein kleiner Warnschuss würde helfen, eine Bemerkung, die sie vorbereiten und zum Nachdenken bringen würde. Was ich vorhatte, erforderte Mut; es war nicht meine Mutter, die da im Bett lag und niemand fragte mich nach meiner Meinung, aber allein durch den Anblick von Jans Mutter wusste ich etwas, was sie nicht wussten. Ich konnte kaum glauben, dass sie die Situation so völlig anders wahrnahmen als ich. Ich sagte ihnen, dass Jan und ich am Abend nicht auf einen Drink mitgehen würden, weil das Krankenhaus anrufen könnte. Ich war nicht in der Position, noch deutlicher zu werden. Später bereitete ich Jan natürlich auf das Schlimmste vor und wir warteten auf den Anruf, von dem ich wusste, dass er kommen würde. Jans Mutter starb um 1:00 Uhr. Die Familie war schockiert und die Situation sehr schmerzlich.

Der gute Jan schmückte am nächsten Tag das ganze Haus mit Blumen für mich. Er fand, ich hätte mich großartig gegenüber seiner Familie verhalten und immer die richtigen Worte gefunden. Ich habe das ganz anders wahrgenommen. Ich erinnere mich nur, etwas völlig anderes gesehen zu haben als alle anderen, und dieses Wissen war eine Belastung.

Das von Paula als Belastung wahrgenommene Wissen hat sich aufgrund jahrelanger Erfahrung entwickelt und wenn es da ist, lässt es sich nicht mehr ausblenden. Gesundheitsfachleute bleiben immer die, die sie sind. Dank ihres klinischen Wissens und ihrer Fähigkeit, Situationen prompt einzuschätzen, gelingt es ihnen schneller als Laien, eine Beziehung aufzubauen. Es ist diese Ansammlung von Wissen, die sie befähigt, zu deuten, was sie sehen und jene Selbstsicherheit auszustrahlen, die so schwer zu beschreiben und unmöglich zu vermitteln ist. Patricia Benner erläutert dieses Phänomen sehr gut im Zusammenhang mit der Entwicklung vom Neuling zum Experten (Stufen zur Pflegekompetenz). Sie schreibt: «Experten handeln auf der Grundlage ihrer Wahrnehmung der Gesamtsituation» (Benner 1984). Genau diese Selbstsicherheit und dieses Wissen helfen, Vertrauen aufzubauen. Die Beziehung zwischen Patienten und Gesundheitsfachleuten muss von Vertrauen geprägt sein und es stellt eine echte Herausforderung dar, dieses von Anfang an aufzubauen. In diesem Zusammenhang spielen bestimmte Konzepte eine entscheidende Rolle, wie beispielsweise die Wahrheit sagen – ein zentraler Aspekt und eine wichtige vertrauensbildende Maßnahme, die im weiteren Verlauf des Buches ausführlicher erörtert wird.

Gute Gesundheitsfachleute sind freundlich und fühlen nicht mit, sondern fühlen sich ein. Der Unterschied lässt sich an folgendem Beispiel veranschaulichen: Ein mitfühlender Mensch, der einen anderen in einem Loch entdeckt, klettert in das Loch, um zu fühlen, was der andere fühlt; ein empathischer Mensch versetzt sich in dessen Lage und holt eine Leiter.

Alle erwähnten Fähigkeiten und Eigenschaften setzen voraus, dass die Gesundheitsfachleute sich einbringen, ihre menschliche Seite zeigen, eine Beziehung zu den Hilfe suchenden Menschen aufbauen und mit ihnen sprechen. Dabei können sie einen informellen oder formellen Stil verwenden, der sowohl Mitgefühl als auch Freundlichkeit vermittelt. Allerdings sind Patientinnen und Patienten und Gesundheitsfachleute keine Freunde; Gesundheitsfachleute haben eigene Freunde. Die Beziehung zwischen beiden ist von professioneller Verantwortung geprägt. Diese Verantwortung unterscheidet professionelle Betreuer von Laienbetreuern. Professionelle Betreuer haben einen Verhaltenskodex, an den sie sich halten müssen. Gesundheitsfachleute müssen Rechenschaft über ihre Praxis ablegen und Kommunikation ist ein wesentlicher Teil dieser Praxis.

Die Beziehung zwischen Patienten und Gesundheitsfachleuten ist zeitlich begrenzt. Sie beginnt, wenn Bedarf besteht und sollte beendet sein, wenn der Bedarf nicht mehr besteht. Sie ist ein Betreuungsauftrag (contract of care), eine Möglichkeit, die kostbaren Erinnerungen der Patienten und ihrer Familien zu teilen. An solch wichtigen Situationen Anteil zu nehmen, ist ein echtes

Geschenk, das Gesundheitsfachleute schätzen und von dem sie jeden Tag lernen. Gesundheitsfachleute stehen auf der Seite der Lebenden, nicht auf der der Sterbenden. Am Ende ihres Arbeitstages brauchen sie viel Kraft und Erfahrung, um die Gedanken an die Patienten abzuschütteln und nach Hause zu gehen in eine andere Welt, in der sie Mutter, Ehefrau oder Freundin sind und nicht auf die Anforderungen der klinischen Praxis reagieren müssen. Man muss anpassungs- und lernfähig sein und loslassen können, um wieder bereit zu sein für den nächsten Patienten und seine Familie, der sich Gesundheitsfachleute wünscht, die sich so verhalten, als wäre er ihr einziger Fall und ihm so das Gefühl vermitteln, einzigartig, besonders und in guten Händen zu sein.

Diese Anpassung braucht jahrelange Erfahrung und Fehler sind bei diesem Prozess vorprogrammiert. Der Prozess ist oft mit Stress verbunden, und Stress kann Schmerz verursachen. Gesundheitsfachleute, die sich diesem Schmerz stellen, passen sich an, verarbeiten die Geschehnisse, entwickeln sich weiter und gehen stärker und empathischer aus ihnen hervor. Gesundheitsfachleute, die dies aus Angst vor dem Schmerz vermeiden, entwickeln sich nicht weiter. Sie gewinnen keine neuen Erkenntnisse über sich und die Situation und bleiben auf dem Stand von Berufsanfängern. Damit schützen sie sich zwar, können anderen aber viel weniger helfen als ihre Kollegen, die sich dem Schmerz und dem Anpassungsprozess gestellt und mehr Erkenntnisse über sich gewonnen haben und sich dem nächsten Patienten, der unweigerlich kommt, mit dem gebotenen Verständnis und der gebotenen Selbstsicherheit zuwenden können. Kompetente Gesundheitsfachleute bringen in die erste Begegnung mit einem neuen Patienten all ihre Erfahrungen und Erkenntnisse ein. Dies verleiht ihnen die so wichtige Selbstsicherheit.

Tipp:

Wissen lässt sich nicht ausblenden.

3.3 Literatur

Benner, P. (1984). *From Novice to Expert: excellence and power in clinical nursing practice.* Menlo Park: Addison-Wesley; pp. 13–34. Dt.: Stufen zur Pflegekompetenz. Bern: Huber (2012).

4. Fähigkeiten, die für das Assessment wichtig sind

Menschen wird beigebracht, sich von allem, was nicht normal ist, abzuwenden; Gesundheitsfachleute leben in einer Welt des Unnormalen und das ist faszinierend.

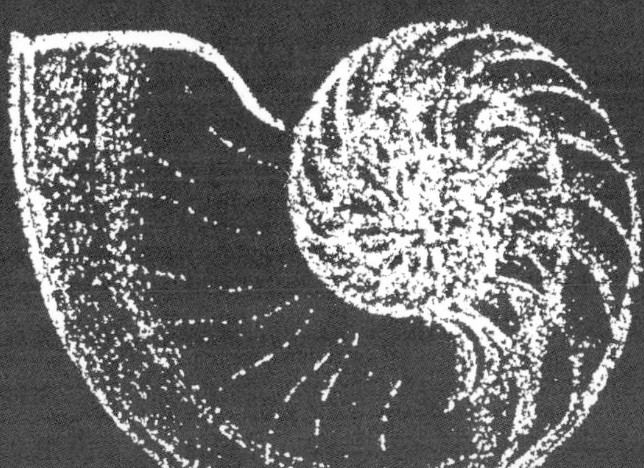

Palliativpflegepatienten sind erklärtermaßen Patienten, bei denen eine lebensbedrohliche Krankheit diagnostiziert wurde. Kaum jemand würde mit ihnen tauschen wollen. Im Folgenden werden die Erwartungen von Palliativpflegepatientinnen und -patienten vor ihrer ersten Begegnung mit Gesundheitsfachleuten beleuchtet.

Die Worte von Dame Cicely Saunders (1963) sind eine gute Einleitung: «Sie sind wichtig, weil Sie so sind wie Sie sind und Sie sind wichtig bis an Ihr Lebensende. Wir werden alles in unserer Macht stehende tun, um Ihnen zu helfen, nicht nur in Frieden zu sterben, sondern auch zu leben, bis Sie sterben.» Diese eindrucksvollen Worte haben die von der World Health Organization im Jahre 1996 erstmalig veröffentlichte Definition der Palliativpflege geprägt: «Palliativpflege ist die aktive, umfassende Betreuung von Patienten, deren Krankheit nicht auf eine Heilbehandlung anspricht. Die Kontrolle von Schmerzen, anderen Symptomen sowie von psychischen, sozialen und spirituellen Problemen hat oberste Priorität. Palliativpflege zielt darauf ab, den Patienten und ihren Familien die bestmögliche Lebensqualität zu sichern» (WHO 1996).

Unter den vielen verschiedenen nationalen und professionellen Assessment-Modellen sind die Palliativpflege-Assessments die einzigen, die sich an den Qualitätsstandards dieser Definition orientieren. Das Ziel der Palliativpflege lautet: umfassendes Assessment und Berücksichtigung aller Belange des Patienten, nicht nur der körperlichen.

Fallbeispiel: *Haralds Geschichte*

«Ein Schatten auf der Lunge», das kann alles Mögliche sein, dachte ich. Ich hatte den ganzen Winter über gehustet, aber viele andere Leute auch. Der Arzt, der mich zur Thorax-Untersuchung in die Klinik schickte, hat meiner Ansicht nach übertrieben reagiert, er hätte mir einfach Hustensaft geben sollen. Die Mädels haben zu allem Überfluss alles dramatisiert. Meine Töchter tun das, seitdem ihre Mutter ins Heim musste, aber das ist eine andere Geschichte. Ich möchte lieber bei Edna sein anstatt in einem Wartezimmer rumzusitzen. Viel Lärm um nichts. Ich bin 76 Jahre, gebt mir einfach die Medizin und alles kommt wieder in Ordnung, wie immer. Aber oh nein, diese rechthaberischen Hexen, unsere Diana mischt sich ein und bevor ich weiß, wie mir geschieht, machen wir einen Familienausflug.

Haralds Geschichte ist ein typisches Beispiel für einen Patienten, der keine Ahnung hat, was die Ursache seiner Symptome sein könnte, dessen Familie ihn sehr liebt und vielleicht schon ahnt, dass dies nichts Gutes zu bedeuten hat. Alle sind voller Hoffnung und erwarten klare Informationen und dass die Gesundheitsfachleute, denen Harald gleich begegnen wird, ihn freundlich behandeln: die Gesundheitsfachleute, die ein Assessment vornehmen werden. Aus klinischer Sicht stellt sich die Situation so dar, dass Harald inoperablen Lungenkrebs und wahrscheinlich eine schlechte Prognose hat. Für Harald und seine Familie ist dies wohl einer der schwersten Tage in ihrem Leben.

4.1 Vor dem Assessment

Bereiten Sie sich gut vor! Haben Sie alle nötigen Informationen? Steht der Behandlungsplan? Ist es sinnvoll/möglich, dass der Patient beim Assessment von einer Betreuungsperson begleitet wird, falls er dies wünscht? Gibt es sensorische Beeinträchtigungen oder sprachliche Probleme, die es zu berücksichtigen gilt? Gesundheitsfachleute sollten erst dann mit dem Patienten sprechen, wenn sie diese Fragen beantwortet und sich vergewissert haben, dass alle benötigten Informationen vorliegen. Dies gehört zum professionellen Verhalten.

Das Assessment kann zum Zeitpunkt der Diagnose und zu anderen Gelegenheiten vorgenommen werden, beispielsweise wenn die Prognose sich verändert und der Patient Symptome entwickelt, die die Hinzuziehung anderer Dienste erfordern. Die Fähigkeiten, um die es in diesem Kapitel geht, sind unabhängig vom Zeitpunkt des Assessments anwendbar. Das Assessment ist ein kontinuierlicher Prozess; es sollte von Gesundheitsfachleuten mit entsprechenden Kenntnissen und Fähigkeiten durchgeführt werden (NICE 2004). Jedes Assessment muss frühere Assessments berücksichtigen, um Wiederholungen zu vermeiden und um zu verhindern, dass die Patientinnen und Patienten mehrmals die gleichen Fragen beantworten müssen.

Ein multidisziplinäres Assessment sollte nur mit Zustimmung des Patienten erfolgen. Laut Gesetz muss der Patient zustimmen, bevor seine Daten an einzelne Organisationen und deren Abteilungen weitergeleitet werden.

Was das Assessment und die Weiterleitung von Informationen anbelangt, ist die Beachtung folgender Punkte hilfreich:

- Was für ein Mensch ist die Patientin oder der Patient?
- Geschichte des aktuellen Problems
- relevante Daten aus der Krankengeschichte
- familiäre Belange
- soziale Belange

- finanzielle Situation
- psychologische Aspekte
- Zusammenfassung.

Vor dem Erstkontakt mit einer Patientin oder einem Patienten sollten sich Gesundheitsfachleute Gedanken über ihr Verhalten machen, besonders über das Thema Selbstsicherheit. Begegnen Sie den Patientinnen und Patienten höflich, freundlich und gut vorbereitet. Patienten haben bestimmte Vorstellungen von der Interaktion. Gesundheitsfachleute, die den Eindruck vermitteln, dass sie wissen, worum es geht und was sie tun und die selbstsicher und freundlich auftreten, wirken beruhigend auf Patienten. Gesundheitsfachleute sollten sich den Patienten so vorstellen, dass diese genau wissen, mit wem sie es zu tun haben. Die Patientinnen und Patienten sind an diesem Punkt ihrer Reise schon vielen Gesundheitsfachleuten begegnet, doch im Gegensatz zu diesen sind sie mit deren Titeln und Zuständigkeiten in der Regel nicht vertraut. Hinweis: Beim Erstkontakt mit einem Patienten gilt es zu bedenken, dass Informationen nicht nur verbal kommuniziert werden.

Fallbeispiel: *Johans Geschichte und die Wirkung von Titeln!*

Ich wusste, dass ich eine schlechte Nachricht bekommen würde. Wir wurden in einen Raum geführt, wo wir von einem Arzt und einer Pflegefachperson erwartet wurden. Die Pflegefachperson schaute uns freundlich an; sie trug ein Schild mit der Aufschrift «Spezialisierte Pflegefachperson Palliativpflege». Ich wusste nicht genau, was das bedeutete, aber ich wusste, dass sie eine andere Funktion hatte als die anderen und dass die Nachricht nicht gut sein würde. Ich ergriff Elizabeths Hand und wir trösteten uns gegenseitig.

Fremde Umgebungen, neue Gesundheitsfachleute, Schilder mit Namen und Titeln, Veränderungen im Verhalten und in der Stimme – all dies sind für die Patienten und ihre Betreuungspersonen Botschaften und Warnschüsse. Kommunikation beinhaltet sehr viel mehr als Worte. Daher kann es sehr gut sein, dass Patientinnen und Patienten und ihre Betreuungspersonen während der Vorstellung der Gesundheitsfachleute solche Informationen wahrnehmen und emotional darauf reagieren. Kommunikation ist zu 20 Prozent verbal und zu 80 Prozent nonverbal (Mehrabian 1971), aber ein Schild mit Namen und Titel ist keine gute Möglichkeit, Informationen über die Diagnose oder Prognose abzuleiten.

Es gibt für solche Fälle keine festen Regeln. Aber die Gesundheitsfachleute nehmen auch Signale der Patientinnen und Patienten wahr und verarbeiten dieses neue Wissen. Solche Hinweise können wichtig sein, ein «Warnschuss» und daher klinisch relevant. Möglicherweise ist es besser, beim Erstassessment auf das Schild zu verzichten. Bedenken Sie, welches Signal Sie aussenden, wenn Sie beim Erstkontakt ein Schild mit der Aufschrift «Hospiz» oder «Macmillan Cancer Relief» (Macmillan Krebshilfe) tragen.

Spezialisierte Pflegefachpersonen der Palliativpflege werden oft hinzugezogen, wenn andere spezialisierte Gesundheitsfachleute Unterstützung oder Beratung in puncto Symptommanagement brauchen. In einem solchen Fall stellt der Gesundheitsexperte, den der Patient bereits kennt, den hinzugezogenen Gesundheitsexperten vor und erklärt, weshalb er dessen Meinung hören möchte. Dies ist hilfreich und kann auch schon erfolgen, bevor spezialisierte Pflegefachperson der Palliativpflege und Patient sich begegnen. Der behandelnde Gesundheitsexperte kann beispielsweise sagen: «Ich würde Sie gerne einer Kollegin vorstellen; sie kann Ihnen bei Ihren Schmerzen helfen oder Sie und Ihre Frau besser unterstützen.» Wurden die Gründe bereits mit dem Patienten besprochen, erkundigen Sie sich bei dem behandelnden Kollegen nach dem Gespräch und lesen Sie das Überweisungsformular sorgfältig durch. Die Informationen sollten Sie einfließen lassen, wenn Sie sich vorstellen, um auf die Kontinuität der Pflege, die effiziente klinische Zusammenarbeit und die guten Arbeitsbeziehungen hinzuweisen; all dies trägt dazu bei, dass der Patient dem System, auf das er sich verlassen muss, mehr vertraut. Der Patient sollte wissen, dass die Gesundheitsfachleute gut zusammenarbeiten und ein Hinweis, dass Sie die gleichen klinischen Ziele verfolgen wie der Kollege, dem der Patient vertraut, ist immer hilfreich. Ein Beispiel: «Mein Name ist Susanne und ich bin eine der spezialisierten Pflegefachpersonen, die mit Dr. Braun zusammenarbeiten», und wenn Ihr Gefühl Ihnen sagt, dass Sie beim Erstassessment auf das Schild verzichten sollten, dann tragen Sie keins. Hören Sie auf Ihr Gefühl, es sagt Ihnen, was richtig ist. Wenn sich während des Assessments eine therapeutische Beziehung entwickelt und bestimmte Befürchtungen zerstreut wurden, können Sie das Schild bei der nächsten Begegnung wahrscheinlich wieder tragen.

Natürlich müssen auch die Regeln der Organisation und des Managements beachtet werden, aber wenn es um Kommunikation geht, sollte Menschlichkeit im Vordergrund stehen, und dazu gehören gesunder Menschenverstand und Freundlichkeit. Auch wenn es keine festen Regeln gibt, so sind doch Fingerspitzengefühl und Umsicht gefragt. Theorien und Modelle sind notwendig und es ist wichtig, dass sie in der Praxis funktionieren. Aber erfahrene Gesundheitsfachleute gehen tagtäglich mit solchen Herausforderungen um, ohne es zu erwähnen.

Nachdem Sie sich vorgestellt haben, sollten Sie klären, wie der Patient angesprochen werden möchte. Auch wenn die meisten Leute auf Formalitäten keinen so großen Wert legen, ziehen manche Patienten eine förmliche Anrede wie beispielsweise «Frau Schneider» vor. Gesundheitsfachleute sollten bei der Vorstellung nicht ihren eigenen Stil durchsetzen, denn es kann sein, dass sie Patienten verärgern, wenn sie deren Einverständnis mit einem informellen Umgangston einfach voraussetzen. Eine knappe Frage, etwa «Soll ich Sie Frau Schneider oder Mildred nennen?» kann Klarheit schaffen.

4.2 Der Assessment-Prozess

4.2.1 Was für ein Mensch ist die Patientin oder der Patient?

Nachdem Sie sich vorgestellt haben, sollten Sie versuchen, auf die obigen Fragen eine Antwort zu finden. Sie werden inzwischen wissen, welchen Kommunikations- und Sprachstil die Patientin oder der Patient bevorzugt. Vielleicht hat er durch Humor zu verstehen gegeben, welchen Stil er sich wünscht und damit gezeigt, was für ein Mensch er ist. Angst und Sorge sind normalerweise leicht zu erkennen. Die Person, die dem Patienten wichtig ist, ist beim Erstassessment anwesend und Sie können beginnen, die Beziehung der beiden einzuschätzen. Schon bei der Vorstellung sollten Sie den Patienten fragen, ob Sie sich Notizen machen dürfen. Dies ist ein Zeichen von Respekt und hält den Patienten von dem Gedanken ab, Sie würden nur schreiben und nicht zuhören. Alle Patienten wissen, dass die Dokumentation sein muss, aber Gesundheitsfachleute tragen zur Verbesserung der Atmosphäre bei, wenn sie erklären, dass am Ende des Assessments alle Probleme aufgelistet werden und ein Plan entwickelt wird. Dann hat der Patient das beruhigende Gefühl, dass seine Probleme dokumentiert werden, um am Ende des Assessments noch einmal darauf zurückkommen zu können. Es geht in erster Linie darum, dass der Patient Vertrauen zu dem neuen Gesundheitsexperten aufbaut.

Alle im Rahmen des Assessments gesammelten Informationen müssen übersichtlich dokumentiert werden, um eine exakte Datenerfassung zu ermöglichen und sicherzustellen, dass das multiprofessionelle Team sie sinnvoll nutzt. Diese Praxis, die für alle verpflichtend ist, kann zu nützlichen Erkenntnissen führen. Ein Ingenieur (berufstätig oder im Ruhestand) beispielsweise braucht wahrscheinlich einen anderen Kommunikationsstil als eine Verwaltungsbeamtin. Der Hintergrund des Patienten kann Aufschluss geben und ist oft Anlass, den Kommunikationsstil zu ändern. Der Ingenieur wird eher klare, lösungsorientierte Informationen, wissenschaftliche Begründungen und vielleicht sogar Diagramme bevorzugen; dies fördert die Kooperationsbereitschaft und ist ein Beweis für individuelle Pflegeplanung.

Es ist wichtig, das Wertesystem der Patientinnen und Patienten zu kennen. Einfache und direkte Fragen während des Assessments helfen weiter: «Was ist Ihnen am Wichtigsten?», «Wer ist der wichtigste Mensch in Ihrem Leben?», «Wovor fürchten Sie sich am meisten?», «Sind Sie ein Mensch, der alles ganz genau wissen möchte oder wollen Sie lieber Stück für Stück aufgeklärt werden?»

Manche Gesundheitsfachleute lehnen solche Fragen ab, weil sie sie als zu direkt empfinden, aber genau das erwarten und brauchen die Patienten. Sie bevorzugen eine klare und gezielte Vorgehensweise, die ihnen die Möglichkeit gibt, den Gesundheitsfachleuten zu sagen, was ihnen wichtig ist. Die gesammelten Informationen sind ein zentraler Aspekt der Beziehung und Teil des Vertrages zwischen Patienten und Gesundheitsfachleuten. Ist die größte Sorge eines Patienten sein Hund, müssen die Gesundheitsfachleute dies akzeptieren.

Patienten interessieren sich nicht dafür, was Gesundheitsfachleute denken. Sie brauchen die Gewissheit, dass die Gesundheitsfachleute sich dafür interessieren, was sie, die Patienten, denken.

Manchen Patientinnen und Patienten sind sehr religiös; wird ihr Glaube nicht respektiert oder missachtet, kann dies fatale Auswirkungen auf ihre Spiritualität haben. Hören Sie zu und signalisieren Sie Verständnis.

4.2.2 Die Geschichte der aktuellen Probleme

Nicht immer müssen Gesundheitsfachleute die ganze Krankengeschichte kennen, aber manche Patientinnen und Patienten erzählen sie einfach gerne und das kann ziemlich zeitraubend sein. Für das Palliativpflege-Assessment werden klinisch relevante Informationen benötigt, und um zu erreichen, dass der Patient sich auf diese beschränkt, müssen Gesundheitsfachleute geschickt und freundlich, aber bestimmt vorgehen. Hilfreich sind einfache Sätze wie diese: «Ich habe Ihre Unterlagen gelesen und kenne den Verlauf Ihrer Krankheit» oder «Ich weiß von Dr. Braun, dass die letzte Zeit nicht leicht für Sie war.» Sie können noch hinzufügen: «Es wäre wichtig für mich zu wissen, wann die Probleme angefangen haben» oder «Mich würde interessieren, wie Sie zu Ihrer Situation stehen.»

Zu diesem Zeitpunkt dürfte klar sein, welche Sprache der Patient bevorzugt. Jeder Mensch ist auf seine Art intelligent und benutzt ein bestimmtes Vokabular. Ein weniger gebildeter Mensch kann emotional hoch intelligent sein und ein hoch gebildeter Professor kann vielleicht schwierige Wörter benutzen und sich differenziert ausdrücken, hat möglicherweise aber keine Antenne für die subtilen Botschaften der Menschen in seiner Umgebung. Menschen sind faszinierend und es ist interessant, sie kennenzulernen und zu verstehen. Es kann für Gesundheitsfachleute hilfreich sein, sich dem Sprachniveau und dem Vokabular des Patienten anzupassen. Dies schafft eine harmonische Atmosphäre, erleichtert das Verständnis und bewirkt, dass der Patient sich wohl fühlt. Was Gesundheitsfachleuten Sorgen macht, hat für den Patienten oft keine Bedeutung. Die Ansicht des Patienten ist entscheidend: die klinischen Unterlagen zu lesen, ist einfach, aber herauszufinden, wie die Patientin oder der Patient die Diagnose einschätzt, ist sehr viel schwieriger.

Die Frage, wann er zum ersten Mal gemerkt hat, dass etwas nicht in Ordnung ist, lenkt die Aufmerksamkeit des Patienten auf den Beginn seiner Krankheit. Die ersten Symptome liefern eine Fülle von Informationen. Gesundheitsfachleute sind geübt im Erkennen von Mustern, das sind die für eine Diagnose oder Entscheidung relevanten Details. Ein unerklärlicher Gewichtsverlust oder Blutungen können besorgniserregende Anzeichen sein. Zeitpunkt und Beschaffenheit der ersten Symptome sowie Untersuchungen müssen dokumentiert werden, um den anderen Beteiligten, die die Krankenakte des Patienten lesen, diese relevanten Informationen ebenfalls zugänglich zu machen. Die Dokumentation informiert über die körperlichen und psychischen Aspekte des Krankheitsverlaufs und liefert oft Anhaltspunkte für die Prognose. Die Diskussion der Symptome setzt die Krankengeschichte automatisch fort und gibt Aufschluss darüber, welche Gesundheitsfachleute an der Behandlung des Patienten sonst noch beteiligt sind.

Die meisten Patientinnen und Patienten waren zuerst bei ihrem Hausarzt, der mit der Behandlung begonnen, weitere Untersuchungen angeordnet oder den Patienten an einen Spezialisten überwiesen hat. Patienten erzählen beim Erstassessment gerne, wie lange es bis zur Diagnose gedauert hat und wie sie sich dabei gefühlt haben. Dies sind wichtige Informationen für Gesundheitsfachleute, denn sie geben Auskunft über den bisherigen Verlauf der Krankengeschichte, über die Dauer der einzelnen Stadien und welche spezialisierten Gesundheitsfachleute an der Behandlung beteiligt sind. Es ist für die Beratung oder Unterstützung des Patienten wichtig zu wissen, welche Untersuchungen durchgeführt wurden oder angeordnet sind. Wenn der Gesundheitsexperte verständnisvoll auf diese Informationen reagiert, wird der Patient anfangen, Vertrauen zu ihm zu entwickeln.

Zu diesem Zeitpunkt kennt der Gesundheitsexperte den bisherigen Krankheitsverlauf und weiß, welcher spezialisierte Gesundheitsexperte für die Behandlung des Patienten zuständig ist. Als Nächstes gilt es herauszufinden, was der Patient weiß. Erwartet er schlechte Nachrichten oder nicht? Kann er entsprechende Schlussfolgerungen aus den Gesprächen ableiten? Die Frage

«Wie schätzen Sie die Situation ein?» ist sinnvoll, denn die Antwort liefert dem Gesundheitsexperten Anhaltspunkte für die weitere Vorgehensweise. Gesundheitsfachleute sollten dem Patienten jetzt noch keine weiteren Informationen oder Einschätzungen mitteilen, denn das Assessment dient dazu, eine vertrauensvolle Beziehung zu dem Patienten aufzubauen, und die wird er später brauchen. Klare Fragen und die Dokumentation reichen gewöhnlich völlig aus.

Nachdem der Gesundheitsexperte festgestellt hat, was der Patient weiß, sollte er ihn nach seiner psychischen und körperlichen Befindlichkeit fragen, beispielsweise: «Wie denken Sie über Ihre Situation?» Der Patient wird eigene Prioritäten setzen und entweder auf die körperlichen oder die psychischen Aspekte eingehen. Es ist wichtig, auf seine Prioritäten zu achten und seine Antwort zu würdigen, etwa mit der Bemerkung: «Sie befinden sich in einer wirklich schwierigen Situation; ich werde versuchen, Ihnen zu helfen.»

Fragt der Gesundheitsexperte den Patienten nach seinen Gefühlen und dieser spricht über seine körperlichen Symptome, muss der Gesundheitsexperte dies akzeptieren. Die Reihenfolge beim Assessment ist nicht wichtig, wohl aber, dass der Gesundheitsexperte im Hier und Jetzt präsent ist. Einzig und allein die Prioritäten des Patienten zählen. Die psychischen Aspekte oder Probleme und Erwartungen können ohne weiteres zu einem späteren Zeitpunkt besprochen werden.

Da es sich um eine klinische Beziehung handelt, muss der Gesundheitsexperte die aktuellen Symptome des Patienten kennen und, was noch wichtiger ist, wissen, welche ihm die größten Probleme bereiten. Nennt die Patientin oder der Patient ein Symptom, muss er genauer nachfragen: «Können Sie Ihre Schmerzen beschreiben?», «Wie lange haben Sie sie schon?», «Wann treten die Schmerzen auf?», «Was bessert oder verschlimmert sie?» Diese Informationen sagen ihm, wie sich das Problem auf den Patienten auswirkt und wie es zurzeit behandelt wird.

4.2.3 Relevante Informationen aus der Krankengeschichte

Die Krankengeschichte des Patienten ist wichtig, wenn es darum geht, den Patienten über schwere Krankheiten zu befragen. So lässt sich verhindern, dass der Patient irrelevante Erkrankungen ausführlich schildert. Oft verleugnet der Patient andere medizinische Probleme, aber seine Medikamente erzählen eine andere Geschichte. Die Antworten des Patienten auf Fragen nach seiner Krankengeschichte und seinen Medikamenten helfen den Gesundheitsfachleuten, sich ein umfassendes Bild zu machen. Die Medikamente ermöglichen Rückschlüsse auf eine Herz- oder respiratorische Erkrankung, auf Bluthochdruck oder eine Depression. Bestimmte Medikamente werden prophylaktisch gegeben, etwa Statine, andere dienen therapeutischen Zwecken, beispielsweise Antibiotika.

Während des Assessments machen sich die Gesundheitsfachleute ein Bild von den Patientinnen und Patienten. Der Patient hält seine Informationen wahrscheinlich nicht für wichtig, aber für die Gesundheitsfachleute sind sie sehr wertvoll. Die Antwort auf die Frage, ob der Patient Diabetiker ist, entscheidet darüber, ob er mit Steroiden behandelt werden kann. Bei Magenproblemen in der Krankengeschichte sind entzündungshemmende Medikamente kontraindiziert. Wichtige Informationen sollten markiert werden, als Hinweis für andere Gesundheitsfachleute und als Gedächtnisstütze für den Gesundheitsexperten, der das Assessment durchführt. Alle bekannten Medikamentenallergien müssen sorgfältig dokumentiert und überprüft werden. Erwähnt der Patient eine Allergie, sollte der Gesundheitsexperte genau nach den Reaktionen fragen. Patienten kennen nicht den Unterschied zwischen Nebenwirkungen und Allergien und halten sich vielleicht fälschlicherweise für Allergiker. Übelkeit beispielsweise ist eine häufige Nebenwirkung von Antibiotika, eine Schwellung der Atemwege dagegen eine bedrohliche allergische Reaktion.

4.2.4 Familiäre Belange

Wenn alle relevanten klinischen Informationen erfasst wurden, wird festgestellt, welche Menschen für den Patienten wichtig sind. Diese können, müssen aber nicht zur Familie gehören, weshalb häufig von «Bezugspersonen» die Rede ist. Gesundheitsfachleute können fragen, wer für den Patienten der wichtigste Mensch ist, wen sich der Patient als Betreuungsperson und Unterstützer ausgesucht hat, und vor allem, ob man sich an diese Person wenden darf, falls sich weitere Fragen im Zusammenhang mit der Erkrankung des Patienten ergeben. Die Klärung dieser Fragen und die Dokumentation der Antworten kann später die Kommunikation erleichtern.

Zur Befragung des Patienten über seine Familie gehört auch ein ausführliches und übersichtliches Genogramm, das Hinweise auf genetische Übereinstimmungen oder Erbkrankheiten gibt, von denen der Patient möglicherweise schon weiß und betroffen ist. Eine Entfremdung von Familienmitgliedern sollte auch dokumentiert werden. Dies kann später zu Problemen führen, aber die Gesundheitsfachleute können natürlich nur dokumentieren, was der Patient berichtet. Es kommt durchaus vor, dass der Patient bestimmte Familienmitglieder nicht erwähnt; das ist seine Entscheidung und in diesem Fall bleibt den Gesundheitsfachleuten nichts anderes übrig, als mit diesen Informationen zu arbeiten.

Moderne Familien sind oft sehr komplex. Die Partner sind vielleicht zum zweiten oder dritten Mal verheiratet und die Kinder stammen aus verschiedenen Beziehungen. Doch entscheidend ist lediglich, wer für den Patienten wichtig ist. Um die Frage der Betreuung und der zukünftigen Bedürfnisse zu klären, kann man einen Kreis um die Personen ziehen, die mit dem Patienten zusammenleben. Möglicherweise sieht der Gesundheitsexperte schon in diesem Stadium des Assessments, wer als primäre Betreuungsperson infrage kommt. Dynamische Prozesse in der Familie sind oft sehr interessant und häufig gibt es eine bestimmte Person in der Familie, die den Patienten unterstützt und die meisten mit der Betreuung verbundenen Aufgaben übernimmt. Familienmitglieder, die weiter entfernt leben, machen sich dagegen oft Sorgen und fühlen sich sogar schuldig, weshalb sie regelmäßig anrufen und auf den neuesten Stand gebracht werden wollen.

Manchmal gibt es sogar einen Gesundheitsexperten in der Familie. Anstatt sich darüber Sorgen zu machen, sollte man sich in dessen Situation versetzen und mit diesem Familienmitglied so sprechen, wie man selbst es sich wünschen würde, wenn man an seiner Stelle wäre. Möglicherweise geht dieser Angehörige davon aus, dass seine Meinung nicht erwünscht ist und hält sich zurück, indem er weniger sagt als er eigentlich möchte. Auf Wunsch des Patienten sollte dieser Angehörige in wichtige Diskussionen einbezogen werden. Aufgrund seiner Kenntnisse ist der Angehörige stärker belastet und vermutlich erwartet der Rest der Familie von ihm, dass er auf alles eine Antwort weiß, die Situation vernünftig einschätzt und Entscheidungen trifft, obwohl auch er unter der schwierigen Situation leidet.

4.2.5 Soziale Belange

Die zukünftige Pflege wird auf die Bedürfnisse des Patienten abgestimmt und diese richten sich nach der sozialen Situation. Ob der Patient eine Wohnung, ein Haus oder Bungalow bewohnt, ob die Wohnung oder das Haus sein Eigentum ist oder ob er dort zur Miete wohnt – all dies fließt in die Planung der zukünftigen Pflege ein. Diese Informationen sind wichtig, sowohl für die Gesundheitsfachleute, die das Assessment durchführen, als auch für die, die den Patienten zukünftig pflegen werden. Ist das Haus gemietet, dürfen eventuell keine Veränderungen vorgenommen werden, so dass Treppen zum Problem für den Patienten werden können, wenn die Krankheit weiter fortschreitet, und da es in diesem Buch um Palliativpflege geht, wird dies natürlich passieren. Wird das Assessment in der häuslichen Umgebung des Patienten durchgeführt, sollte darauf geachtet werden, ob das untere Stockwerk Platz für ein Bett bietet oder wie viele Stufen ins Haus führen. Diese Informationen müssen in der Krankenakte des Patienten vermerkt werden. Sie dienen seinem Wohl, und da verschiedene Personen an seiner Pflege beteiligt sind, ist klare und effiziente Kommunikation eine Notwendigkeit.

Die Familie ist nicht immer der primäre Betreuer des Patienten; diese Rolle können auch Freunde, Nachbarn, Mitglieder der Kirchengemeinde oder sozialer Gruppen ganz oder teilweise übernehmen. Es ist wichtig, die vorhandenen Unterstützungsmöglichkeiten zu überprüfen und herauszufinden, ob soziale Dienste/häusliche Pflege schon eingeschaltet sind. Es kommt auch vor, dass der Patient die primäre Betreuungsperson eines kranken Angehörigen ist, was viele Probleme verursachen kann. Dies zu berücksichtigen und Unterstützung anzubieten, wenn die Option dazu besteht, ist äußerst hilfreich. Ältere Menschen kümmern sich häufig um einen gebrechlichen Partner und dies beeinflusst ihre Entscheidungen in Sachen Behandlungsoptionen und zukünftige Pflege. Möglich ist auch, dass beide Partner an einer lebensbedrohlichen Krankheit leiden oder dass Patienten ein Kind mit Lernstörungen betreuen oder selbst Lernstörungen haben. Gesundheitsfachleute haben ihren eigenen Zuständigkeitsbereich und daher sollten sie wissen, welche anderen Gesundheitsfachleute sich sonst noch um den Patienten kümmern und sich (mit Erlaubnis des Patienten) mit ihnen austauschen.

4.2.6 Die finanzielle Situation

Eine Krankheit kann die finanzielle Situation und das psychische Wohlbefinden des Patienten und seiner Familie stark beeinträchtigen, etwa wenn der Patient der wichtigste oder einzige Verdiener in der Familie ist. Die finanziellen Ressourcen der Patienten und ihre Ansprüche auf Krankheitsurlaub (sick leave entitlement) sind höchst unterschiedlich und müssen sorgfältig überprüft werden. Geldsorgen können enormen Stress verursachen. Menschen definieren sich häufig über ihre Arbeit und ihre Rolle in der Familie und zu krank für die Arbeit zu sein, kann katastrophale Auswirkungen auf das psychische Wohlbefinden des Patienten und seine finanzielle Situation haben.

Gesundheitsfachleute, die das Assessment durchführen und in der Lage sind, Patienten in puncto finanzielle Leistungen zu beraten und einen entsprechenden Antrag zu stellen, sollten dies möglichst bald tun. Fünf Prozent der Patienten, die an Krebs sterben, bekommen weder Unterhaltsgeld bei Arbeitsunfähigkeit (Disability Living Allowance) noch Pflegegeld (Attendance Allowance) (Macmillan Cancer Support 2009). Dies kann das wichtigste Ergebnis des Assessments sein. Wer krank ist, ist kaum in der Lage, klar zu denken, und da Antragsformulare bekanntlich kompliziert sind, wissen es die Patientinnen und Patienten sehr zu schätzen, wenn ihnen diese Arbeit abgenommen wird.

Haben diejenigen, die das Assessment durchführen, keine Zeit oder ist die finanzielle Situation des Patienten kompliziert, sollte der Patient an einen spezialisierten Berater verwiesen werden. Dieser Experte braucht allerdings detaillierte Informationen über die Situation des Patienten sowie zuverlässige Identifizierungsmöglichkeiten, wie beispielsweise die staatliche Versicherungsnummer.

4.2.7 Psychische Aspekte

Hat der Patient am Ende des Assessments die psychischen Aspekte noch nicht erwähnt, sollten Gesundheitsfachleute das Thema direkt ansprechen. Veränderungen des Körperbildes, der finanziellen Situation sowie spiritueller und sexueller Belange dürften sein psychisches Befinden beeinträchtigt haben. Veränderung bedeutet Stress, aber eine die Zukunft bedrohende Veränderung kann sich geradezu verheerend auswirken. In diesem Fall ist eine vorsichtige, offene Frage ratsam: «Ich frage mich, wie Sie mit Ihrer Situation umgehen?» oder «Viele Patienten sind sehr besorgt wegen ihrer Situation, Sie auch?» Manche Patienten müssen erst über ihre Situation nachdenken, um sich ihre Gefühle bewusst machen und die Frage beantworten zu können. Vielleicht wurden sie zum ersten Mal nach ihren Gefühlen gefragt. Wenn Patienten keine Fragen stellen oder ihre Ängste nicht ansprechen, sollten Gesundheitsfachleute nicht davon ausgehen, dass sie keine haben. Der Grund kann sein, dass sie noch keine Gelegenheit hatten, darüber zu sprechen. Jeder hat die Pflicht, diesen Aspekt der Pflege zu thematisieren und es dauert nicht einmal lange. Jetzt zu fragen, wie der Patient sich fühlt und mit der Situation umgeht, spart später Zeit.

Das Assessment dient dazu, den Patienten kennenzulernen und herauszufinden, was für ein Mensch er ist. Ein Assessment, das die psychischen Aspekte außer Acht lässt, ist unvollständig. Gibt der Patient einen Hinweis oder sagt etwas Wichtiges, beispielsweise «Der Gedanke an die Schmerzen macht mir am meisten Angst», sollte dies in Anführungszeichen in seiner Krankenakte für die anderen an der Pflege beteiligten Gesundheitsfachleute vermerkt werden.

Spiritualität ist etwas anderes als religiöse Überzeugungen; Spiritualität hat damit zu tun, wie ein Mensch sich wahrnimmt und ob er sein Leben als bedeutsam empfindet. Die Frage nach den religiösen Überzeugungen des Patienten gibt Aufschluss über seine religiöse Orientierung, die nach Möglichkeit respektiert und berücksichtigt werden muss. Die Einschätzung der psychischen Bedürfnisse zielt darauf ab, das Wertesystem des Patienten kennenzulernen. Gesundheitsfachleute können lernen, welche Fragen sie stellen müssen, um diese Informationen zu bekommen.

Manche Patienten geben freimütig Auskunft über sich, sagen, ob sie sich so lange wie möglich ihre positive Einstellung bewahren wollen und nicht wissen möchten, wie viel Zeit ihnen noch bleibt, oder ob sie immer ganz genau über alles informiert werden möchten. Solche klaren Äußerungen werden aus einem bestimmten Grund gemacht, der den Gesundheitsfachleuten vielleicht nicht unmittelbar einleuchtet, aber die Äußerungen sollten notiert und respektiert werden, denn sie bedeuten eigentlich «So gehe ich momentan mit meiner Situation um». Jeder hat seine Bewältigungsstrategie, die den Patient und die Betreuungsperson im Verlauf der Reise unweigerlich verändern. Aus diesem Grunde ist es auch wichtig, dass Assessments zu bestimmten Zeitpunkten durchgeführt und wiederholt werden.

Hat der Patient noch nicht gesagt, welchen Kommunikationsstil er bevorzugt, ist jetzt der richtige Zeitpunkt für eine einfache und direkte Frage: «Die Menschen sind verschieden, die einen wollen nur informiert werden, wenn es sein muss und sich ansonsten eine positive Einstellung bewahren, die anderen wollen detailliert über alles informiert werden. Ich würde gerne wissen, zu welcher Kategorie Sie gehören.» Den Patienten macht es nichts aus, solche Fragen zu beantworten. Sie gewinnen so eine gewisse Kontrolle über die Situation und das verleiht ihnen auf der psychologischen Ebene mehr Sicherheit.

Nachdem ein ganzheitliches Assessment durchgeführt und sorgfältig dokumentiert wurde, sollten die Gesundheitsfachleute die Patientinnen und Patienten fragen, was ihre größte Sorge ist. Dies muss nicht mit dem übereinstimmen, was die Gesundheitsfachleute beim Assessment ermittelt haben, aber sie sollten mit den Ergebnissen möglichst professionell umgehen können. Sind sie nicht in der Lage, das Problem zu lösen, müssen sie den Patienten an jemanden überweisen, der dies kann, und wenn es keine Lösung für das Problem gibt, müssen sie es deutlich sagen. Manchmal ist es besser, ehrlich zu sein und zu sagen «Ich weiß es nicht». Gesundheitsfachleute sollten sich nicht unter Druck setzen und glauben, sie müssten auf jede Frage die richtige Antwort haben. Das ist nicht möglich, aber zum Glück lässt sich im Bereich der Gesundheitsversorgung meistens ein Experte finden, der eine Antwort weiß.

4.2.8 Die Zusammenfassung

Die Zusammenfassung ist für den Gesundheitsexperten die Gelegenheit zu zeigen, dass er den Patienten angehört hat, ihm nicht nur zugehört, sondern ihn angehört hat, seine Probleme und Prioritäten registriert, den Plan für den Umgang mit diesen Problemen ausgearbeitet und einen Vertrag über die Gestaltung der Beziehung zwischen Patient und Gesundheitsexperte gemacht hat. Dieser sollte Folgendes beinhalten: den vom Patienten bevorzugten Kommunikationsstil, die Rolle des Gesundheitsexperten und Angaben darüber, wann dieser dem Patienten in Zukunft zur Verfügung steht.

Fallbeispiel: *Marthas Geschichte*

Danke Tim, dass Sie mir alles erzählt haben und für Ihr Einverständnis, dass ich mir Notizen machen konnte. Sie haben offenbar eine sehr schwere Zeit durchgemacht, aber Ihre Geschichte hat mir geholfen zu verstehen, wie Sie sich fühlen. Sie haben gesagt, Sie seien ein Mann der klaren Worte. Ich verspreche Ihnen, Sie immer unmissverständlich und ehrlich zu informieren. Sie sagen, Ihre größten Probleme seien momentan die Übelkeit und Geldsorgen. Ich werde Ihren Arzt bitten, Ihnen andere Medikamente gegen die Übelkeit zu geben und mich darum kümmern, dass die entsprechenden Antragsformulare für Sie ausgefüllt und abgeschickt werden. Ich glaube, dass ist heute das Wichtigste, was ich für Sie tun kann. Als spezialisierte Pflegefachperson werde ich nur eingeschaltet, wenn Sie größere Probleme im Zusammenhang mit Ihrer Krankheit haben. Ihr Hausarzt und die Gemeindepflegenden sind nach wie vor ihre Ansprechpartner und werden sich regelmäßig um Sie kümmern. Wenn Sie nichts dagegen haben, würde ich gerne in ein paar Tagen nach Ihnen sehen, um mich zu informieren, wie Sie mit den neuen Medikamenten zurechtkommen. Ich habe alles aufgeschrieben, was wir heute besprochen haben und auch meine Kontaktdaten hinzugefügt, falls Sie oder Ihre Familie mit mir sprechen wollen. Ich stehe Ihnen während meiner Dienstzeiten zur Verfügung, aber wenn Sie eine Nachricht hinterlassen, werde ich Sie so schnell wie möglich zurückrufen. Haben Sie noch weitere Fragen? Gibt es heute sonst noch etwas, was ich für Sie tun kann? Wenn Ihnen noch etwas einfällt, rufen Sie mich an; Sie haben heute viele Informationen bekommen und vielleicht fällt Ihnen später noch etwas dazu ein. Sind Sie so weit einverstanden? Ich freue mich, Sie in einigen Tagen wieder zu sehen und kontaktieren Sie mich bitte, wann immer Sie möchten.

Marthas Geschichte lenkt den Blick auf ein paar wichtige Dinge. Martha hat Tims Hauptprobleme erwähnt und damit gezeigt, dass Sie gut zugehört und verstanden hat; sie hat ihn informiert, was sie unternehmen wird und ihn über ihre Rolle aufgeklärt, damit Tim keine unrealistischen Erwartungen hat. Ihr Versprechen, Tims Wunsch nach ehrlicher Information zu erfüllen, ist sehr wichtig, damit Tim ihr von Anfang an vertraut. Tim kennt jetzt auch die Rollen der an seiner Pflege beteiligten Gesundheitsfachleute und wird einverstanden sein, dass diese sich austauschen. Er kennt seine Hauptansprechpartner und für den Fall, dass er die beim Assessment getroffenen Vereinbarungen vergessen sollte, hat er schriftliche Informationen bekommen. Patientinnen und Patienten mit einer lebensbedrohlichen Krankheit glauben oft, man könne nichts mehr für sie tun. Martha hat auf professionelle Art das Gegenteil bewiesen und in die Tat umgesetzt.

Beziehungen aufzubauen und eine von Freundlichkeit und Herzlichkeit geprägte Selbstsicherheit auszustrahlen, ist eine Kunst. Liebenswürdigkeit ist die wichtigste Eigenschaft. Aufmerksames Zuhören, Signale wahrnehmen und auf sie reagieren ist eine Kunst. Gesundheitsfachleute sehen, hören, nehmen wahr und zeigen, dass sie verstanden haben. Diese Arbeit ist nicht leicht, sondern ziemlich komplex, aber kompetente Praktiker leisten sie jeden Tag. Und bei ihnen sieht das alles meistens ganz einfach aus. Es gibt ein Sprichwort: «Wenn das, was du tust, nach harter Arbeit aussieht, hast du nicht hart genug gearbeitet.» Gesundheitsfachleute arbeiten hart. Einen Patienten durch seine Krankheit zu begleiten, ist Schwerstarbeit. Wenn sie das Erstassessment fachgerecht durchführen, werden sich die Patienten bei Bedarf wieder an sie wenden. Gesundheitsfachleute können nicht ständig zur Verfügung stehen, sie müssen darauf vertrauen, dass die Patienten sie kontaktieren, wenn sie Hilfe brauchen. Fachpersonen, die Patienten von der Diagnose bis zum Tod begleiten und bei der Umsetzung der in diesem Kapitel beschriebenen Fähigkeiten die wissenschaftliche Seite und den Aspekt der Kunst berücksichtigen, tun den Patienten und den Menschen, die sie lieben, etwas Gutes. Sie erleichtern eine schwierige Situation und angesichts der Unmöglichkeit einer Heilbehandlung ist dies für spezialisierte Pflegefachpersonen der Palliativpflege ein großer Gewinn.

Tipp:

Uns sind zwei Ohren und ein Mund gegeben, damit wir mehr zuhören und weniger reden.

4.3 Literatur

Macmillan Cancer Support. (2009). *Unclaimed millions.* Available from https://www.scotsman.com/news/uk-news/cancer-patients-lose-out-on-ps8m-of-benefits-1729870

Mehrabian A. (1971). *Silent Messages.* Belmont, CA: Wadsworth.

National Institute of Clinical Excellence (NICE). (2004). *Improving Supportive and Palliative Care for Adults with Cancer.* London: NICE.

Saunders C. (1963). The treatment of intractable pain in terminal cancer. *ProcRoy SocMed, 56*, 195–197.

World Health Organization. (1996). *Cancer Pain Relief.* Geneva: WHO.

5. Die Diagnose

Was für ein Gefühl mag es sein,
einem Klub beitreten zu müssen,
in den man nicht will?

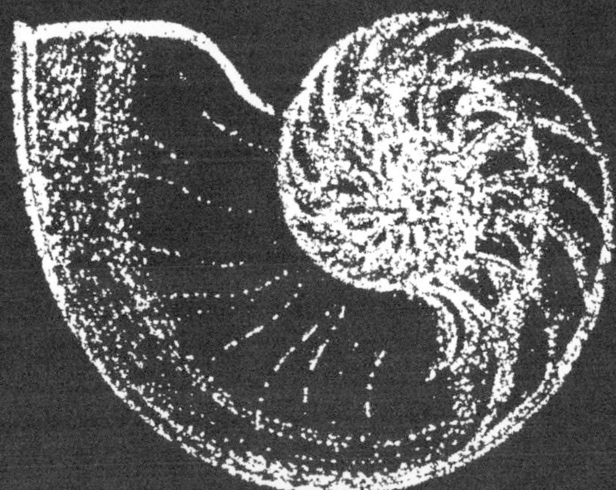

5.1 Klinische Terminologie

Gesundheitsfachleute, die im klinischen Bereich arbeiten, sollten die klinische Terminologie verwenden und erklären können. Das ist wichtig, wenn die Patienten von Anfang an ihre Situation verstehen sollen. Wird über Krebs gesprochen, denken Sie daran, dass es sich um eine Diagnose handelt. Emotionalisierte Ausdrücke wie «Schlacht» oder «Krieg» helfen den Patienten nicht und sollten besser Journalisten überlassen werden, die darauf aus sind, Zeitungen zu verkaufen. Häufig benutzte Euphemismen wurden weitgehend aus der medizinischen Terminologie verbannt; heute, wo es um offene Gespräche und größere Wahlmöglichkeiten für Patienten geht und die Patienten außerdem der Behandlung zustimmen müssen, haben sie ausgedient. Krebs ist weder das große «C» noch «Ca» (von Carcinoma), sondern einfach Krebs (Cancer). Es ist kein Polyp und auch kein Gewächs, es ist eine bestimmte Art von Tumor, und zwar ein maligner. Gesundheitsfachleute müssen mit den Patienten in einer klaren und eindeutigen Sprache sprechen. Beschönigende Begriffe tragen nichts zur Klärung der Situation bei und zu erfahren, dass man eine lebensbedrohliche Krankheit hat, ist auch ohne beschönigende Phrasen schlimm genug. Das hat nichts mit autoritärem Stil zu tun, sondern es ist einfach ganz wichtig, dass Gesundheitsfachleute genau das sind – Gesundheitsfachleute, weil die Patienten genau das brauchen. Die Patienten haben bestimmt Freunde und Laienbetreuer, die versuchen, den Schicksalsschlag mit beschönigenden Ausdrücken zu mildern, aber Gesundheitsfachleute, die Patienten gleich von Anfang an richtig unterstützen wollen, sollten sich auch bei der Kommunikation professionell verhalten.

5.2 Staging

Bis zur Diagnose haben die Patienten bereits einige, manchmal auch unangenehme Untersuchungen über sich ergehen lassen. Lautet die Diagnose Krebs, haben sie eventuell das langwierige Staging (also die Stadienbestimmung) hinter sich. Es ist wichtig, sich von Anfang bewusst zu machen, dass allein die Ungewissheit schon eine große Belastung ist. Wie der Name schon vermuten lässt, dient das Staging dazu, Lage, Art und Stadium des Tumors zu bestimmen. Für die Behandlung des Krebses ist dieser Prozess äußerst wichtig, da er den Onkologen Anhaltspunkte für die Auswahl und Überwachung der wirksamsten Behandlung liefert. Das Staging umfasst einige oder alle der folgenden Untersuchungen: Röntgen und andere bildgebende Verfahren, Blutuntersuchungen und Resektionsbiopsien. Weitere Faktoren, etwa der allgemeine Gesundheitszustand des Patienten und seine Vorlieben sowie diverse biochemische Untersuchungen der Krebszellen, werden ebenfalls für die Prognose und Behandlung herangezogen. Dieses Stadium ist zwar wichtig, aber es ist nicht alles.

Es kommt nicht selten vor, dass Lage und Art des Primärtumors nicht ohne weiteres bestimmt werden können: Primärtumor unbekannt heißt es dann. Bis zu 30 Prozent aller Tumoren sind unbekannte Primärtumoren. Das bringt die Patienten nicht nur zur Verzweiflung, sondern ist für sie auch sehr schwer nachzuvollziehen. Auf die Nachricht, dass der Primärtumor nicht identifiziert werden kann, reagieren die Patienten oft mit Äußerungen, die mit «Heutzutage …» beginnen. Krebszellen sind definitionsgemäß mutierte Zellen und somit schwer erkennbar. Auch auf Röntgenbildern sind sie kaum zu identifizieren. Dies gehört zu den Dingen, die Gesundheitsfachleute erklären können müssen. Trotz großer technologischer Fortschritte kann die Medizin den Patienten immer noch nicht auf alle Fragen eine Antwort geben. Bei vielen Krankheiten ist nicht immer eine exakte Diagnose möglich. In solchen Situationen tun die Ärzte aus allen Spezialgebiete ihr Bestes, um die Patientinnen und Patienten zu beraten und zu behandeln.

Die Diagnose sollte den Patienten nicht einfach kurz und knapp mitgeteilt werden; dies kann, wenn es zu früh geschieht, schädliche Auswirkungen haben. Gesundheitsfachleute sollten versuchen herauszufinden, was der Patient über die diagnostizierte Krankheit weiß. Vielleicht hat ein Familienangehöriger oder Freund eine ähnliche Krankheit gehabt und der Patient entwickelt schon früh Ängste, wenn das Thema nicht angesprochen wird. Möglicherweise hat der Patient negative Erfahrungen gemacht und bestimmte Dinge falsch verstanden und falsch interpretiert und mit Situationen in Verbindung gebracht, mit denen sie gar nichts zu tun haben, wie beispielsweise Haarausfall, Demenz oder Lähmungen.

5.3 Informationsnetzwerke

Wenn die Diagnose gestellt wird, sollte den Patientinnen und Patienten und ihren Betreuungspersonen davon abgeraten werden, im Internet nach falschen Begriffen zu suchen. Dies zeigt einmal mehr, wie wichtig es ist, die Patienten von Anfang an korrekt zu informieren. Die Patienten sagen in der Regel nicht, wenn sie so etwas vorhaben, sondern bringen zur nächsten Beratung einfach Unterlagen aus dem Internet mit, die mit ihrer Krankheit nichts zu tun haben. Ein Beispiel: Einer Patientin mit der Diagnose Brustkrebs und Befall der Lymphknoten würde es nichts nützen, den Begriff Lymphknotenkrebs einzugeben und die Informationen, die sich in Wirklichkeit auf ein Lymphom beziehen, auf ihre Diagnose zu übertragen. Das Selbstvertrauen sollte natürlich immer dann gestärkt werden, wenn es angebracht ist, und es gibt viele geprüfte Webseiten, die zu empfehlen sind. Gesundheitsfachleute sollten die Patienten durchaus unterstützen, eigene Entscheidungen zu treffen und gute Informationsnetzwerke zu nutzen.

Eine empfehlenswerte deutsche Internetseite ist beispielsweise www.gesundheitsinformation.de und eignet sich sowohl für Laien als auch für Experten. Internetseiten mit der Zertifizierung nach HON (Health On the Net) sind wissenschaftlich fundiert.

5.4 Reaktionen auf die Diagnose

Zu bestimmten Zeitpunkten der Reise des Patienten sollte sein Kommunikationsbedarf überprüft werden. Solche Zeitpunkte sind die Mitteilung der Diagnose; Anfang und Ende der Behandlung; jedes Auftreten eines Rezidivs; wenn die Unheilbarkeit der Krankheit festgestellt wird; bei der Diagnose des Sterbeprozesses; zu Beginn der Pflege im Lebensendstadium.

Die Gesundheitsfachleute müssen versuchen, in jedem dieser Stadien zu ermitteln, wie viel der Patient wissen möchte. Dieser Wunsch kann sich ändern, wenn die Krankheit weiter fortschreitet und außerdem haben die Patienten und ihre Betreuungspersonen in diesem Punkt manchmal unterschiedliche Vorstellungen. Für die Gesundheitsfachleute steht der Wunsch des Patienten stets an oberster Stelle und die Ängste der anderen sollten registriert und gesondert behandelt werden. Dieser potenzielle Konflikt in puncto Kommunikationsbedarf wird später ausführlicher erörtert.

Die Konsultationen können große Ängste auslösen. Sie beginnen nach einer Zeit, die bedingt durch die vielen Untersuchungen schon mit Ungewissheiten und Schwierigkeiten verbunden war. Für viele Patienten ist die Mitteilung der Diagnose fast eine Erleichterung, weil sie dann endlich erfahren, was mit ihnen nicht stimmt, und ihre Krankheit benennen zu können hilft ihnen und versetzt sie in die Lage, mit ihrer Situation umzugehen. Die Diagnose kann jedoch auch ihre schlimmsten Befürchtungen bestätigen, denn sie bedeutet oft schlechte Nachrichten und schlecht sind definitionsgemäß «Alle Nachrichten, die die Zukunft des Patienten dramatisch und negativ beeinflussen.» (Kaye 1996).

Kurz gesagt, das Leben des Patienten und das seiner Betreuungsperson können sich für immer verändern. Von einer Sekunde auf die andere leben sie in einer Welt, die von einer schweren Krankheit bedroht ist. Sie sind Mitglieder in einem Klub, in den keiner will. Nur wenige Patienten wissen vor der Diagnose, dass sie Krebs haben oder haben sich umfassend über die neurologische Erkrankung informiert, die bei ihnen soeben diagnostiziert wurde. Über dieses Wissen verfügen die Gesundheitsfachleute, die den Patienten am meisten helfen, wenn sie schweigen, während die Familie und Betreuungspersonen versuchen, die Information, die sie gerade bekommen haben, zu verarbeiten. In dieser Phase des Schweigens beginnt für die Patienten und ihre Betreuungspersonen der Anpassungsprozess. Sie realisieren, was sie erfahren haben und beginnen, über Fragen nachzudenken. Manche sind so schockiert, dass sie alles, was danach gesagt wird, nicht mehr wahrnehmen. Sie «machen dicht», nachdem sie die Diagnose erfahren haben. Dies zu akzeptieren und der Stille den notwendigen Raum zu geben, ist gute Praxis. Es braucht viel Erfahrung, in einer so schwierigen Situation zu schweigen, aber diese Zeit ist sehr wichtig für die Patienten. Die Fragen, die sie anschließend stellen oder die Gefühle, die sie äußern, sind höchst aufschlussreich für die Gesundheitsfachleute, die sie unterstützen. Die normalen Reaktionen sind weit gefächert. Jeder Patient verhält sich anders: manche reagieren ziemlich rational, andere sehr emotional. Die Aufgabe der Gesundheitsfachleute ist immer die gleiche: den Kommunikationsbedarf und den bevorzugten Kommunikationsstil der Patienten zu ermitteln, sie freundlich und verständlich aufzuklären und ihnen relevante Informationen aufzuschreiben und auszuhändigen.

5.5 Mehrere Diagnosen

In manchen Fällen ist die neue Diagnose leider nicht die einzige Krankheit, die der Patient hat. Mehrere Diagnosen und mehrere Krankheiten sind keine Seltenheit. So kann eine Patientin, die Multiple Sklerose hat, auch noch Brustkrebs bekommen.

Fallbeispiel: *Karims Geschichte*

Ich betreue meine Frau, die an Multipler Sklerose (MS) leidet. Wir haben neulich erfahren, dass sie auch Brustkrebs hat und ohne Chemotherapie nicht mehr lange leben wird. In den letzten neun Jahren habe ich gelernt, mit MS umzugehen, aber ich habe keine Ahnung, wie ich mit Brustkrebs umgehen soll. Eine Krankheit trifft einen unvorbereitet, und gerade als ich dachte, schlimmer kann es nicht werden, hatte sie plötzlich auch noch Brustkrebs. Wie sagt man jemandem, der durch die Hölle gegangen ist, dass er noch einmal da durch muss? Sie hat mir gesagt, dass Schlimmste an MS sei nicht, die Kontrolle zu verlieren, sondern keine Kontrolle über die Krankheit zu haben. Keine Aussicht auf Heilung oder Behandlung und keine Wahlmöglichkeiten. Sie hat mehr Angst vor MS als vor Brustkrebs. «Ich habe keine Kontrolle darüber, was mit meiner Brust geschieht, aber ich kann sie entfernen lassen» war ihre Art, mit der Nachricht umzugehen. Man verdrängt es, aber man wünscht sich man hätte nie «P. S. Ich liebe Dich» gelesen und man wagt nicht einmal sich vorzustellen, was als Nächstes passieren wird. Ich habe immer gedacht, Wissen ist Macht, was bedeutet, dass ich besser mit den Dingen umgehen kann, wenn ich über das nächste Stadium der Krankheit Bescheid weiß. Jetzt macht es mir nur noch mehr Angst. Was den Krebs betrifft, möchte ich nur wissen, was ich unbedingt wissen muss. In meiner Situation ist es besser, weniger zu wissen.

Karims Geschichte macht zum einen deutlich, welch verheerende Wirkung eine Diagnose haben kann und zum anderen, dass Gesundheitsfachleute nie davon ausgehen dürfen, dass die diagnostizierte Krankheit die einzige ist, die die Patienten haben oder dass sie der einzige Stressauslöser für die Patienten und ihre Betreuungspersonen ist. Manche Menschen haben ein sehr schweres Schicksal und Gesundheitsfachleute sind oft schockiert über die vielen Traumen, mit denen einige Patienten und ihre Betreuungspersonen leben müssen.

So unterschiedlich die Erfahrungen, Gefühle und Ängste der Patienten und ihrer Betreuungspersonen auch sind, die erwähnten Prioritäten und Ziele müssen immer die gleichen sein. Hier eine sinnvolle Faustregel: je komplexer die Situation ist, desto wichtiger ist die Beachtung von Grundregeln. Auch wenn die Gesundheitsfachleute oft mit einer Fülle von Problemen konfrontiert werden, die die Patienten und ihre Betreuungspersonen belasten, müssen sie Haltung bewahren, wenn die Welt der anderen zusammenbricht. Karim sagt ganz offen, dass er momentan nur das wissen möchte, was er unbedingt wissen muss. Er ist begreiflicherweise mit der Situation überfordert und macht deutlich, wie viel an Information er zurzeit möchte. Sein Wunsch ist akzeptabel, nachvollziehbar und zu respektieren. Er sagt, sein Kommunikationsbedarf habe sich verändert und macht deutlich, dass er dies jetzt und sicher auch in Zukunft berücksichtigen wird. Karim macht es den Gesundheitsfachleuten leicht, ihn einzuschätzen und zu unterstützen. Seine Geschichte, wie sich die Diagnose auf ihn ausgewirkt hat, ist sehr erhellend.

Die Befürchtungen der Patienten beziehen sich oft auf die nähere und fernere Zukunft: «Werde ich längere Zeit nicht arbeiten dürfen?», «Nein, ich will es nicht so machen wie Paul; zuletzt war es ganz schrecklich.» Die Gesundheitsfachleute müssen solche spontanen Reaktionen notieren und am Ende der Konsultation in der Zusammenfassung ansprechen.

5.6 Das rechte Maß an Unterstützung

Der Arzt, der die Diagnose gestellt hat und für die Behandlung des Patienten verantwortlich ist, sollte dem Patienten auch die Diagnose mitteilen, denn wahrscheinlich haben der Patient und/oder die Betreuungsperson Fragen, die dieser Arzt am besten beantworten kann. Andere Gesundheitsfachleute spielen bei diesem Prozess ebenfalls eine wichtige Rolle, denn sie sind bestens geeignet, die Diagnose und das, was während der Beratung besprochen wurde, zu erläutern. In einer Situation, in der es den Patienten und ihren Betreuungspersonen schwer fällt, logisch zu denken, ist die rationale und einfühlsame Unterstützung anderer Gesundheitsfachleute hoch willkommen. Es gibt viele gute Informationsmaterialien, die den Patienten und ihren Betreuungspersonen bei der Mitteilung der Diagnose ausgehändigt werden können. Die Materialien informieren gegebenenfalls über die Krankheit und die Behandlung sowie über die zur Verfügung stehenden Dienste. Die Patienten können diese Informationen mitnehmen und später lesen.

Alle an der Behandlung eines Patienten beteiligten Gesundheitsfachleute, die über ausreichende Kenntnisse und Fähigkeiten verfügen, um den Bedürfnissen der Patienten gerecht zu werden, können nach der Diagnose mit den Patienten über ihren Fall sprechen. Das Gesetz schreibt nicht vor, dass klinische Gespräche nur mit einem Arzt zu führen sind. Die Patienten und ihre Betreuungspersonen werden einen Gesundheitsexperten auswählen, bei dem sie sich am besten aufgehoben fühlen und das ist, unabhängig von der Rolle, meistens derjenige, der bei nachfolgenden Gesprächen die Initiative ergreift. Jeder fühlt sich zu der Person hingezogen, bei der er sich in einer Krisensituation am sichersten fühlt und eine Krankheit ist nichts anderes. Professionelle Engstirnigkeit ist von Nachteil für die Behandlung und widerspricht dem Ansatz der multidisziplinären Praxis in der modernen Gesundheitsversorgung. Der Patient ist nicht das «Eigentum» eines bestimmten Gesundheitsexperten und niemand kann ohne die Unterstützung anderer arbeiten. Die Bedeutung der Kommunikation mit relevanten Kollegen kann daher gar nicht hoch genug veranschlagt werden.

Wird dem Patienten die Diagnose im Rahmen der ambulanten Krankenhausversorgung mitgeteilt, sollten der Hausarzt des Patienten und die zuständige Gemeindepflegende schnellstmöglich informiert werden. Wird der

Patient dagegen stationär behandelt, muss das Stationsteam, also die Ärzte und Pflegepersonen, informiert werden. Sie sind die für den Patienten zuständigen Betreuerinnen und Betreuer.

Spezialisten werden hinzugezogen, wenn der Patient spezielle Probleme hat. Auch wenn sie Spezialisten sind, sind sie nichts Besonderes. Es sind in der Regel die zuständigen Betreuer, die sich um den Patienten kümmern und ihn am besten kennen. In einer solch schwierigen Situation brauchen die Patienten und ihre Betreuungspersonen mehr Unterstützung und Verständnis. Wenn die zuständigen Betreuer mündlich und schriftlich in verständlicher Form mit aktuellsten Informationen versorgt werden, kann ein effizientes Unterstützungsnetzwerk für die Patienten und ihre Betreuungspersonen aufgebaut werden. Ohne diese Informationen können die zuständigen Betreuer den Patienten nicht unterstützen. Es spielt keine Rolle, wer sich um die Bedürfnisse des Patienten kümmert, wichtig ist nur, dass es geschieht. Wenn die Betreuung reibungslos funktionieren soll, was definitiv die effizienteste Form der Betreuung ist, dann müssen die Informationen dem Patienten folgen, und jeder muss darauf achten, dass dies auch geschieht. Gesundheitsfachleute geben sich große Mühe, dies zu ermöglichen. Obwohl Upgrades und die neuestens technologischen Entwicklungen sie dabei unterstützen, ist oft ein kurzer Anruf bei den relevanten Gesundheitsexperten der beste Weg, wichtige Informationen weiterzuleiten. Entscheidend ist jedoch, dass die richtigen Gesundheitsfachleute die Informationen bekommen und nicht die, für die sie *nicht* bestimmt sind. Gesundheitsfachleute verlieren viel Zeit, wenn sie sich Informationen über Patienten anhören müssen, für die sie *nicht* zuständig sind. Da Gesundheitsfachleute im Allgemeinen sehr beschäftigt sind, ist es wenig hilfreich und äußerst zeitraubend, sie mit Informationen zu versorgen, die ihre Patienten nicht betreffen.

Die folgenden Fragen helfen, dies zu vermeiden:

- Wende ich mich an den richtigen Kollegen? (Kennt der Kollege den Patienten gut?) Habe ich den Kollegen gefragt, wen ich kontaktieren soll?
- Was weiß ich über den Patienten, was auch der Kollege wissen muss? Welche Informationen brauche ich von dem Kollegen?
- Was bedeutet dies für die künftige Pflege des Patienten?
- Wer soll welche Aufgaben übernehmen? Wer ist zurzeit verantwortlich für die Pflege des Patienten?
- Wie soll die weitere Kommunikation ablaufen?

Oft wird die Kommunikation erschwert, weil die Gesundheitsfachleute einander «nicht auf die Zehen treten wollen»!

Die Diagnose liefert eine Erklärung für die Symptome des Patienten, was für manche eine große Erleichterung ist. Sie haben sich für schwach gehalten und sich schuldig gefühlt, weil es ihnen nicht gelungen ist, die Symptome zu unterdrücken. Manchen Betreuungspersonen wird plötzlich klar, warum der Patient beispielsweise kaum Appetit hat oder seine Stimmung sich so stark verändert hat. Die aktuellen Symptome müssen notiert und die frühere und jetzige Behandlung in der klinischen Zusammenfassung vermerkt werden.

Für alle Situationen in der Palliativpflege gilt: die Gesundheitsfachleute müssen sich auf das konzentrieren, was machbar ist. Selbst wenn eine Heilbehandlung nicht mehr infrage kommt, können sie immer noch etwas tun und sagen, um die Situation zu verbessern. Das Ziel der Palliativpflege ist laut Definition, nachteilige Auswirkungen, ungeachtet ihrer Ursache, zu mildern. Die Konzentration auf das, was zur Verbesserung der Situation getan werden kann, hat einen maßgeblichen Einfluss darauf, wie die Patienten mit ihrer Situation umgehen. In einigen Fällen ist das Ergebnis/die Prognose nicht vorhersehbar, was bedeutet, eine Heilung kann, muss aber nicht erfolgen. Auch in solchen Fällen sollten frühzeitig spezialisierte Pflegefachpersonen der Palliativpflege hinzugezogen werden. Doch es gibt auch Diagnosen mit sehr schlechter Prognose, und dann muss dem Patienten mitgeteilt werden, dass er nicht mehr lange zu leben hat. Solche Informationen sind für die Patienten und ihre Betreuungspersonen traumatisierend und gewöhnlich ein großer Schock. Dann steht bei der Konsultation die Vermittlung schlechter Nachrichten im Vordergrund. Dies erfordert bestimmte Fähigkeiten, die später ausführlicher erörtert werden. Das folgende Flussdiagramm zeigt, wie die Palliativpflege den Patienten auf seiner Reise begleitet. Der Weg eines Krebspatienten sieht gewöhnlich so aus, wie in **Abbildung 5-6-1** dargestellt.

Das Diagramm zeigt auch, dass die Patienten und ihre Betreuungspersonen im Verlauf der Krankheit vielen Gesundheitsfachleuten begegnen. Da es für die Patienten oft ziemlich anstrengend ist, neue Beziehungen aufzubauen und sich zu merken, wer wofür zuständig ist, sollten Gesprächsinhalte regelmäßig zusammengefasst und schriftliche Informationen ausgehändigt werden.

5.7 Hoffnung

Wohl jeder Patient hofft bei der Mitteilung der Diagnose auf gute Nachrichten: dass es nichts Ernstes ist, dass es nicht die Krankheit ist, vor der er sich am meisten fürchtet. In der Gesundheitsversorgung ist Hoffnung ein veränder-

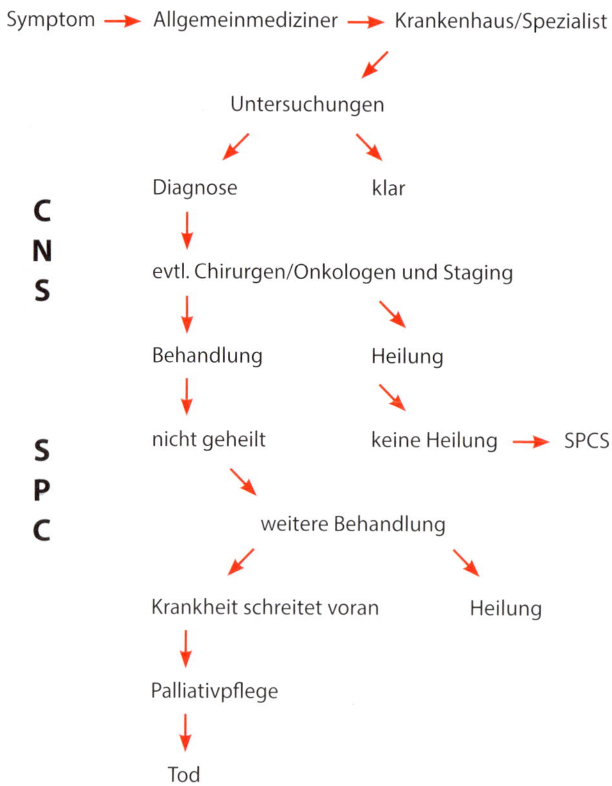

(CNS, SPC = klinischer Pflegespezialist im Spezialgebiet der Palliativpflege)

Abbildung 5-6-1: Flussdiagramm: Der Weg eines Krebspatienten in der Palliativpflege

liches Konzept. Am Anfang hoffen die Patienten, dass die anfänglichen Befürchtungen sich nicht bewahrheiten, dann hoffen sie, dass es eine Behandlungsmöglichkeit gibt, dass die Behandlung anschlägt, dass die Krankheit nicht wieder auftritt, dass die Symptome kontrolliert werden können, dass die Lebensqualität erhalten werden kann, was einen friedvollen Tod mit einschließt.

Die Gesundheitsfachleute müssen auf solche Veränderung achten und entsprechend reagieren. Hoffnung kann die Patienten stärken und ihnen jede Hoffnung zu nehmen, hätte sehr nachteilige Auswirkungen auf den Umgang der Patienten mit ihrer Situation. Der Patient geht zu Recht davon aus, dass die Behandlung, die er bekommt, ihm hilft. Schließlich ist das auch aus klinischer Sicht das Ziel. Andererseits müssen unrealistische Hoffnungen behutsam korrigiert werden. Es wäre beispielsweise nicht richtig, wenn Gesundheitsfachleute einen Patienten nicht davon abhalten würden, eine Urlaubsreise für das nächste Jahr zu buchen, wenn ihnen klar ist, dass der Patienten trotz Behandlung dazu nicht in der Lage sein wird. Gesundheitsfachleute wissen zwar nicht auf jede Frage eine Antwort, aber sie haben immerhin mehr Erfahrung und Wissen als die Patienten und sollten davon Gebrauch machen. Solchen Patienten zu raten, im Moment keine wichtigen Entscheidungen zu treffen, reicht oft schon aus. Die meisten Patienten befolgen Ratschläge gerne und ein guter Rat ist manchmal das Beste, was Gesundheitsfachleute anbieten können.

Fallbeispiel: *Andreas Geschichte*

Maries Tochter Paula schien sehr verärgert über die Diagnose zu sein. Sie zweifelte das Urteil des Facharztes an und glaubte nicht an Maries schlechte Prognose, weil sie den damit verbundenen Schmerz nicht aushalten konnte. Marie war sehr schwach und gelbsüchtig, ihr Gesundheitszustand war selbst für die Behandlung zu schlecht, sie bemühte sich, wach zu bleiben und dankbar zu wirken, als Paula ihr versprach, die Afrika-Safari zu buchen, von der Marie schon immer geträumt hatte. Ich merkte, dass Marie weder den Mut noch die Kraft hatte, ihr zu sagen, dass sie nicht einmal daran denken mochte. Paula war fest entschlossen und ging nach Hause, um die Safari zu buchen. Ich gab zu bedenken, dass ihre Mutter in den nächsten Wochen viel Pflege brauchen würde. «Wir werden improvisieren», lautete ihre Antwort. Es war klar, dass sie wütend auf mich war. Ich holte tief Luft und sagte so rücksichtsvoll wie möglich: «Ich weiß, dass diese Situation für Sie schwer zu akzeptieren ist, aber es ist meine Pflicht, Sie nach bestem Wissen und Gewissen zu beraten. Es würde Ihnen nicht helfen, wenn ich darauf verzichten würde. Es tut mir sehr leid, Paula, aber Ihre Mutter ist nicht in der Lage, ins Ausland zu reisen. Sie werden keinen Versicherungsschutz haben. Es wird ihr sehr schlecht gehen, und Sie werden beide nicht die Unterstützung bekommen, die Sie brauchen. Sie werden beide eine Katastrophe erleben. Die schönen Erinnerungen, um die es Ihnen geht, wird es nicht geben. Es wird ein Albtraum für Sie beide werden.» Ich hielt inne, um meine Worte wirken zu lassen. «Ich sehe, wie sehr Sie Ihre Mutter lieben und weiß, dass Sie das alles nicht wollen. Ich finde, Sie sollten nach Hause gehen, sich ausruhen, über alles nachdenken und dann noch einmal miteinander reden. Vielleicht sagt Ihre Mutter Ihnen dann, ob es etwas gibt, was sie gerne tun würde und was ihr leichter fällt. Vielleicht gibt es irgendetwas in Ihrer Nähe, woran sie Spaß hätte und wobei wir Ihnen helfen könnten. Es tut mir leid, dass ich Sie enttäuschen muss, aber es ist meine Pflicht, auf die Sicherheit Ihrer Mutter zu achten und Sie gut zu beraten.» Marie war sehr erleichtert und es fiel mir schwer zu sehen, wie die Realität in Paulas Bewusstsein sickerte; meine Worte hatten sie völlig entmutigt, aber im Nachhinein weiß ich, dass ich das Richtige gesagt und sie nach bestem Wissen und Gewissen beraten habe. Ich habe es gut gemeint und aufgrund meiner langjährigen Erfahrung weiß ich, dass es das Beste war.

Andreas gibt offen zu, dass er erst nach langjähriger Erfahrung den Mut aufbrachte, unrealistische Hoffnungen zu korrigieren. Er hat gelernt, dass er weder der Freund der Patienten noch ihr Laienbetreuer ist; er ist ein Gesundheitsexperte, der gewisse Pflichten hat und mehr über die Krankheit weiß als die Patientin und ihre Betreuungsperson. Und er hatte den Mut, sein Wissen mutig zu nutzen, zum Wohl der Patientin und ihrer fürsorglichen Tochter.

5.8 Eine unzumutbare Belastung

Sobald die Patienten die Diagnose kennen, fragen sie und/oder ihre Betreuungspersonen meistens nach Behandlungsmöglichkeiten. Oft folgt dieser Frage noch der Satz «Ich begebe mich ganz in Ihre Hände, Herr Doktor». Es ist wichtig für die Beziehung zwischen Arzt und Patient, solche Bemerkungen sofort zu korrigieren. Auch wenn alle spezialisierten Gesundheitsfachleute ihr Bestes tun, um dem Patienten auf jede nur erdenkliche Art zu helfen, stellt die Übernahme einer so großen Verantwortung eine unzumutbare Belastung dar. In der Palliativpflege geht es um Krankheiten, die nicht heilbar sind. Gesundheitsfachleute sollten sich stets die Bedeutung des Begriffs «Palliation» bewusst machen. Emotional aufgeladene Äußerungen wie «Ich begebe mich ganz in Ihre Hände, Herr Doktor» oder «Ohne Sie wäre ich mit meiner Situation überfordert» tun zwar dem Ego gut, aber sie unterstützen unrealistische Erwartungen und fördern eine ungesunde Abhängigkeitsbeziehung, die dem Patienten letztendlich nicht guttut. Patienten lernen in Abwesenheit von Gesundheitsfachleuten sehr wohl, mit ihrer Situation umzugehen; sie müssen es und sie können es auch. Sie holen sich bei anderen Unterstützung, denn die kann nicht immer nur von einem Gesundheitsexperten kommen.

5.9 Unterstützungssysteme

Es ist für die Patienten viel besser, sich um Unterstützungssysteme und Bewältigungsstrategien zu kümmern, als sich von einem Gesundheitsexperten abhängig zu machen. Ein Überblick über die einzelnen Unterstützungssysteme ist daher sinnvoll. Zu diesem Zweck müssen die verschiedenen Dienstleistungsangebote und Aufgaben erläutert werden. Nur wenige Menschen kennen beispielsweise den Unterschied zwischen Marie Curie nurses [Kernstück ihrer Arbeit ist die Begleitung von Sterbenden im häuslichen Setting über Nacht, Anm. d. Hrsg.] und Macmillan nurses (siehe Kapitel 1.4) oder wissen, dass Erstere in der häuslichen Pflege praktische Arbeit leisten und Letztere eine beratende Funktion haben.

Seit es spezialisierte Pflegefachpersonen gibt, etwa die spezialisierten Pflegefachpersonen für Brustkrebs, haben die Dienstleistungsangebote sich verbessert. Trotzdem wissen die meisten Patientinnen und Patienten nicht über die Aufgaben der einzelnen spezialisierten Pflegefachpersonen Bescheid. Die Stelle der spezialisierten Pflegefachperson und die der Palliativpflegeperson werden manchmal von der Wohltätigkeitsorganisation Macmillan Cancer Support gesponsert. Beide tragen deshalb den Titel Macmillan nurse und arbeiten zusammen, haben aber aufgrund ihrer unterschiedlichen Ausbildung jeweils andere Aufgaben. Spezialisierte Pflegefachpersonen werden jedoch nicht immer von der Macmillan-Wohltätigkeitsorganisation gesponsert, sondern ihr Arbeitgeber kann auch der National Health Service (NHS) (staatlicher Gesundheitsdienst im Vereinigten Königreich) oder ein örtliches Krankenhaus sein. Auch die Arbeit ähnlicher Organisationen verdient Anerkennung, beispielsweise die der British Heart Foundation und die von Motor Neurone Disease, um nur zwei zu nennen, die sich für die Patientenbetreuung einsetzen. Nicht alle Patienten, bei denen eine lebensbedrohliche Krankheit diagnostiziert wird, haben Krebs. Die ehrenamtliche Arbeit verdient großes Lob und große Anerkennung und, nach Ansicht der Autorin, eine großzügigere finanzielle Unterstützung.

Macmillian ist inzwischen gleichbedeutend mit Palliativpflege, wenngleich die Organisation viele Gesundheitsfachleute in den unterschiedlichsten klinischen Bereichen sponsert; sie stellt weder ein noch zahlt sie Löhne auf Dauer, sondern sie zahlt die Stelle eines Gesundheitsexperten während der ersten drei Jahre. Die Organisation hat sich ihr Profil und ihren Ruf hart erarbeitet. Es heißt, die Macmillan-Gesundheitsfachleute würden aufgrund der Werbung von der Öffentlichkeit falsch wahrgenommen und es sei die Aufgabe der Gesundheitsfachleute, solche Fehleinschätzungen zu korrigieren und dafür zu sorgen, dass die Patienten und ihre Familien ihre Aufgaben und Leistungen richtig verstehen. Die Gespräche im Zusammenhang mit der Diagnose helfen, die Agenda festzulegen, Vereinbarungen zu treffen und sie sind für die Gesundheitsfachleute eine Möglichkeit, ihre Arbeit zu erläutern. Falls sie nicht die zuständigen Betreuer sind, können sie bei dieser Gelegenheit darauf hinweisen und erklären, dass sie nur bei Problemen hinzugezogen werden, um zu verhindern, dass die Patienten später enttäuscht sind. Aufgrund der Werbung könnte der Eindruck entstehen, dass die spezialisierten Pflegefachpersonen den Patienten jeden Tag besuchen oder kurz hereinschauen, um zu sehen, ob ihre Unterstützung benötigt wird. Tatsächlich ist die personelle Ausstattung jedoch ein ständiges Problem und die Gesundheitsfachleute arbeiten nur in ihrem Bereich und statten den Patienten keinen Freundschaftsbesuch ab. Bei entsprechender Aufklärung haben die Patienten vollstes Verständnis dafür. Alle relevanten Informationen und wichtigen Fakten werden zusammengefasst, beispielsweise:

- Alles, was dem Patienten während des Assessments mitgeteilt wurde;
- die nächsten Schritte inklusive Termine und Untersuchungen;
- gegebenenfalls die Besprechung und Planung einer veränderten Medikation, um aktuelle Symptome zu lindern. Weitergabe der Information an andere relevante Gesundheitsfachleute;
- falls der Patient keine Einwände hat, Kontaktinformationen für den Gesundheitsexperten sowie die Dienstzeiten, in denen er für den Patienten und seine Betreuungsperson erreichbar ist;
- alle Punkte, zu denen der Patient noch Fragen hat und ein Termin, der dem Patienten oder seiner Betreuungsperson die Möglichkeit bietet, diese Fragen zu klären.

Die Patienten und ihre Betreuungsperson haben bis zur Mitteilung der Diagnose eine Fülle von Informationen bekommen und brauchen Zeit, um sie zu verarbeiten und mit dem darauffolgenden Anpassungsprozess zu beginnen. Menschen reagieren manchmal ganz erstaunlich. Sie sind sehr verschieden und Gesundheitsfachleute müssen sie unterstützen. Ab dem Zeitpunkt der Diagnose bemühen sich die Gesundheitsfachleute, sie kennenzulernen und zu unterstützen. Es ist wichtig, über die nächsten Schritte Bescheid zu wissen und manchmal ist es schon erstaunlich, wie viele Patienten dies bei der Mitteilung der Diagnose nicht verstehen. Ungeachtet der Prognose folgen weitere Konsultationen und schließlich die entsprechende Form der Behandlung.

In Deutschland erhalten Patientinnen und Patienten Palliativpflege durch Überweisung eines Vertrags-/Hausarztes. Die Unterstützungsangebote dabei sind insbesondere die Spezialisierte ambulante Palliativversorgung (SAPV), nach § 37 SGB V sowie der ambulante beziehungsweise stationäre Aufenthalt im Hospiz, falls eine häusliche Versorgung nicht mehr möglich ist. Anlaufstelle ist etwa der Deutsche Palliativ- und Hospizverband (DPHV).

Tipp:

Unwissenheit schützt die Patienten nicht, sondern isoliert sie.

5.10 Literatur

Kaye, P. (1996). *Breaking Bad News.* Northampton. EPL Publications.

6. Die Behandlung

Jetzt weiß ich, was ich habe,
und was kann man dagegen tun?

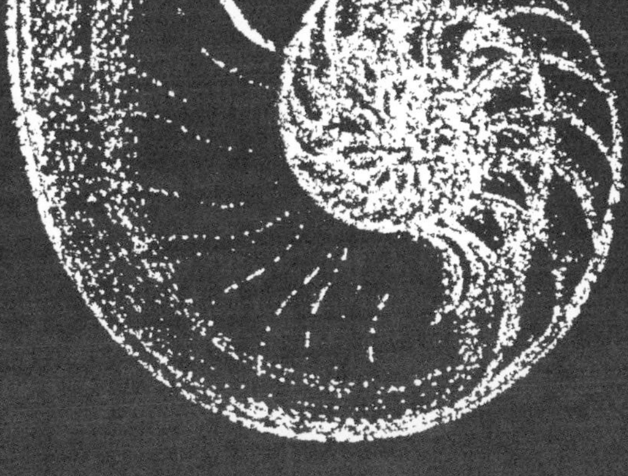

Das ist eine vernünftige Frage. Jeder würde sie sofort stellen. Viele Leute denken, Ärzte könnten «heutzutage» die meisten Krankheiten heilen. Doch in Wirklichkeit können sie nur wenige Krankheiten heilen, eigentlich nur zwei Arten: einige Infektionskrankheiten und bestimmte Krebsarten. Alle anderen Krankheiten (ein Knochenbruch ist übrigens keine Krankheit) werden entweder gemanagt/behandelt, beispielsweise Herzkrankheiten, Bronchitits, Arthritis und Diabetes oder sind selbstbegrenzend, wie beispielsweise virale Infektionen. Da es in diesem Buch jedoch um Palliativpflege geht, wird das Thema Akutmedizin hier nicht behandelt.

Degenerative neurologische Erkrankungen, die zu den lebensbedrohlichen Krankheiten zählen, können nur behandelt, aber nicht geheilt werden. Bestimmte Krebsarten können in Abhängigkeit von der Art und dem Stadium des Krebses geheilt werden und werden auch geheilt, andere werden palliativ behandelt. Dann gibt es leider auch noch die Krebsarten, die nicht behandelt werden können und für die nur eine optimale pflegerische Unterstützung infrage kommt. Eine optimale pflegerische Unterstützung ist eine «Behandlung, die darauf abzielt, Komplikationen und Nebenwirkungen zu verhindern, zu kontrollieren oder zu lindern, dem Patienten Schmerzen zu ersparen und seine Lebensqualität zu verbessern».

Im Vereinigten Königreich ist es üblich, die Krebsdiagnose, das Staging und die Behandlungsoptionen im Rahmen von Sitzungen multidisziplinärer Teams zu besprechen. An diesen Sitzungen nehmen alle spezialisierten Gesundheitsfachleute, Ärzte und Pflegende teil, die mit dem Fall des Patienten zu tun haben. In diesen Sitzungen werden Entscheidungen getroffen, tauschen spezialisierte Gesundheitsfachleute ihr Fachwissen aus und besprechen jeden einzelnen Fall eingehend. So haben alle die Chance, ihre Meinung zu äußern, wichtige Informationen beizusteuern und gegebenenfalls Entscheidungen zu hinterfragen. Niemand arbeitet für sich allein, jeder ist eine Speiche in einem großen Rad. In der modernen Gesundheitsversorgung stehen Transparenz und offene Diskussionen im Vordergrund; das alte hierarchische System, in dem Ärzte allein Entscheidungen trafen, hat ausgedient. Alle Aspekte der Behandlung und sämtliche für Behandlungsentscheidungen relevante Faktoren werden berücksichtigt – ein gutes Beispiel für gelungene Kommunikation in der Gesundheitsversorgung: die Gesundheitsfachleute diskutieren offen, treffen gemeinsam Entscheidungen, bei denen das Wohl des Patienten im Mittelpunkt steht, halten die Entscheidungen an Ort und Stelle genau fest und, was besonders wichtig ist, leiten sie an alle an der Behandlung des Patienten beteiligten Gesundheitsfachleute weiter. Die Entscheidungen des multidisziplinären Teams werden sorgfältig notiert und zusammen mit dem Plan an den Hausarzt des Patienten weitergeleitet, der daraus ersehen kann, welche Behandlung geplant ist, wer für die Behandlung verantwortlich ist und vor allem, wer wann mit dem Patienten darüber spricht.

Kurzum, das multidisziplinäre Team protokolliert alle Untersuchungen, das Staging, die Diagnose, den Behandlungsplan, wer für welche Maßnahmen zuständig ist und auch, wer die Entscheidungen mit dem Patienten bespricht. Dies kann ein Arzt, eine Pflegeperson oder ein anderer Gesundheitsexperte sein. Allerdings sollte der Arzt als verantwortlicher Experte derjenige sein, der Fragen zur Behandlung und zu deren potenzielle Ergebnissen beantwortet.

6.1 Verschiedene Behandlungsmöglichkeiten

Bei Krebs sind folgende Behandlungen möglich: chirurgischer Eingriff, Chemotherapie, Strahlentherapie, Hormontherapien, biologische Therapien und pflegerische Unterstützung.

Behandlung anderer lebensbedrohender Krankheiten: krankheitsmodifizfierende Behandlung und Medikamente zur Behandlung der Symptome. Bestimmte Medikamente können die Lebensqualität verbessern, den Krankheitsprozess verlangsamen oder die Symptome minimieren.

6.2 Behandlungsziele

Die Behandlung zielt darauf ab, die Krankheit zu heilen, zu kontrollieren oder ihre Symptome zu lindern. Bei manchen Patienten wird mehr als eine Möglichkeit zur Behandlung ihrer Krankheit eingesetzt.

6.3 Krebs und seine Behandlungsmöglichkeiten

6.3.1 Chirurgischer Eingriff

Chirurgische Eingriffe werden zur Diagnose, zur Behandlung und in einigen Fällen auch zur Verhütung von Krebs eingesetzt. Die meisten Menschen, die Krebs haben, müssen sich zu diagnostischen, kurativen oder rekonstruktiven Zwecken einem chirurgischen Eingriff unterziehen. Chirurgische Eingriffe bieten oft die besten Heilungschancen, insbesondere wenn der Krebs noch keine anderen Körperteile befallen hat.

6.3.2 Chemotherapie

Es gibt mehr als 50 verschiedene chemotherapeutisch wirksame Substanzen, die allein oder in Kombination mit anderen eingesetzt werden können. Die einzelnen Substanzen haben unterschiedliche Nebenwirkungen und können auf unterschiedliche Art verabreicht werden.

6.3.2.1 Die einzelnen Chemotherapien

Die Chemotherapie umfasst verschiedene therapeutische Behandlungen. Begriffe wie «Adjuvans», «Neo-Adjuvans», «Konsolidierung» und «palliativ» tragen eher zur Verwirrung bei, wenn sie nicht richtig definiert und erläutert werden. Die folgende Auflistung erklärt die zurzeit gebräuchlichen chemotherapeutischen Begriffe.

- *Adjuvans-Chemotherapie.* Chemotherapie zur Zerstörung von (mikroskopischen) Zellen, die nach der chirurgischen Entfernung des identifizierten Tumors eventuell noch vorhanden sind. Auf diese Art und Weise soll ein Rezidiv verhindert werden.
- *Neo-Adjuvans-Chemotherapie.* Eine vor dem chirurgischen Eingriff zu verabreichende Chemotherapie, die den Krebs schrumpfen soll, um einen minimalinvasiven chirurgischen Eingriff zu ermöglichen.
- *Induktionstherapie.* Chemotherapie zur Einleitung einer Remission. Dieser Begriff wird häufig im Zusammenhang mit der Behandlung von akuten Leukämien verwendet.
- *Konsolidierungstherapie.* Chemotherapie, die nach erfolgter Remission verabreicht wird, um die Remission zu stabilisieren. Sie wird auch als Intensivierungstherapie bezeichnet. Dieser Begriff wird häufig im Zusammenhang mit der Behandlung von akuten Leukämien verwendet.
- *Erhaltungstherapie.* In niedriger Dosierung verabreichte Chemotherapie zur Aufrechterhaltung der Remission. Die Erhaltungstherapie kommt nur bei bestimmten Krebsarten zur Anwendung, beispielsweise bei akuten lymphozytischen Leukämien und akuten promyelocytischen Leukämien.
- *First-line-Chemotherapie.* Chemotherapie, deren Wirksamkeit zur Behandlung einer bestimmten Krebsart in Forschungsstudien und klinischen Versuchen nachgewiesen wurde. Sie wird auch als Standardtherapie bezeichnet.
- *Second-line-Chemotherapie.* Sie wird verabreicht, wenn die Krankheit auf die First-line-Chemotherapie nicht anspricht oder nach deren Verabreichung erneut auftritt. Die Wirksamkeit der Second-line-

Chemotherapie zur Behandlung einer bestimmten Krebsart, die auf die Standardtherapie entweder nicht anspricht oder nach deren Verabreichung erneut auftritt, wurde in Forschungsstudien und klinischen Versuchen nachgewiesen. Diese Therapie wird auch als rettende Therapie bezeichnet.
- *Palliative Chemotherapie.* Diese Chemotherapie wird im Rahmen des Symptommanagements verabreicht. Ein Rückgang des Krebses wird nicht erwartet.

6.3.3 Versuche im Zusammenhang mit Krebstherapien

6.3.3.1 Klinische Versuche

Im Zusammenhang mit Krebstherapien ist häufig von klinischen Versuchen die Rede. Klinische Versuche, auch Forschungsstudien genannt, dienen dazu, einzelne Behandlungsmöglichkeiten zu testen, wie beispielsweise neue Medikamente, neue Ansätze in der Chirurgie oder Strahlentherapie und neue Kombinationen verschiedener Behandlungsmöglichkeiten. Klinische Versuche sind der erste Schritt zur Erprobung neuer therapeutischer Möglichkeiten am Menschen. Sie dienen der Entdeckung besserer Möglichkeiten zur Krebsbehandlung.

Die klinischen Versuche sind in vier Phasen gegliedert. Jede Phase beantwortet andere Fragen im Zusammenhang mit dem neuen Behandlungsansatz.

6.3.3.2 Klinische Versuche: Phase I

In dieser Phase werden folgende Fragen untersucht:

- Welches ist die beste Möglichkeit, die neue Behandlung zu verabreichen?
- Kann dieses Medikament Menschen gefahrlos verabreicht werden?
- Welche Dosis ist ungefährlich?

An diesen klinischen Versuchen nimmt eine begrenzte Anzahl von Patienten teil, denen mit anderen bekannten Behandlungsmöglichkeiten nicht geholfen werden kann.

6.3.3.3 Klinische Versuche: Phase II

In dieser Phase wird getestet, ob die neue Behandlung gegen eine bestimmte Krebsart wirkt. Dabei werden auch Erkenntnisse über die Nebenwirkungen der Behandlung gewonnen. Wegen der Risiken und Unwägbarkeiten werden diese Versuche mit nur wenigen Teilnehmern durchgeführt.

6.3.3.4 Klinische Versuche: Phase III

In dieser Phase werden die Ergebnisse der Teilnehmer, denen die neue Behandlung verabreicht wurde, mit den Ergebnissen der Teilnehmer verglichen, die die Standardbehandlung bekommen haben. Außerdem werden folgende Fragen untersucht:

- In welcher Gruppe überleben mehr Teilnehmer?
- In welcher Gruppe treten weniger Nebenwirkungen auf?

Die Teilnehmer werden nach dem Zufallsprinzip (es wäre auch möglich, eine Münze in die Luft zu werfen) auf zwei Gruppen verteilt: eine Gruppe bekommt die neue Behandlung (Behandlungsgruppe), die andere die Standardbehandlung (Kontrollgruppe). Durch diese Randomisierung werden Fehler vermieden (Fehler, die die Studienergebnisse durch Entscheidungen von Menschen oder andere Faktoren, die nichts mit den zu untersuchenden Behandlungsmethoden zu tun haben, verfälschen). In einigen klinischen Versuchen wird die neue Behandlung gegen ein Scheinmedikament (eine ähnlich aussehende, wirkstofffreie Pille/Infusion) getestet. Jedem Teilnehmer wird vor seiner Entscheidung über die Teilnahme an der Studie mitgeteilt, dass ihm möglicherweise ein Scheinmedikament verabreicht wird.

Der Vergleich ähnlicher Teilnehmergruppen, die zur Behandlung der gleichen Krebsart jeweils eine andere Behandlung bekommen, ist eine weitere Möglichkeit sicherzustellen, dass die Studienergebnisse echt und nur auf die Behandlung und nicht auf Zufall oder andere Faktoren zurückzuführen sind. An diesen klinischen Versuchen beteiligen sich manchmal einige Hundert bis einige Tausend Teilnehmer aus verschiedenen Zentren des Landes.

6.3.3.5 Klinische Versuche: Phase IV

In dieser Phase werden die klinischen Versuche, auch Postmarketing-Studien genannt, nach der Zulassung der Behandlungsmethode durchgeführt, um mehr Erkenntnisse zu gewinnen,

beispielsweise über:

- den Wirkungsmechanismus;
- die Toxizität;
- die Lebensqualität;
- Fragen, die sich während der anderen Phasen ergeben haben.

Die Durchführung der «Postmarketing»-Versuche kann nach dem Format der Versuche in Phase I, II oder III erfolgen.

6.3.3.6 Die Durchführung der klinischen Versuche

Im Rahmen von klinischen Versuchen wird den Patienten eine Behandlung verabreicht und die Ärzte untersuchen, wie diese sich auf die Patienten auswirkt. Während des Versuchs werden die Patienten genau beobachtet. Nachdem der Behandlungsteil des klinischen Versuchs abgeschlossen ist, werden die Patienten noch weiter beobachtet, um Informationen über bestimmte Endpunkte zu sammeln. Diese Endpunkte werden vor Durchführung der Studie festgelegt, wie beispielsweise der zeitliche Aspekt der Krankheitsprogression und/oder die Zahl der Überlebenden.

Die klinischen Versuche sind mit Risiken für die Teilnehmer verbunden, aber es werden immer auch Maßnahmen zum Schutz der Patienten getroffen. *Oft sind die klinischen Versuche der beste Behandlungsansatz, den es gibt.*

6.3.4 Strahlentherapie

Bei der Strahlentherapie werden die Krebszellen mit energiereicher Strahlung zerstört. Sie wird zur Heilung bestimmter Krebsarten, zur Verhütung von Rezidiven oder zur Symptomlinderung eingesetzt.

Bei vier von zehn Krebspatienten (40 Prozent) gehört die Strahlentherapie mit zur Behandlung. Es gibt folgende Anwendungsmöglichkeiten:

- Behandlung von außen: mit Röntgenstrahlen, «Kobalt-Bestrahlung», Elektronen und, eher selten, anderen Teilchen, beispielsweise Protonen.
- Behandlung von innen: die Patienten trinken eine Flüssigkeit, die von den Krebszellen aufgenommen wird, oder das radioaktive Material wird im Tumor oder in seiner Nähe platziert.

6.3.5 Biologische Therapien

Biologische Therapien arbeiten mit körpereigenen Substanzen oder daraus hergestellten Medikamenten: monoklonale Antikörper, Wachstumshemmer, Impfstoffe und Gentherapie. Biologische Therapien helfen dem Körper,

- das Wachstum der Krebszellen zu bekämpfen oder zu kontrollieren;
- die Nebenwirkungen zu überwinden, die durch andere Methoden der Krebsbehandlung, etwa eine Chemotherapie, verursacht werden.

Biologische Therapien funktionieren anders als andere Behandlungsmethoden, die Krebszellen zerstören oder kontrollieren. Sie arbeiten mit körpereigenen oder daraus hergestellten Substanzen und stören die Interaktion und den Informationsaustausch der Zellen.

6.3.6 Hormontherapien

Hier werden zur Krebsbehandlung körpereigene Sexualhormone oder Medikamente eingesetzt, die sie blockieren. Nicht alle Krebsarten sprechen auf eine Hormonbehandlung an. Ärzte behandeln damit Patienten mit «hormonabhängigen» Krebsarten, das sind solche, die für ihr Wachstum Hormone brauchen. Hormonabhängig können Brustkrebs, Prostatakrebs und Gebärmutterkrebs sein.

6.3.6.1 Der Wirkmechanismus von Hormontherapien

Hormonabhängige Krebsarten brauchen Hormone, um wachsen zu können. Wird verhindert, dass das Hormon die Krebszellen erreicht, wird das Krebswachstum entweder verlangsamt oder gestoppt. Hormontherapien wirken auf zweierlei Art: sie unterbinden die Hormonproduktion oder verhindern, dass das Hormon die Krebszellen erreicht.

6.3.7 Andere Behandlungsmethoden

Hierzu gehören die hyperbarische Sauerstofftherapie, die photodynamische Therapie und die Radiofrequenzablation.

6.3.8 Unterstützende Therapien

Unterstützende Therapien können zusätzlich zur eigentlichen Behandlung durchgeführt oder in diese integriert werden. Unterstützende Therapien sind Steroide, Blut- oder Blutplättchentransfusionen und Bisphosphonate.

6.3.9 Die Heilbehandlung

Nach der niederschmetternden Diagnose Krebs wünschen sich wohl alle Patienten, dass eine solche Behandlung bei ihnen möglich ist. Auch wenn wahrscheinlich weitere Tests/Staging und eine invasive Behandlung erforderlich sind, können sie optimistisch sein; der Erfolg ist nicht sicher, dennoch gibt es Anlass für Optimismus. Gewöhnlich erläutert der behandelnde Arzt relevante Forschungsbefunde.

Fallstudie: *Verständliche Sprache*

Arzt: «Das Risiko, dass Sie an Ihrem Krebs sterben, beträgt 37 Prozent. Die Behandlung kann dieses Risiko um 23 Prozent senken, was einer absoluten Reduzierung der Mortalität von 8,9 Prozent entspricht und dies bedeutet eine progressionsfreie Überlebensrate von 71,4 Prozent.»

Patient: «Oh nein! Wie entsetzlich!»

Patienten sind kaum in der Lage, wissenschaftliche Formulierungen, insbesondere medizinische Fachterminologie, zu verstehen. Die Patienten und ihre Betreuungspersonen versuchen, logisch zu denken, weil sie sehr wichtige Entscheidungen treffen müssen, und dies oft in Situationen, in denen ihre Welt zusammenbricht. Was sie in solchen Situationen brauchen, sind verständliche Informationen, Anleitung und professionelle Beratung. Das ist nicht zu viel verlangt. Niemand erwartet von einem Autobesitzer, dass er weiß, was mit seinem defekten Auto los ist, sondern er wird von einem Mechaniker beraten, der von Autos mehr versteht. Natürlich entscheidet der Kunde, ob die Reparatur durchgeführt wird oder nicht, aber er verlässt sich auf die Beratung durch den Fachmann, der sich auskennt. Im Bereich der Gesundheitsversorgung sollte das Gleiche gelten. Die Gesundheitsfachleute sollten wissen, dass es Sache der Patienten ist, einen Behandlungsvorschlag zu akzeptieren oder nicht, und um ihnen dies zu ermöglichen, müssen sie ihnen alle für eine Entscheidung relevanten Informationen mitteilen, denn professionelle Beratung gehört zu ihren Aufgaben. Gesundheitsfachleute wissen nicht alles und haben nicht auf jede Frage eine Antwort, aber sie wissen mehr als der Patient und aus diesem Grunde sollten sie die Rücksicht und Stärke aufbringen, Patienten bei Bedarf zu unterstützen.

6.4 Ausweglose Situationen

Entscheidungen für oder gegen eine Behandlung sind oft sehr schwierig. Wenn der Arzt weiß, dass eine gezielte Behandlung aller Wahrscheinlichkeit nach nutzlos ist, dann sollte er so fair sein, und dies auch sagen. Für Patienten ist es meist sehr schwer, so etwas zu hören und zu akzeptieren. Angesichts der hohen Erwartungen in der Öffentlichkeit wirkt die Mitteilung, dass die Krankheit nicht geheilt oder das Leben nicht verlängert werden kann, wie ein Schock. Auch für Gesundheitsfachleute ist eine solche Entscheidung ein großes Problem. Ärzte wollen immer helfen, und wenn sie einem Patienten und seiner Betreuungsperson sagen müssen, dass es keine wirksame Behandlung gibt, dann wechseln sie ihre Rolle und werden vom Organisator der Behandlung zum Überbringer schlechter Nachrichten. Dieses Thema wird später ausführlicher behandelt.

Wichtig ist in diesem Zusammenhang der Hinweis, dass immer etwas getan werden kann, um zu lindern, Symptome zu mildern und den Patienten und seine Betreuungsperson zu unterstützen. Dass die Behandlung nutzlos ist, muss sorgfältig erläutert werden; dabei können Beispiele und einfache Statistiken helfen sowie der Verweis auf die Belastungen durch mögliche/wahrscheinliche Nebenwirkungen. Die wenigsten Menschen wollen, dass es ihnen in der Zeit, die ihnen noch bleibt, so schlecht geht, dass sie nichts mehr genießen können und vor allem wollen sie ihre Zeit nicht im Krankenhaus verbringen und unter Symptomen leiden, die durch die toxischen Nebenwirkungen einer nutzlosen Behandlung hervorgerufen werden.

Wird dies den Patienten klar und verständlich vermittelt, entscheiden sie sich häufig für eine optimale pflegerische Unterstützung. Doch aufzugeben liegt nicht in der Natur des Menschen. Es ist kaum zu glauben, aber manche Patienten und/oder ihre Betreuungspersonen bestehen trotz Aufklärung über die äußerst geringen Erfolgsaussichten darauf, einen Behandlungsversuch zu wagen, selbst wenn der Nutzen in Forschungsstudien nur bei 10 Prozent liegt. Fairerweise muss gesagt werden: für den Arzt bedeutet das Ergebnis, dass die Aussicht für den Patienten, mehr zu leiden und früher zu sterben, bei 90 Prozent liegt, während der Patient und seine Betreuungsperson nur die Chance von 10 Prozent sehen, das Leben zu verlängern. Ärzte tun sich sehr schwer, mit den durch solche gegensätzlichen Sichtweisen verursachten Spannungen umzugehen. Häufig lautet das oberste ethische Gebot für Ärzte: «Keinen Schaden zufügen». Ärzte sind nicht verpflichtet, Behandlungen durchzuführen oder Dinge zu tun, die sie für nutzlos halten. Laut Gesetz haben Patienten das Recht, eine Behandlung abzulehnen, aber sie haben nicht das Recht, eine Behandlung zu verlangen. Ihre Familie hat weder das Recht, eine Behandlung abzulehnen, noch zu verlangen (Ausnahme: ein Angehöriger mit einer unbefristeten Vollmacht kann im Namen des Patienten, der dazu nicht mehr fähig ist, eine bestimmte Behandlung ablehnen).

Laut Gesetz entscheidet der Arzt über die Behandlung. Es ist gute Praxis, mit den Patienten und ihren Betreuungspersonen über die Behandlung verständlich und verständnisvoll zu sprechen und dies erfordert großes Geschick.

Fallbeispiel: *Jonas Geschichte*

Babette litt an inoperablem Bauchspeicheldrüsenkrebs, der auch ihre Leber befallen hatte. Sie war 60 Jahre alt, schwach, gelbsüchtig und schon von den Symptomen der Lebererkrankung gezeichnet. Die Ergebnisse der letzten Blutuntersuchungen waren schlecht und zeigten, dass ihre Leber nicht mehr funktionierte. Ich hatte Babette und ihre beiden fürsorglichen Söhne bereits kennengelernt und wusste, dass sie auf eine Lösung, eine Behandlung hofften.

Aber es gab keine, die ihr helfen konnte. Als Babette mit ihrer Familie das Sprechzimmer betrat, konnte man sehen, dass sie schwächer war, eine eingeschränkte Mobilität und an Gewicht verloren hatte. Dies erleichterte mir zwar die Entscheidung, aber nicht die Beratung. Ich weiß aus Erfahrung, dass Patienten und insbesondere ihre Betreuungspersonen nicht sehen, was wir Ärzte sehen. Ich verstehe und respektiere das.

Ich bat sie herein und gab Babette und ihren beiden Söhnen die Hand. «Bitte nehmen Sie doch Platz», sagte ich freundlich und fragte dann «Wie fühlen Sie sich, Babette?» «Ich bin so schwach, Herr Doktor und mir ist ständig übel», antwortete sie. Ihr Sohn Karl sagte sofort «Keine Sorge, Mama, wir sind ja hier, damit der Doktor dir hilft.» Sein Bruder Thomas schaltete sich ein: «Mama, erinnerst du dich noch, als es Boris so ging wie dir? Ich habe dir von ihm erzählt, er hatte Krebs und jetzt geht es ihm wieder prächtig, er hat die Krankheit überwunden.»

Wie erwartet waren hier zwei liebevoll Söhne, die beide auf eine Lösung hofften und unrealistische Erwartungen hegten, weil sie jemanden kannten, der eine andere Krebsart hatte und weil es ihnen an Wissen mangelte. Ich habe damit gerechnet und hatte vollstes Verständnis dafür. Was Krebs bedeutet, weiß man erst hinterher. Als Krebsspezialist trage ich Verantwortung. Ich schaute Babette weiter an und sagte: «Babette, es überrascht mich nicht, dass es Ihnen so schlecht geht. Ich habe hier die Ergebnisse von den letzten Blutuntersuchungen und die zeigen, dass Ihre Leber nicht richtig funktioniert. Deshalb geht es Ihnen schlecht. Es tut mir leid, aber das ist ein schlechtes Zeichen. Ich fürchte, der Krebs in der Bauchspeicheldrüse ist weiter gewachsen.» Thomas gab sich unbeeindruckt, aber ich sah seinem Gesicht an, dass er das Wort «schlecht» registriert hatte. Er fragte sofort: «Wann können Sie denn mit der Behandlung anfangen, Herr Doktor?» Ich weiß aus Erfahrung, dass es sinnvoll ist, eine kurze Pause zu machen und zu schweigen; das ist ein Warnsignal für die Patienten und ihre Betreuungspersonen und ich gewinne etwas Zeit, um eine Antwort zu formulieren. «Es tut mir sehr leid, Babette, aber eine

Chemotherapie würde Ihnen nicht helfen, die Erfolgsaussichten sind äußerst gering. Nur bei 10 Prozent der Patienten verlängert sie das Leben und das auch nur um ein paar Monate. Die Behandlung wäre eine große Belastung für Sie und ich glaube, dafür sind Sie zu schwach. Ihre Leber würde das nicht mitmachen und wir würden riskieren, dass sich Ihre Lebensqualität verschlechtert oder, noch schlimmer, dass sich Ihre Lebenserwartung weiter verkürzt.»

Ich schwieg, um meine Worte wirken zu lassen. Babette schien nicht überrascht zu sein. Ich habe häufig diesen Eindruck, weil der Patient ja wahrnimmt, wie schlecht er sich fühlt und spürt, wie krank er wirklich ist und sich nicht vorstellen mag, dass es ihm noch schlechter gehen könnte. Karl und Thomas sahen das anders; es war klar, für sie war der Verzicht auf eine Behandlung gleichbedeutend mit aufgeben und diesen Gedanken konnten sie nicht ertragen. Es war offensichtlich, ihre Zustimmung zu meiner Meinung hätte für sie bedeutet, ihre Mutter aufzugeben. «Komm schon, Mama, du musst es versuchen, wenn 10 Prozent Erfolg damit haben, dann wirst du eine davon sein, du musst nur mehr essen, zu Kräften kommen und du darfst den Kampf nicht aufgeben», drängte Thomas. Ich gab Babette die Gelegenheit zu antworten: «Ich will das nicht, Thomas, ich will nicht, dass es mir schlechter geht und ich ins Krankenhaus muss, nur für ein paar Monate. Ich will einfach nur die kurze Zeit genießen, die mir noch bleibt. Er hat nichts von Heilung gesagt.» Karl unterstütze Thomas: «Komm schon, Mama, du darfst nicht aufgeben.» Es war still, während alle das Undenkbare dachten. Ich schwieg, beobachtete ihre Gesichter, die Veränderung, die darin vorging und die vielsagenden Blicke, die sie austauschten.

Ich wählte meine nächsten Worte mit Bedacht. «Babette, ich glaube, Sie haben eine mutige und richtige Entscheidung getroffen. Wir können Ihnen zwar keine Behandlung anbieten, die Ihr Leben verlängert, aber wir können sehr viel tun, um Ihre Lebensqualität zu verbessern.» Thomas und Karl sahen so niedergeschlagen und frustriert aus, dass ich mich direkt an sie wendete: «Thomas, Karl, ich sehe, wie sehr Sie unter der Situation leiden, und es tut mir sehr leid, dass ich nicht mehr für Sie tun kann. Aber es ist meine Pflicht, Sie nach bestem Wissen und Gewissen zu beraten und, falls es Ihnen hilft, wenn es meine Mutter wäre, hätte ich ihr auch von der Behandlung abgeraten.» Meine Worte verfehlten auch dieses Mal ihre Wirkung nicht; sie hoben den Blick von ihrem Schoß und sahen mich an. «Wirklich?» fragten sie. «Ja», bekräftigte ich. «Ihre Mutter soll Ihr Leben so lange wie möglich zu Hause im Kreis ihrer Familie genießen und eine gute Lebensqualität haben.

Es gibt so viele Menschen, die sie dabei unterstützen können. Wir werden darauf achten, dass sie so lange wie möglich schmerzfrei ist. Wir möchten, dass Ihre Mutter so lange wie möglich lebt. Wir können sie zwar nicht heilen, aber wir können sie unterstützen und alle Symptome behandeln.» Alle drei sahen niedergeschlagen aus, als ihnen der Ernst der Lage bewusst wurde. Ich sah, wie sich ihre Erwartungen veränderten und sie einander verstohlene und verstehende Blicke zuwarfen.

Die Entscheidung war gefallen. Ich hatte meinen Teil der Arbeit geleistet und ich führte die Familie in ein Zimmer, wo eine spezialisierte Pflegefachperson der Palliativpflege ihnen die Unterstützungsmöglichkeiten erläutern würde. Alle drei gaben mir die Hand und sagten: «Danke». Ich empfinde es immer als merkwürdig, wenn man sich bei mir für schlechte Nachrichten bedankt, aber so schwer die Situation auch sein mag, ich weiß, wenn ich mein Bestes gegeben habe und freundlich, klar und ehrlich war, habe ich alles getan, was ich tun konnte. Für Babette war es jedenfalls die richtige Entscheidung. In meiner Klinik warteten noch 25 andere Patienten, jeder einzelne ein anderer Fall.

Jonas Geschichte macht deutlich, wie schwierig es ist, Patienten und ihre Betreuungspersonen von der Nutzlosigkeit einer Behandlung zu überzeugen. Die Menschen sind voller Hoffnung und aufgeben liegt nicht in ihrer Natur. Instinktiv wollen sie nichts unversucht lassen. Dies zeigt, dass es besser ist, wenn der Arzt die Entscheidung trifft und nicht die Patienten. Die Patienten und ihre Betreuungspersonen wären überfordert, ohne entsprechendes Fachwissen klinische Entscheidungen treffen zu müssen; es wäre geradezu unmenschlich, ihnen dies zuzumuten. Dass Jonas sich in die Situation der Familie versetzt und ihr versichert hat, dass er genauso reagieren würde, wenn es seine Mutter wäre, war für Babette und ihre Söhnen sehr hilfreich. Die Patienten und ihre Betreuungspersonen bedenken nicht, dass auch Gesundheitsfachleute eine Familie haben und solche Situation eventuell aus eigener Erfahrung kennen. Sie denken, Gesundheitsfachleuten sei so etwas noch nicht passiert, und wenn diese dann sagen, wie sie reagieren würden, wenn es ihr Angehöriger wäre, sind die Patienten beeindruckt. Die Experten signalisieren damit Verständnis und Respekt vor der Schwierigkeit der Entscheidung und sie helfen den Betreuungspersonen, die Patienten zu unterstützen.

Jonas hat an den richtigen Stellen geschwiegen, um seine Informationen wirken zu lassen. Er hat klug, verständlich und angemessen reagiert. Eine beschönigende Sprache ist wenig hilfreich, denn sie ist eine Ausflucht, die nur von dem Entscheidungsprozess ablenkt und die Situation so für alle Beteiligten schwieriger macht. Jonas ist nicht darauf eingegangen, was nicht möglich ist, sondern hat darauf hingewiesen, was für die Patientin getan werden kann und die entsprechenden Unterstützungssysteme mobilisiert. Wie Jonas selbst gesagt hat, war damit sein Teil der Arbeit beendet und er hat sich seinen anderen Patienten zugewendet.

6.5 Verantwortung und Unterstützung in der klinischen Praxis

Wie Jonas Geschichte zeigt, sind die Fachleute sich ihrer großen Verantwortung bewusst. Wenn die Diagnose mitgeteilt und die Behandlung geplant wird, erleben die Patienten verschiedenartige Emotionen, wie beispielsweise Akzeptanz, Anpassung, Furcht, Angst und Hoffnung. Sie fühlen sich verloren in einem System, dass ihnen gewöhnlich fremd ist. Niemand wünscht sich, Patient zu sein und plötzlich müssen sie Dinge lernen, von denen sie am liebsten nie erfahren hätten. Krankenhäuser sind die Komfortzone der Gesundheitsfachleute, aber die Patienten haben so gut wie keine Ahnung, wie sie funktionieren. Es ist wichtig, dass Gesundheitsfachleute sich dies bewusst machen und den Patienten zum Zeitpunkt der Diagnose, spätestens jedoch zu Beginn der Behandlung das Gesundheitssystem und die Rollen der Behandelnden erklären.

Im Fall von Babette hat dies die spezialisierte Pflegefachperson der Palliativpflege übernommen. Zu Beginn stellt sie sich vor und lässt Babette und ihren Söhnen Zeit, damit sie die Informationen von Jonas verarbeiten können. Da die Familie Fragen hat, braucht sie diese Zeit, um ihre Fragen zu formulieren und zu entscheiden, was sie zu diesem Zeitpunkt wissen möchte oder muss.

Die Gelegenheit, Fragen zu stellen, ist ein guter Einstieg in ein unterstützendes Gespräch. Die spezialisierte Pflegefachperson der Palliativpflege kann so gleich zu Beginn zeigen, dass sie gut zuhören kann und verständnisvoll und kompetent ist. Der Patient und seine Betreuungsperson können ihre Agenda und ihre Prioritäten festlegen. Unabhängig davon, ob für den Patienten eine gezielte Behandlung in Form einer Chemo- oder Strahlentherapie oder ein Programm maximaler pflegerischer Unterstützung vorgesehen ist, die Ziele sind für alle an der Behandlung beteiligten Gesundheitsfachleute die gleichen. In vielen Fällen bedeutet dies, sich danach zu erkundigen, was den Patienten soeben mitgeteilt wurde. So können die Gesundheitsfachleute die Agenda auf das konzentrieren, was getan werden kann und getan werden wird, um den Patienten zu unterstützen.

Es ist wichtig, dass die Pflegeperson und der Facharzt, der das Gespräch mit dem Patienten geführt hat, auf der Basis der gleichen Agenda arbeiten. Ein

Gespräch, das mit dem vorigen übereinstimmt, gibt dem Patienten und seiner Betreuungsperson das Gefühl, in einem System zu sein, auf das sie sich verlassen können. Die Pflegeperson hat die Möglichkeit, auf die Belange des Patienten einzugehen und durch ihre Antworten deutlich zu machen, dass die Gesundheitsfachleute in puncto Betreuung an einem Strang ziehen.

Die Beantwortung der Fragen, die der Patient und seine Betreuungsperson ausgewählt haben, stellt sicher, dass sie verstanden haben, was ihnen mitgeteilt wurde. Es ist wichtig, ihnen zu erklären, was das Gespräch mit dem Facharzt für sie bedeutet. Sie müssen wissen, was als Nächstes geschieht und «wer» «wofür» verantwortlich ist. Die folgenden Fallbeispiele zeigen, welche Fähigkeiten für diese Aufgabe benötigt werden.

Fallbeispiel: *Glorias Geschichte*

Babette, Thomas und Karl hatten verstanden, was Jonas ihnen gesagt hatte. Babette musste ihre Söhne unterstützen, die begreiflicherweise verzweifelt waren. Ich nahm die Familie in Empfang und stellte mich vor: «Ich bin Gloria, die spezialisierte Pflegefachperson Palliativpflege. Ich arbeite mit Jonas zusammen.» Ich schaute sie an und lächelte ihnen freundlich zu, während ich sie zu ihren Plätzen führte. «Wie fühlen Sie sich?», fragte ich sie. Thomas antwortete zuerst: «Wir sind schockiert darüber, dass man nichts tun kann, es muss doch irgendeine Behandlung geben, eine Chemotherapie oder etwas Ähnliches.» Babette schaltete sich sofort ein: «Thomas, er hat doch gesagt, dass es mir dann wahrscheinlich noch schlechter geht, und ich will das alles nicht, nur um ein paar Monate länger zu leben, wenn es denn überhaupt wirkt. Für mich ist es okay, Schatz. So ist es besser für mich; wir müssen alle irgendwann gehen.» Thomas und Karl kämpften mit den Tränen, ein Zeichen für die Anpassung an die Realität. Es ist immer viel schlimmer, einen Mann weinen zu sehen, obwohl das in unserem Job häufig vorkommt. Männer sind im Gegensatz zu Frauen lösungsorientiert und können sich nur schwer damit abfinden, dass es keine Heilbehandlung gibt. Die Aufrichtigkeit und die Tränen waren ein deutliches Zeichen, dass sie begannen, die Situation zu akzeptieren.

Ich hatte die Aufgabe, die wesentlichen Punkte des Beratungsgesprächs zu erläutern und der Familie das Gefühl zu vermitteln, dass sie Unterstützung bekommt. Zunächst wiederholte ich, was Jonas ihnen schon gesagt hatte. «Jonas hat Ihnen ja schon mitgeteilt, dass wir sehr viel tun können, um Ihre Lebensqualität zu verbessern und zu erhalten. Wir möchten, dass Sie noch lange leben und dass es Ihnen so lange wie möglich gut geht.» Babette lächelte und ihre Söhne warteten darauf, dass ich weiter sprach. «Ihr Hausarzt und die Gemeindepflegende sind für Sie zuständig und werden sich zu Hause um Sie kümmern. Die Gemeindepflegende wird bei Ihnen vorbeischauen und sich vorstellen und Ihnen Kontaktnummern geben für den Fall, dass Sie Hilfe brauchen. Sie wird Sie auch praktisch unterstützen und Geräte beschaffen, um Sie zu Hause versorgen zu können. Sie steht Ihnen nicht rund um die Uhr zur Verfügung, aber Sie können immer jemanden erreichen, wenn Sie Hilfe brauchen. Meine Aufgabe als spezialisierte Pflegefachperson besteht darin, Sie bei speziellen Problemen zu unterstützen, die mit Ihrer Krankheit zu tun haben, beispielsweise wenn die Medikation verändert werden muss, um Symptome zu lindern oder wenn Sie Gesprächsbedarf oder Fragen haben. Der Arzt und die Gemeindepflegende werden Sie so gut versorgen, dass Sie mich gar nicht brauchen werden, aber hin und wieder werden Sie oder die Gemeindepflegende einen Besuch von mir für richtig halten. Jonas wird Ihren Arzt schriftlich informieren und ich werde mit der zuständigen Gemeindepflegenden sprechen; sie wird Sie anrufen, um einen Besuchstermin zu vereinbaren.» Sie nickten, um anzudeuten, dass sie verstanden hatten und ich sprach weiter. «Es tut mir sehr leid, was Ihnen passiert ist, aber wir werden alles für Sie tun, was in unserer Macht steht.» Ich ließ ihnen Zeit, um alle Informationen zu verarbeiten. «Sie haben Jonas gesagt, Ihre größten Probleme seien die Müdigkeit und die ständige Übelkeit; können Sie mir mehr dazu sagen, Babette?»

Babette war froh, darüber sprechen zu können: «Es dauert ewig, bis ich morgens in die Gänge komme und mir ist ständig übel. Ich esse ein bisschen, aber danach ist mir schlecht und es wird im Laufe des Tages immer schlimmer.» Ich beruhigte sie: «Beide Symptome sind normal bei dieser Krankheit, aber es gibt Medikamente gegen die Übelkeit und wir können Ihnen gleich ein Rezept dafür ausstellen. Was die Müdigkeit angeht, ist die Sache schon schwieriger, es gibt leider keine Medikamente dagegen, aber wir können Ihnen sagen, wie Sie damit umgehen und die Tagesroutine verändern können. Babette war sichtlich froh, etwas gegen ihre Übelkeit unternehmen zu können. Ihre Söhne saßen schweigend da, während Babette und ich über ihre unerträgliche Müdigkeit sprachen und wie sie diese durch Veränderung der Tagesroutine in den Griff bekommen könnte. Ich sah allen die Erschöpfung an und kam langsam zum Ende der Sitzung. «Was wäre Ihr größter Wunsch?» fragte ich. «Diese Übelkeit endlich loszuwerden», antwortete Babette. «Gut, dann wollen wir etwas dafür tun, dass es Ihnen besser geht», erwiderte ich aufmunternd. Ich kümmerte mich um ein Rezept für ein Medikament gegen Übelkeit und gab ihnen die Kontaktnummer der spezialisierten Pflegefachperson und der Gemeindepflegenden. «Die Gemeindepflegende wird sich bei Ihnen melden und ich auch, um mich zu erkundigen, ob die neuen Medikamente helfen. Das war ein schwieriger Tag für Sie und Sie hatten viel zu verkraften. Wenn Ihnen noch etwas einfällt, was Sie mich fragen wollen, dann rufen Sie mich bitte an. Ich werde auf jeden Fall zurückrufen und sollte ich nicht da sein, wenn Sie anrufen, können Sie mir eine Nachricht hinterlassen. Meine Dienstzeiten stehen auf der Karte und auf dem Merkblatt, das ich Ihnen gegeben habe.»

Babette und ihre Söhne schickten sich an zu gehen; wir gaben uns die Hand und lächelten uns an. Sie bedankten sich bei mir und ich wusste, dies war der Beginn einer Beziehung, bei der neben dem Hausarzt und der Gemeindepflegenden auch ich gebraucht würde.

Fallbeispiel: *Helens Geschichte*

Ich glaube, es ist für die Patienten am Anfang der Behandlung sehr schwer, plötzlich mit der ihnen fremden Welt der Klinik und allem, was dazugehört, konfrontiert zu werden. Tina hat Brustkrebs, sie hat eine Operation hinter sich und die Chemotherapie noch vor sich. Sie hat Angst. Wir hatten uns kennengelernt, als sie die Diagnose bekam. Sie sagte sofort: «Hi Helen, meine Behandlung fängt nächste Woche an. Dann wird es mir besser gehen, weil ich weiß, dass der Krebs bekämpft wird. Gibt es irgendetwas, was ich tun muss?» Ich beschloss, auf ihre direkte Frage instruktiv zu reagieren. «Nichts außer Ihrem Körper Gutes zu tun. Viel Obst und Gemüse, gesundes Essen und viel Ruhe. Achten Sie auf die Signale Ihres Körpers. Die Behandlung macht müde, verhalten Sie sich dementsprechend und gönnen Sie sich mehr Ruhe. Das Chemotherapie-Team wird sich wegen eines Termins mit Ihnen in Verbindung setzen und Sie werden den behandelnden Arzt regelmäßig sehen.» «In Ordnung», sagte Tina, die sich bemühte, möglichst alles richtig zu machen.

«Sie werden wegen Blutuntersuchungen, Scans und Behandlungen oft in die Klinik kommen müssen», warnte ich sie. «Das macht nichts», antwortete Tina. Ich versicherte ihr: «Wir werden Sie gut überwachen und Sie regelmäßig über Ihre Behandlung auf dem Laufenden halten. Sie wissen doch, wie Sie uns erreichen können?», fragte ich. «Ja, ich habe alle Nummern», antwortete Tina. «Es wird nicht leicht für Sie werden, Tina, wenn Sie sich mit jeder Behandlung in der Klinik schlechter fühlen; scheuen Sie sich nicht, um Hilfe zu bitten», riet ich ihr. «Das werde ich nicht», lächelt sie, als sie sich erhob, um zu gehen. «Wir sehen uns bald und Sie können jederzeit anrufen», wiederholte ich, als sie ging.

Die Situation von Babette und Tina ist nicht vergleichbar, aber beide haben ähnliche Fähigkeiten genutzt. Gloria ging es darum, den Anpassungsprozess an eine nicht auf Heilung abzielende Behandlung zu unterstützen. Helen hat den Prozess der gezielten Behandlung erläutert und Tina über die Unterstützungsmöglichkeiten während der Behandlung aufgeklärt.

Am Anfang der Sitzung hat Gloria Jonas Agenda fortgesetzt und Babette erklärt, wie man ihr helfen kann, beispielsweise bei der Bekämpfung der Übelkeit. Damit hat sie deutlich gemacht, dass Gesundheitsfachleute in jedem Fall etwas für die Patienten tun können und sich auch um Babette kümmern werden. So wird verhindert, dass die Patientin am Ende der Beratung das Gefühl hat, man könne nichts mehr für sie tun. Gloria hat gezeigt, was getan werden kann, um die Patientin und ihre Betreuungspersonen zu unterstützen und ihnen das Gefühl zu vermitteln, dass die Gesundheitsfachleute sich bemühen werden, die Lebensqualität der Patientin zu verbessern und zu erhalten.

Gloria hat durch ihre Worte und ihr Schweigen ihr Wohlwollen bewiesen; die Patientin und ihre Söhne hatten die Möglichkeit, ihre Prioritäten zu setzen und Fragen zu stellen. Am Ende der Sitzung wussten sie, welche Fachpersonen sie unterstützen werden und waren über deren Aufgaben informiert. Gloria hat eingeräumt, dass die Familie viele verwirrende Informationen zu verkraften hatte und sie aufgefordert, sie zu kontaktieren, falls sich weitere Fragen ergeben sollten. Die direkte Frage «Wie fühlen Sie sich?» mag deplatziert erscheinen, aber sie hilft den Patienten, sich auf ihre Emotionen und Fragen zu konzentrieren und dafür sind sie dankbar. Die Frage zeigt, dass die Gesundheitsfachleute an ihren Gedanken und Gefühlen interessiert sind und fokussiert die Patienten auf ihre wichtigsten Probleme, und diese verändern sich immer. Gloria ist auf die Symptome der Patientin eingegangen und hat damit bewiesen, dass sie gut zugehört und sich gemerkt hat, was Babette belastet. Dabei hat sie der Familie Einblick in ihre Rolle gegeben und einen klinischen Management- und Unterstützungsprozess in Gang gesetzt, der für Babette und ihre Söhne wichtig ist. Es überrascht vielleicht, dass Gloria sagt «Es tut mir sehr leid» und so ihrer menschlichen Seite Ausdruck verleiht. Es tut mir leid sagt man oft, wenn man sich auf seine Verantwortung beruft, aber Glorias Äußerung «Es tut mir sehr leid, was Ihnen passiert ist» ist eine ernst gemeinte, hilfreiche und mitfühlende Bestätigung, die sich auf die Erbarmungslosigkeit der Situation bezieht. Am Ende der Sitzung fühlten Babette und ihre Söhne sich verstanden und unterstützt und wussten genau, wer sie wie unterstützen würde.

Helen hat sich aus gutem Grund für eine instruktive Reaktion entschieden. Auch wenn Beratung oft patienten- beziehungsweise klientenzentriert ist, brauchen die Patienten und ihre Betreuungspersonen manchmal klare Instruktionen von Experten, um ihre Situation und die fremden Systeme verstehen zu können. Genau wie Gloria hat auch Helen dafür gesorgt, dass ihre Patientin über das weitere Vorgehen informiert ist und sie hat versucht, Tracy auf den Behandlungsplan vorzubereiten. Für die Patienten sind solche Situationen meistens neu und die häufigen Krankenhausbesuche können ihre Energie und Stimmung stark beeinträchtigen. Es war wichtig, dass Helen Tina darauf vorbereitet und ihr geraten hat, sich Ruhe zu gönnen und anzurufen, wenn sie Hilfe braucht. Die Reaktion der Patienten, die eine gezielte Krebsbehandlung bekommen, muss überwacht werden. Häufig erfolgt eine Wiederholung des Stagings mit neuen Scans. Helen hat Tina über den Managementprozess und die bevorstehenden Untersuchungen informiert. Oft warten auf die Patienten und ihre Betreuungspersonen viele ambulante Termine. Auch wenn sie sich in der Regel daran gewöhnen und sie zu schätzen wissen, war es wichtig, dass Helen offen und ehrlich auf die damit zusammenhängenden Probleme aufmerksam gemacht hat.

In diesen durchaus unterschiedlichen Situationen haben zwei Gesundheitsfachleute die Patientinnen durch ihr offenes, entgegenkommendes und verständnisvolles Verhalten unterstützt. Am Ende der Sitzung kannten beide Patientinnen ihren Behandlungsplan, wussten, wer an ihrer Behandlung beteiligt sein würde und waren über deren Rollen informiert. Mit jeder Patientin wurde ein Vertrag über die anstehende Behandlung vereinbart und beide wurden aufgefordert, sich bei Bedarf an das zuständige Personal zu wenden.

Es ist sehr wichtig, dass die Patienten von verschiedenen Gesundheitsfachleuten unterstützt werden. Die Ärzte sind definitiv sehr beschäftigt, arbeiten in stark frequentierten Kliniken und haben daher wenig Zeit. Aber es stimmt nicht, dass Ärzte sich nicht für die Gefühle der Patienten interessieren und sie nicht unterstützen wollen. Häufig sind es die Patienten, die während der zahlreichen Folgetermine den Verlauf der Beratung bestimmen und darauf achten, dass der Arzt nicht vom Thema Behandlungsplan abschweift. Oft versuchen sie, den Arzt zu überzeugen, dass sie stark genug für die Fortführung der Behandlung sind und wollen verhindern, den Arzt durch ein Gespräch über ihre Gefühle abzulenken. Die meisten ziehen es vor, mit Gesundheitsfachleuten, die mit dem Arzt zusammenarbeiten, über ihre Gefühle zu sprechen. In der Phase, in der die gezielte Behandlung stattfindet, funktioniert diese Strategie gut, aber das kann sich ändern, wenn die Behandlung nicht die erwartete Wirkung zeigt.

Tipp:

Darauf zu warten, dass Gefühle geäußert werden, bedeutet einen Verzicht auf die Chance, Probleme anzusprechen – versuchen Sie, das Thema frühzeitig zur Sprache zu bringen.

7. Die Auswirkungen einer schweren Krankheit

Ungewissheit ist für die Psyche am schwersten zu ertragen.

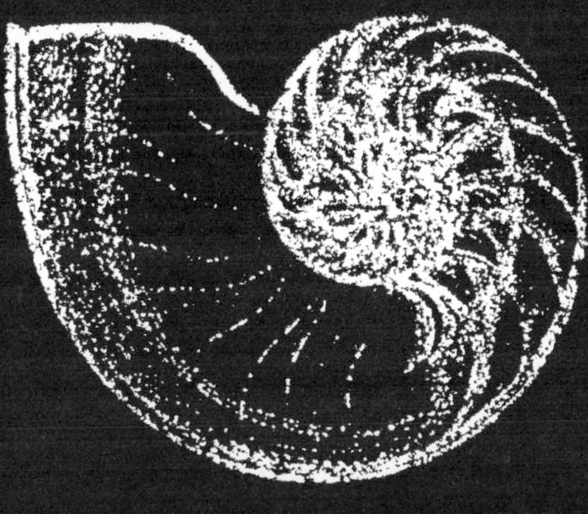

Veränderungen können Stress verursachen und negative Veränderungen können sich geradezu katastrophal auswirken. Wenn die Patienten erfahren, dass die Behandlung nicht die erwartete Wirkung gezeigt hat oder die Situation viel schlimmer ist, als ursprünglich angenommen, dann verlieren sie und alle die, ihnen nahe stehen, den Boden unter den Füßen. Alles ist anders. Für den Patienten und seine Familie kommt diese Veränderung meistens sehr plötzlich. Wenn dem Patienten bewusst wird, dass seine Krankheit ihn ernsthaft bedroht, dann verändert sich oft auch sein Kommunikationsstil. Es beginnt ein Anpassungsprozess, den Gesundheitsfachleute wahrnehmen können, die zuhören und beobachten, wie der Patient die oft niederschmetternde Information verarbeitet.

Fallbeispiel: *Annes Geschichte*

Ich machte mir Sorgen um Arthur, es schien ihm in letzter Zeit nicht gut zu gehen und er wurde zunehmend kurzatmig. Arthur hatte einen Termin beim Onkologen, der seine Behandlung überprüfen sollte. Ich hielt mich in der Nähe auf, um ihn nach dem Gespräch abzupassen. Ich traf ihn auf dem Flur, wo er den Mitarbeitern zum Abschied zuwinkte; er begrüßte mich herzlich wie immer. «Hallo Anne, gute Nachrichten! Der Krebs macht Fortschritte und Sie haben die Behandlung eingestellt, ich muss nur noch herkommen, wenn ich Probleme mit dem Atmen habe. Eine gute Nachricht, oder nicht?»

Ich hatte damit schon gerechnet. Arthur war nach zwei Chemotherapien erneut geröntgt worden und hatte heute die Ergebnisse erfahren. Die Nachricht war alles andere als gut, aber Worte können falsch verstanden werden und so ist es zu erklären, dass Arthur überhaupt nicht begriffen hatte, was ihm mitgeteilt wurde. Der radiologische Nachweis eines Krebswachstums ist eine schlechte Nachricht. Die Behandlung wurde eingestellt, weil sie keine Wirkung zeigte und der Krebs unter der Behandlung weiter gewachsen war. Es hatte keinen Sinn mehr, stark frequentierte Krebskliniken aufzusuchen. Arthur bekam den freundlichen und wohlmeinenden medizinischen Rat, sein Leben zu leben und, falls seine Symptome sich verschlimmern sollten (und das würden sie sicher), in die Klinik zu kommen, wo man versuchen würde, seine Symptome mit einer Strahlentherapie und/oder einer Anpassung der Medikamente zu lindern. Das war die traurige Wahrheit und die passte ganz und gar nicht zu dem fröhlichen Gesicht meines Patienten. Arthur war keineswegs unrealistisch (was hin und wieder passiert), er hatte schlicht nicht verstanden, was ihm mitgeteilt worden war. Ich kannte Arthur und seine Präferenzen in puncto Kommunikation. Als ich ihn kennenlernte hatte er mir gesagt, er sei ein Mann der klaren Worte und habe keine Angst vor dem Tod.

Ich führte ihn in ein freies Sprechzimmer und erklärte ihm ohne Umschweife, dass Fortschreiten im Zusammenhang mit Krebs keine gute Nachricht ist. Ich schwieg, während er überlegte. Dann sagte ich, dass fortschreiten weiter wachsen heißt. «Natürlich», sagte er, als die Erklärung angekommen war. «Und sie haben die Behandlung eingestellt, weil sie nicht gewirkt hat?» Ich nickte und hielt seine Hand, als er langsam den Kopf schüttelte. «Wie geht es denn jetzt weiter, Anne?» fragte er. Es war leicht, mit Arthur zu reden; es wäre sehr viel schwieriger gewesen, dieses Gespräch mit jemandem zu führen, der nicht Arthurs Persönlichkeit und Einstellung hatte. Sie sollten sich jetzt ausruhen, Arthur», antwortete ich. «Freuen Sie sich, dass Sie die Behandlung nicht mehr ertragen müssen. Ohne sie wird es Ihnen viel besser gehen. Sie hat Ihnen mehr geschadet als genützt und es macht keinen Sinn, den Körper mit toxischen Substanzen vollzupumpen, die ohnehin nicht wirken. Der Arzt hat Recht, und wenn Sie Schwierigkeiten mit dem Atmen haben, können wir viel tun, um Ihnen zu helfen. Sie befinden sich in guten Händen. Wir werden gut auf Sie aufpassen und Sie haben die Gewissheit, dass wir Ihnen helfen, wenn es nötig ist.» «Das weiß ich, Anne, alle hier sind großartig», sagte Arthur lächelnd. «Man hat mich gleich zu Anfang gewarnt, dass dieser Krebs tückisch ist, ich wusste, dass sie ihn nicht heilen können. Es ist gut, keine Chemo mehr zu bekommen, sie hat mich wirklich fertig gemacht. Also, nach vorne schauen, wie man so sagt, es ist gut, dass Sie mich informiert haben, ich hätte meiner Familie sonst glatt etwas Falsches erzählt! Keine Sorge, meine Liebe, danke nochmals, dass Sie für mich da waren.» «Arthur, Sie können mich jederzeit anrufen und sagen Sie das auch Ihrer Familie» sagte ich. «Wenn sie mich anrufen und etwas fragen möchten, können sie das gerne tun. Ich werde Sie in einigen Tagen sowieso anrufen und bis dahin auf Wiedersehen.»

Arthur rief den Mitarbeitern auf Wiedersehen zu und ging. Ich klopfte an die Tür des Arztes, der mit Arthur gesprochen hatte. Als Gesundheitsexpertin weiß ich, dass wir uns große Mühe geben, alles richtig zu machen und wie viel Wert der Arzt der Klinik auf Standards legt, wenn es um Behandlung und Kommunikation geht. Ich erzählte ihm Arthurs Geschichte von vorne bis hinten. An diesem Tag haben wir alle viel gelernt und jedes Mal, wenn wir etwas lernen, verbessern wir unsere Praxis und das ist gut so.

Annes Geschichte hätte überall passieren können. Gesundheitsfachleute haben ihre eigene Sprache. Sie ist ihre Komfortzone. Hier zeigt sich, welche Rolle der Kontext spielt. Fortschritt im Zusammenhang mit Krebs bedeutet Wachstum;

die Tatsache, dass der Krebs fortschreitet, ist ein schlechtes Zeichen, aber es ist nachvollziehbar, dass Arthur diese klare Aussage so missverstanden hat. Für Arthur war selbst die Einstellung der Behandlung ein gutes Zeichen.

Annes Verhalten war auf Arthur abgestimmt, den sie gut kannte. Sie hat ihn freundlich, aber offen und ohne Umschweife informiert. Sie war in der Lage, die Mitteilung des Arztes zu erläutern, ohne ihn in ein schlechtes Licht zu rücken, denn das hätte Arthur nichts genützt. Es hat ein Missverständnis gegeben, aus dem alle gelernt haben. Von einer misslungenen Kommunikation zu sprechen, wäre nicht fair, aber man hätte es sicher besser machen können. Das wird auch der Arzt sofort eingesehen haben, als Anne ihm die Geschichte erzählt hat. Offenbar haben seine Stimme und seine Körpersprache nicht mit dem Inhalt seiner Worte übereingestimmt; er hat vielleicht nicht geschwiegen, um zu überprüfen, ob der Patient ihn verstanden hat. Anne hat ihren Kollegen nicht kritisiert. Da Arthur der Meinung war, alles richtig verstanden zu haben, hat er natürlich keine Fragen gestellt, weshalb der Arzt es wiederum nicht für nötig hielt, das Ergebnis der Röntgenuntersuchung erneut zu erklären.

Es war sehr wichtig, dass Anne sofort auf die positiven Aspekte eingegangen ist, darauf, was getan werden kann und getan werden wird. Wenn die Behandlung eingestellt wird oder die Prognose sich negativ verändert, fühlen die Patienten sich manchmal im Stich gelassen. Sie sind regelmäßig zu Behandlungen und Beratungsgesprächen in die Klinik gekommen, manchmal sogar über einen langen Zeitraum. Dass sie Vertrauen zu den Krankenhausbesuchen und Beziehungen zu den Mitarbeitern entwickelt haben, ist daher nachvollziehbar. Wenn sie dann erfahren, dass die Krankenhausbesuche nun nicht mehr nötig sind, reagieren sie mit Verwirrung und Angst. Was spezialisierten Gesundheitsexperten absolut logisch erscheint, ruft bei Patienten Bestürzung hervor. Anne hat Arthur versichert, dass er und seine Familie jederzeit unterstützt werden. Sie hat darauf hingewiesen, dass er von der Einstellung der toxischen Behandlung auf zweifache Weise profitiert: sein Körper kann sich ausruhen und erholen und er kann sein Leben leben, ohne auf Krankenhaustermine Rücksicht nehmen zu müssen. Dank ihrer langen Beziehung wusste Anne, wie sie mit Arthur kommunizieren musste und Arthur war ein angenehmer Gesprächspartner.

Jeder Mensch ist anders und deshalb sollen auch andere Reaktionen beschrieben werden, die möglich sind, wenn Patienten von der Einstellung ihrer Behandlung erfahren. Viele Patienten fühlen sich im Stich gelassen, wenn sie keine Termine mehr haben und/oder ihre Behandlung eingestellt wird. Arztbesuche wirken auf viele Patienten beruhigend und verbessern ihr Wohlbefinden. Sie fragen in solchen Situationen meistens: «Wie soll ich ohne Scans und Termine denn wissen, wie sich der Krebs verhält?» Oder auch «Heißt das, ich bin jetzt auf mich allein gestellt?» Patienten und ihre Familien sind oft sehr beunruhigt, und dies umso mehr, wenn die Krankenhausbesuche reduziert werden. Ihre Angst kann manchmal sogar in Wut umschlagen. Gesundheitsfachleute sollten dies anerkennen und die Auswirkungen ihrer Entscheidungen rechtzeitig thematisieren und den Patienten die Gründe für ihre Entscheidungen nennen.

Für die Patienten und ihre Familien ist es sehr schwer zu verstehen, dass Ärzte auf Scans verzichten, wenn die Behandlungsmöglichkeiten ausgeschöpft sind. Diese teuren Untersuchungen dienen der Diagnose und Behandlungsplanung. Treten bei einem Patienten neue Symptome auf, die auf ein weiteres, behandelbares Problem hindeuten – etwa Rückenschmerzen, die ein Hinweis auf eine Rückenmarkskompression sein können oder die Entwicklung einer Aszites, die mit einer Drainage behandelt werden kann (um nur zwei Beispiele zu nennen) – werden weitere Untersuchungen durchgeführt, aber die Routineuntersuchungen zur Kontrolle der Reaktion auf die Behandlung, die jetzt eingestellt wurde, sind nicht mehr nötig und wären überdies nutzlos.

Es braucht manchmal Zeit und geduldige Aufklärung, bis der Patient und seine Familie diese Entscheidung akzeptieren. So ein Gespräch gestaltet sich oft schwierig und die Patienten sind danach oft ziemlich aufgewühlt. Aber dieser emotionale Aufruhr ist ein deutliches Zeichen, dass die Information gehört und verstanden wurde. Es braucht Zeit, um negative Informationen zu verarbeiten und Gefühlsausbrüche sind oft der Beginn des Verarbeitungsprozesses. Die Patienten können sich nur sehr schwer vorstellen, dass sie von den Gesundheitsfachleuten noch unterstützt werden, wenn sie nicht mehr in die Klinik kommen. Vielleicht sind ihnen die Netzwerke und Gesundheitsfachleute unbekannt, vielleicht nicht; aber sie werden ihre Einstellung verändern, um die Anpassung an die veränderte Situation zu ermöglichen.

Dies ist oft die Zeit, wenn spezialisierte Pflegefachpersonen der Palliativpflege eingeschaltet werden, etwa wenn eine Patientin über längere Zeit von einer bestimmten Gesundheitsexpertin, beispielsweise einer spezialisierten Pflegefachperson für Brustpflege, betreut wurde und nun die Erfahrung einer anderen Gesundheitsexpertin, beispielsweise einer spezialisierten Pflegefachperson Palliativpflege, braucht. Man muss geschickt vorgehen, wenn man Patienten neue Personen präsentieren will. Es ist wichtig, ihnen eine plausible Erklärung dafür zu geben und ihnen klarzumachen, dass dies in ihrem Interesse geschieht. Spezialisten haben fundierte Kenntnisse, weil sie sich auf ein Gebiet spezialisiert haben, in dem sie ihre Kenntnisse in die Praxis umsetzen. Die Patienten können (mit entsprechender Unterstützung) dieses Konzept auf andere Lebensbereiche übertragen, aber sie haben eben keine emotionale Bindung an einen Mechaniker oder Installateur und betrachten neue Gesundheitsfachleute zunächst als einen weiteren Verlust.

Das in den vorigen Kapiteln beschriebene Verhalten bei der Vorstellung und beim Assessment ist wichtig. Wenn Gesundheitsfachleute in einer schwierigen Zeit eine therapeutische Beziehung aufbauen, werden sich der Patient und seine Familie schnell auf die neue Beziehung einstellen und das Positive darin sehen. Anfangs können sie nicht einschätzen, über welche Kenntnisse die Gesundheitsfachleute aufgrund ihrer Erfahrung verfügen. Es braucht Zeit, Wohlwollen und Aufklärung, bis die Patienten und ihre Familien sich an neue Personen gewöhnen und sich bei ihnen gut aufgehoben fühlen. Der rechtzeitige Transfer relevanter klinischer Informationen zwischen den Gesundheitsfachleuten ist in diesem Zusammenhang von entscheidender Bedeutung, denn die unterschiedlichen Gesundheitsfachleute arbeiten häufig Seite an Seite. Ihre speziellen Fähigkeiten und Kenntnisse werden gebraucht und oft ist es der Patient selbst, der sich noch zu Lebzeiten einen bestimmten Gesundheitsexperten als wichtigsten Ansprechpartner aussucht. Es spielt keine Rolle, wen der Patient zuerst anruft, solange die Gesundheitsfachleute bei dessen Pflege gut zusammenarbeiten. Respektvoller Umgang miteinander, gesunder Menschenverstand und effiziente Kommunikation helfen oft, Probleme zu verhindern. Patienten sind nicht das Eigentum eines bestimmten Gesundheitsexperten; Engstirnigkeit ist kontraproduktiv für die Pflege des Patienten.

Spezialisierte Pflegefachpersonen sind auch für die Pflege von Patienten mit nicht malignen Krankheiten zuständig. An dieser Stelle soll auf die besonderen Schwierigkeiten der Gesundheitsfachleute hingewiesen werden, die beispielsweise Patienten mit einer chronisch obstruktiven Lungenerkrankung oder Herzinsuffizienz betreuen. Chronisch obstruktive Lungenerkrankung ist der Oberbegriff für eine Gruppe von Lungenkrankheiten, zu denen chronische Bronchitis, Emphysem und Erkrankungen der oberen Atemwege gehören. Lungenschäden, die über längere Zeit bestehen, behindern den Atemstrom in die und aus der Lunge und verursachen Atemnot. Die chronisch obstruktive Lungenerkrankung steht sowohl im Vereinigten Königreich als auch weltweit an fünfter Stelle auf der Liste der Krankheiten mit tödlichem Verlauf (National Statistics). Schätzungen zufolge sterben an dieser Krankheit weltweit jede Stunde mehr als 250 Menschen (WHO 2002).

Herzinsuffizienz ist im Vereinigten Königreich der Grund für mindestens 5 Prozent der Krankenhauseinweisungen. Bis zu 16 Prozent der Patienten werden innerhalb von sechs Monaten nach der Ersteinweisung erneut eingewiesen. Die Prognose ist im Allgemeinen schlecht; über einen Zeitraum von fünf Jahren betrachtet liegt die Mortalität zwischen 26–75 Prozent.

Für Patienten mit akutem Lungenödem sieht die Prognose noch düsterer aus; die Überlebensraten sind abhängig vom Schweregrad der Erkrankungen. Bei Patienten mit kardiogenem Schock (Hypotonie mit systolischem Blutdruck <90 mmHg, Oligurie und geringer Herzleistung) liegt die Krankenhausmortalität sogar bei 90 Prozent.

Der Begriff «Herzinsuffizienz» klingt so schwerwiegend, dass lieber andere Begriffe wie «Beeinträchtigung» oder «Schädigung» verwendet werden. Dabei besteht jedoch die Gefahr, dass manche Patienten sich nicht ernst genommen fühlen und man wird automatisch an Zeiten erinnert, als das Wort «Krebs» in Gesprächen mit Patienten vermieden wurde. Die Aussage, das Herz arbeitet nicht so wie es sollte, verstehen fast alle Patienten und sie ist eine gute Ausgangsbasis für weitere Informationen, wenn sie denn gewünscht werden. Auch hier gilt: Schätzen Sie den Patienten ein und stimmen Sie Ihre Kommunikation darauf ab. Eine schlechte Prognose geht immer einher mit unheilbaren Krankheiten und diese sind stets ein Grund für offene, hilfreiche Gespräche zum Zeitpunkt der Diagnose. Die Gespräche nützen allen Beteiligten und helfen, den mit späteren Diskussionen verbundenen Stress zu reduzieren oder zu verhindern. Das Thema frühzeitige Pflegeplanung wird daher weiter hinten im Buch ausführlicher behandelt.

Nicht maligne Krankheiten wie chronisch obstruktive Lungenerkrankungen und chronische Herzerkrankungen haben einen anderen Verlauf als Krebs; typisch für diese Patientengruppe sind wiederholte Krankenhausaufenthalte und häufige Verschlimmerungen, die einer intensiven Behandlung bedürfen. Dies führt unweigerlich zu vielen schwierigen Diskussionen und Entscheidungen zwischen Gesundheitsfachleuten, dem Patienten und seiner Familie. Das macht es für den Patienten und seine Familie (und selbst für die Ärzte) viel schwerer zu akzeptieren, dass die Krankheit des Patienten das Endstadium erreicht hat. Es wurde so viel getan, um seine Lebensqualität zu erhalten und durch die vielen Krankenhausaufenthalte hat sich sein Zustand stets so verbessert, dass der Patient und seine Familie nicht an die Unwirksamkeit dieser Maßnahmen glauben können.

Es ist ratsam, in Gesprächen über die Pflege in der Lebensendphase den Oberbegriff «fortgeschrittene Krankheit» zu verwenden, um dem Patienten und seiner Familie die Anpassung an die notwendige Verlagerung des Pflegeschwerpunktes zu erleichtern. Aber die Verlagerung des Pflegeschwerpunkts ist unumgänglich und deshalb sind offene und wohlwollende Gespräche für alle beteiligten Gesundheitsfachleute oberstes Gebot. In diesen Gesprächen muss auch über Strategien für die zukünftige Pflege gesprochen werden. Die nächste Verschlimmerung der Krankheit muss vielleicht schon anders behandelt werden, um die Lebensqualität des Patienten zu optimieren. Es kann sein, dass die spezialisierten Gesundheitsfachleute und sogar der Patient zu dem Schluss kommen, dass wiederholte Krankenhausaufenthalte nicht mehr im Interesse des Patienten sind. Die Gesundheitsfachleute in der Gemeinde und spezialisierte Pflegefachpersonen können dem Patienten durch Betreuung in der häuslichen Umgebung einen Krankenhausaufenthalt ersparen und so verhindern, dass er sich mit Krankenhauskeimen infiziert oder an einem Ort stirbt, den er nicht ausgewählt hat. Der Patient sollte immer wieder aufgefordert werden, sein Leben so lange wie möglich in vollem Umfang zu genießen, jedoch ohne die Wahrheit über seine Situation und seine Krankheit zu beschönigen. Schreitet die Krankheit dieser Patienten weiter voran und treten immer häufiger Verschlimmerungen ihres Zustands auf, ist ihr Lebensende leider absehbar. Offene Gespräche helfen den Patienten, ihre Wünsche und Prioritäten zu äußern und geben ihren Familien die Chance, angesichts dieser Tatsache ihr Verhalten und ihre Einstellung anzupassen oder zu verändern.

Fallbeispiel: *Bettys Geschichte*

Nachdem Ted gestorben war, sagte mir die Pflegeperson, sie hätte mir nicht die volle Wahrheit gesagt, weil sie nicht wollte, dass ich mir ständig Sorgen um Ted mache und Angst habe, dass er keine Luft bekommt. Aber davor hatte ich ohnehin die ganze Zeit Angst. Dass sie mir die Wahrheit verschwiegen hat, hat mir meine Angst nicht genommen. Ich war mit ihm den ganzen Tag zusammen. Ich war diejenige, die bei ihm gesessen hat, die gesehen hat, wie er auf der Bettkante saß und versuchte, den Atem anzuhalten. Ich habe ihn immer wieder motiviert, den Mut nicht sinken zu lassen und nicht aufzugeben. Hätte ich gewusst, dass er jederzeit sterben kann, hätte ich mehr Geduld mit ihm gehabt und ihn nicht gedrängt, dieses und jenes zu versuchen. Rückblickend wünsche ich mir jeden Tag, ich wäre verständnisvoller mit ihm umgegangen.

Bettys Geschichte macht deutlich, wie wichtig es ist, dass Gesundheitsfachleute über die Auswirkungen schwerer Krankheiten informieren. Gesundheitsfachleute sind verpflichtet, die Patienten und deren Betreuungspersonen aufzuklären, ihnen in verständlicher Form die Wahrheit zu sagen und sie darauf hinzuweisen, dass Gesundheitsfachleute aufgrund ihrer Erfahrung über Fähigkeiten und Kenntnisse verfügen, die der Patient und seine Betreuungsperson nicht haben, von denen sie aber profitieren können. Gesundheitsfachleute wissen auch, dass die Trauerphase oft mit viel Stress verbunden ist. Schuldgefühle können vermieden oder verringert werden, wenn die Gesundheitsfachleute den Familien rechtzeitig die Wahrheit sagen. Dies beeinflusst den Trauerprozess entscheidend. Niemand sollte das Gefühl haben, über den Ernst der Situation nicht informiert worden zu sein. Gesundheitsfachleute haben die Pflicht, behutsam aufzuklären. Wenn der Patient «neue» Informationen bekommt, kann er seine Erwartungen bezüglich der Zukunft anpassen und die Hinzuziehung anderer Gesundheitsfachleute sowie die Veränderung der Pflege eher akzeptieren. «Wenn Ihre Probleme sich verändern, wird Ihre Behandlung und Pflege entsprechend angepasst» – dieser beruhigende Satz bereitet den Patienten und seine Familie auf den dynamischen Charakter der Krankheit vor und hilft ihnen, die häufigen Änderungen der Medikation und Pflege zu verstehen und zu akzeptieren. Gesundheitsfachleute wissen, dass die Symptome sich kontinuierlich verändern und die Medikation zur Linderung der Symptome entsprechend angepasst werden muss, aber der Patient und seine Familie wissen es nicht und erwarten Erklärungen und Informationen.

Wenn die Krankheit weiter fortschreitet und die Situation des Patienten und seiner Familie belastet, verändern sich oft viele Bereiche ihres Lebens. Es kann sein, dass berufliche Aufgaben und Arbeitszeiten angepasst werden müssen und der Patient und/oder seine Familie Anspruch auf mehr finanzielle Unterstützung hat. Die an der Pflege des Patienten beteiligten Gesundheitsfachleute können bei der Beantragung finanzieller Leistungen helfen oder Fachleute benennen, die in diesen wirklich wichtigen Dingen beraten können. Auch wenn es unangemessen erscheint, in einer Situation, in der sich der Gesundheitszustand kontinuierlich verschlechtert, über finanzielle Dinge nachzudenken, ist die regelmäßige Aufbesserung der familiären Finanzen doch sehr wichtig. Geldsorgen können eine Familie stark belasten, und da es zu den Aufgaben der Gesundheitsfachleute gehört, ihre Patienten vor Stress zu bewahren, ist Unterstützung in diesem Bereich immer hoch willkommen.

Offene Gespräche über Veränderungen zu führen, die die Rolle des Patienten und seiner Betreuungsperson betreffen, kann eine heikle, aber auch sehr lohnende Aufgabe sein; Letzteres, wenn man erlebt, dass die Patienten und ihre Familien ihre Einstellung und ihr Verhalten in einer Weise verändern, dass ihr Wohlbefinden verbessert und Stress verringert wird. Man muss eine starke Persönlichkeit sein, um sich selbst, sein Leben und seine Zukunft neu zu definieren. Diese anstrengende Arbeit kann durch offene und verständliche Gespräche erleichtert werden.

Fallbeispiel: *Gretas Geschichte*

Ich hatte eine Schwäche für Jo. Ich war seit ihrer Diagnose vor zwei Jahren ihre spezialisierte Pflegefachperson. Jo war wieder im Krankenhaus. Die Folgeerkrankung ihres Darmkrebses verursachte Probleme und musste stationär abgeklärt werden. Jo war stets guten Mutes und fröhlich; sie kannte das Stationspersonal gut und war gewillt, die Krankenhausstation für eine Weile als ihr Zuhause zu betrachten. Jo war erst 43 Jahre und hatte als allein erziehende Mutter ein enges Verhältnis zu ihren Söhnen im Teenageralter. Ihre letzte Beziehung war nicht das, was sie sich erhofft hatte, aber Jo wäre nicht Jo, wenn sie nicht immer noch in Bezug auf viele Dinge Hoffnung gehabt hätte. Jo hatte bereits einen Kolostomiebeutel und einen Katheter und nun erfuhr sie auch noch, ein Nephrostomie-Tubus müsse eingeführt werden, um eine Niere zu drainieren, die nicht arbeitete.

Ich ging in Jos Zimmer, zog einen Stuhl heran, nahm ihre Hand und wartete ab, worüber sie sprechen wollte. Sie schaute mir in die Augen und sagte: «Greta, ich werde nie wieder Sex haben» und weinte heftig. Wir saßen da und schwiegen, während sie um den Verlust ihrer Sexualität weinte. Sie war sehr schön, ein richtiges Energiebündel, eine fantastisch aussehende Frau, die, wie alle Menschen, berührt und geschätzt werden, sexuell attraktiv sein und, vor allem, geliebt werden wollte. Ich konnte ihr nicht widersprechen. Da sie keine liebevolle und stabile Beziehung hatte, stimmte es wohl, dass sie wahrscheinlich nie wieder Sex haben würde. Ich konnte ihr am besten helfen, wenn ich den Schmerz dieser Erkenntnis anerkannte und ihr die Möglichkeit gab, ihre Gefühle zu äußern. Ich fühlte mich geehrt, dass sie sich bei mir ausweinte und überlegte, dass ein Gespräch mit ihrer Familie über dieses Thema schwierig gewesen wäre. Ihr war klar, dass ihre Angehörigen dies als ihr geringstes Probleme betrachtet hätten, zumal ihr eine weitere Chemotherapie und die Einführung eines Nephrostomie-Tubus bevorstanden, aber an diesem Tag war es Jos größtes Problem. Sie wollte nur darüber mit mir sprechen und es war auch der Grund, weshalb sie den ganzen Tag weinte. Ich weiß noch, dass ich zu ihr sagte «Es ist okay, darum zu weinen, es ist wirklich ein großer Verlust.» Ich versuchte mir vorzustellen, was ich empfunden hätte und kam zu dem Schluss, dass ich genauso reagiert hätte. Ich würde auch nicht mit meinen Eltern, meinem Bruder oder meinen Söhnen im Teenageralter darüber sprechen wollen. Es war ein wirklich großes Problem und Jos Äußerungen und Tränen an jenem Tag lehrten mich mehr als alles, was ich je gelesen hatte. Jetzt frage ich mich immer, welche Auswirkungen eine schwere Krankheit auf die Sexualität hat. Trotz aller Entscheidungen und Arbeit in der klinischen Praxis ist dank Jo dieser menschliche Aspekt immer «auf meinem Radar».

Eine schwere Krankheit kann das Aussehen und die Wahrnehmung eines Patienten sowohl emotional als auch körperlich verändern. Nach der Diagnose müssen sich viele Patientinnen und Patienten einem chirurgischen Eingriff, einer Chemotherapie und/oder einer Strahlentherapie unterziehen, was zum Verlust eines Körperteils, der Haare und des Selbstwertgefühls führen kann. Auf der körperlichen Ebene fordern solche Behandlungen manchmal einen hohen Preis; die Folge sind oft Angst, Depressionen und Erschöpfung, die schwer in den Griff zu bekommen sind. Obwohl Gesundheitsfachleute dem Thema Sexualität heute mehr Aufmerksamkeit schenken, bekommen viele Patienten während der Dauer der Behandlung oder der Krankheit diesbezüglich immer noch wenige oder gar keine Informationen, vielleicht nicht einmal die Gelegenheit, wichtige Fragen zu stellen. Wird das Thema Sexualität nicht angesprochen oder werden die Fragen der Patienten ausweichend beantwortet, haben sie den Eindruck, ihre Sorgen und Fragen seien dumm, unwichtig oder unangemessen. Wir dürfen es nicht zulassen, dass Patienten auf diese Weise davon abgehalten werden, Fragen zu stellen und sich um eine entsprechende Behandlung zu bemühen beziehungsweise um ihren einschneidenden Verlust zu trauern. Die Patienten müssen an zuständige Fachleute, beispielsweise Gynäkologen, Sexualberater oder Urologen, überwiesen werden oder eine angemessene Behandlung bekommen, Männer beispielsweise Medikamente gegen Erektionsstörungen. Das medizinische Personal ist für eine solche Lösung immer offen, vorausgesetzt es spricht aus medizinischer Sicht nichts dagegen.

Da es vielen Patienten wichtig ist, dass der Arzt nicht vom Thema Behandlungsplan abschweift, sprechen sie dieses Problem in der Beratung nicht gerne an. Oft sind es wohlwollende spezialisierte Gesundheitsfachleute (Pflegende oder Gesundheitsfachleute aus ähnlichen Bereichen), die erkennen, dass dieses Problem für den Patienten eine große Belastung ist oder die von den Patienten direkt um Hilfe gebeten werden. Manche Patienten machen sich keine Gedanken um ihre Sexualität, aber falls doch, müssen die Gesundheitsfachleute sich beim Assessment und im Gespräch einfühlsam und klug verhalten.

Wenn die Krankheit fortschreitet, verändern sich die damit verbundenen Probleme und die Lösungsansätze. In der Palliativpflege kommt unweigerlich der Zeitpunkt, wenn die Patienten und ihre Betreuungspersonen mit der Prognose einer kurzen Lebensdauer konfrontiert werden.

Tipp:

Wenn es um das Thema Krankheitsverlauf geht, sollten Sie stets auf die positive Wirkung der Medikation und der pflegerischen Unterstützung hinweisen. «Davon werde ich nicht wieder gesund, richtig?» – Nein, aber wir werden in jedem Fall unser Bestes tun, damit es Ihnen möglichst lange gut geht.

7.1 Literatur

Cowie, M. R., Mosterd, A. & Wood, D. A. *(1997).* The epidemiology of heart failure. *Eur Heart J, 18*(2): 208–225.

National Statistics. (2013). *Health Statistics Quarterly 30.* Available from https://data.gov.uk/dataset/900f703f-a893-4b5a-a0c8-17d49b2fb5cf/health-statistics-quarterly

World Health Organization. (2002). *The World Health Report 2002. Reducing risks, promoting healthy life.* Geneva: World Health Organization.

8. Die Bestätigung einer schlechten Prognose

Das Unannehmbare akzeptieren …
Das Ende der Suche nach einer Lösung.

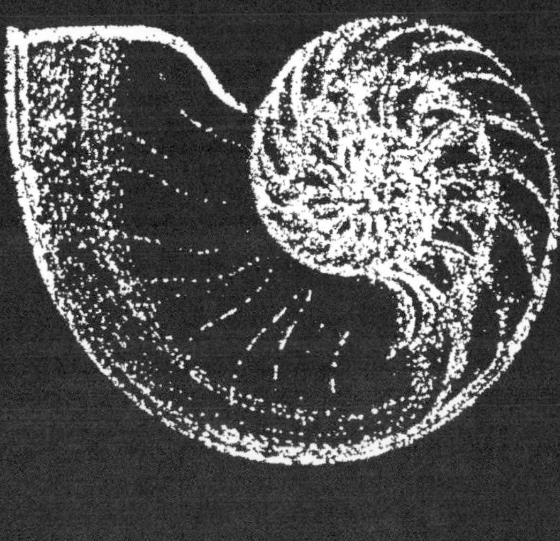

Es liegt in der Natur des Menschen, nicht aufzugeben, weder sich selbst noch seine Lieben. So etwas wie eine Krankheit des Geistes gibt es nicht. Die Mitteilung, dass eine Behandlung entweder nicht möglich ist oder dass die durchgeführte Behandlung erfolglos war, ist niederschmetternd. Häufig erfährt der Patienten dies erst, nachdem er viele Behandlungen über sich ergehen lassen, viele Nebenwirkungen ertragen und inbrünstig gehofft hat, dass er zu den Patienten in der Erfolgsstatistik gehört, von denen ihm sein Arzt vor Beginn der Behandlung berichtet hat. Oder er erfährt bei der Mitteilung der Diagnose, dass es keine wirksame Behandlung gibt und dass ihm nur noch wenig Zeit bleibt. In diesem Kapitel wird aufgezeigt, welche Gespräche Patienten und ihren Familien helfen, wenn das Undenkbare Realität wird.

Fallbeispiel: *Peters Geschichte*

Ich hatte mich an die Beratungsgespräche gewöhnt. Es ist schon erstaunlich, woran man sich gewöhnen kann! Früher hatte ich vor jeder verdammten Blutuntersuchung und vor jedem Scan Angst, aber mit der Zeit habe ich mich daran gewöhnt. Der Chirurg oder mein Onkologe hatten immer noch etwas in petto, also machte ich mir keine Gedanken. «Noch eine Chemo» – Meinetwegen. «Ich schneide ein bisschen von Ihrer Leber weg» – Wenn es denn sein muss, Sie haben mir ja auch schon ein Stückchen Lunge entfernt, nur zu! Und so machten sie immer weiter und ich auch. Drei Jahre lang bin ich durch Höhen und Tiefen gegangen und habe mich immer wieder aufgerappelt. Man muss einfach nur durchhalten.

Im Grunde wusste ich von Anfang an, dass die Aussichten schlecht waren; wohlgemerkt, sie haben es mir gesagt und glauben Sie mir, ich habe es auch gehört, laut und deutlich. Aber ich glaube, ich fühlte mich beinahe unbesiegbar, nachdem ich all die Behandlungen, die ich gut überstand und die erfolgreich waren, hinter mich gebracht hatte und es mir insgesamt gut ging. Ich gewöhnte mich an den Gedanken, dass es immer noch irgendeine Option gab. Ich ignorierte die kleine Stimme in meinem Kopf; es brachte nichts, auf sie zu hören. Ich denke das auch jetzt noch. Man muss tapfer sein und positiv denken, um es zu schaffen und seinen Körper einfach den Experten anvertrauen. Doch jetzt sagen mir die Experten: «Peter, das war's mit den Behandlungsoptionen, es besteht noch die Möglichkeit, dass Sie an einem klinischen Versuch teilnehmen, aber die Ergebnisse sind nicht gut und wir haben die Befürchtung, dass es Ihnen mehr schaden als nützen wird.» Wenn selbst mein

Onkologe keine Hoffnung mehr hat, dann habe ich auch keine mehr! Keine Chance mehr? Ich kann nur hoffen, dass ich noch einen Rest Kampfgeist habe; ich will noch möglichst lange leben. Ich habe eine Tochter, die ich zum Traualtar führen möchte und ich traue mich nicht zu fragen, ob das noch möglich ist. Mir bleibt nichts übrig, als die Situation anzunehmen. Ich kann den Gedanken nicht ertragen, dass sie mich pflegen müssen. So sehr ich das Gerede über die Hochzeit auch satt habe, ich will ihre Pläne nicht durchkreuzen. Ich weiß nicht, wann ich es Moni sagen soll, sie rechnet mit einer guten Nachricht, was ihren Brustkrebs betrifft. Es ist nicht gut, wenn Ehemann und Ehefrau denselben Onkologen haben. Kommt jetzt das endgültige Aus, der berühmte Satz «Wir können nichts mehr für Sie tun?» Ich kann es mir nicht vorstellen. Ich sehe gut aus, bin gerade aus dem Urlaub zurück und nahtlos braun. «Du siehst gut aus, Peter.» Ja, richtig! Vor diesem Gespräch hatte ich Angst und trotzdem habe ich nur den einen Gedanken, wie und wann ich es meiner Familie sagen soll. Mir ist ganz komisch zumute, verdammt viel für mich zu verkraften.

Peters Geschichte beschreibt die Emotionen und Gedanken von Patienten, denen mitgeteilt wurde, dass ihnen nicht mehr viel Zeit bleibt und sie bald an ihrer Krankheit sterben werden. Für einige ist dies mehr, als sie verkraften können, für andere eine Bestätigung ihrer Befürchtungen. Patienten, die sehr unter ihren Symptomen zu leiden haben, nehmen die Nachricht oft gefasster auf, aber dies ist nicht immer so. Peter fühlte sich gut; für ihn passten Symptome und Untersuchungsergebnisse nicht zusammen.

Gespräche dieser Art sind ebenso belastend wie Gespräche über die Erstdiagnose. Peter hatte eine jahrelange Reise hinter sich und war daran gewöhnt, dass es immer noch andere Therapieansätze für ihn gab. Auch wenn er zugibt, dass in seinem Kopf immer diese Befürchtung herumgeisterte, es gibt keinen geeigneten oder richtigen Zeitpunkt, der Wahrheit ins Gesicht zu sehen. Keiner möchte sterben, diese Welt verlassen. Peters erste Reaktion waren Schuldgefühle; er wollte nicht die Hochzeitsvorbereitungen durchkreuzen, sondern seine Tochter unbedingt zum Traualtar führen. Es gibt immer ein Ereignis in der Familie, dass der Patient gerne noch erleben möchte. Viele Menschen definieren sich über ihre Beziehungen und ihre Rollen innerhalb dieser Beziehungen. Der Wunsch, seine Angehörigen vor der niederschmetternd schlechten Prognose zu schützen, ist verständlich. Der behandelnde Arzt hatte Peter offenbar reinen Wein eingeschenkt. Peters Reaktion war, sich zu überlegen, was er als Nächsten tun und sagen soll.

Patienten brauchen Zeit, um das ganze Ausmaß dieser Information zu erfassen. Die Gesundheitsfachleute können später noch einmal mit Peter sprechen, wenn er seine Gedanken und Gefühle verarbeitet hat.

Um gegen die Krankheit anzukämpfen, ist Hoffnung wichtig, aber sie ist auch unverzichtbar, wenn es darum geht, eine gute Lebensqualität zu haben oder sich möglichst lange gut zu fühlen. Erreichbare Ziele zu setzen ist sinnvoll, aber dem Patienten zu versprechen oder ihm den Eindruck zu vermitteln, er könne ein unrealistisches Ziel erreichen, ist kontraproduktiv. Ehrlichkeit und Klarheit sind geeignete Mittel, Probleme dieser Art zu verhindern. Hoffnungslosigkeit ist für Menschen sehr schwer zu ertragen. Sie brauchen immer etwas, worauf sie hoffen können. Die Fähigkeit, Patienten im Lichte neuer Informationen zu bewegen, ihre Hoffnungen zu korrigieren, ist von unschätzbarem Wert. Dies bedeutet, eine angemessene und professionelle Reaktion auf Peters Geschichte ist gefragt.

Fallbeispiel: *Gespräch nach der Konsultation*

Es tut mir wirklich sehr leid Peter, was Ihnen passiert ist. Die Nachricht ist schrecklich und ich finde es richtig, dass Sie sich Zeit gelassen haben, um sie zu verarbeiten. Sie müssen jetzt sofort mit niemandem darüber sprechen. Lassen Sie sich Zeit. Es wird Ihnen leichter fallen, mit Ihrer Familie zu reden, wenn Sie selbst die Nachricht verarbeitet haben. Es wird Ihnen eine Weile schwer fallen, logisch zu denken. Sie haben bis jetzt gut mit Ihrer Krankheit gelebt und das wird wahrscheinlich auch so bleiben. Wir werden für Sie da sein und Ihnen helfen. Wir können sehr viel tun, damit es Ihnen so lange wie möglich gut geht. Wir können das an einem anderen Tag noch ausführlicher besprechen. Ohne Behandlung wird das Leben in gewisser Hinsicht einfacher sein. Sie haben Zeit, sich auszuruhen, Sie können sich um sich selbst kümmern und Dinge planen, die Ihnen wichtig sind. Wenn Sie möchten, dass ich Sie bei dem Gespräch mit Ihrer Familie unterstütze oder die Fragen Ihrer Familie beantworte, stehe ich zu Ihrer Verfügung. Wir können Ihre Krankheit zwar nicht heilen, aber da es Ihnen momentan gut geht, haben wir die Hoffnung, dass Sie und Ihre Familie noch eine gute Zeit miteinander verbringen werden. Das war ein schlimmer Tag für Sie, Peter, und ich will Sie auch nicht länger aufhalten. Haben Sie noch Fragen? Gibt es im Moment noch etwas, was ich für Sie tun kann?

Das Gespräch macht deutlich, auf welche Punkte es ankommt. Peters Gefühle und Bewältigungsstrategien werden normalisiert und bestätigt. Das hilft den Patienten sehr, denn was ihre Reaktion oder ihr Verhalten angeht, gibt es kein richtig oder falsch. Es ist eine Bestätigung ihrer Entscheidungen. Der Ausdruck «es tut mir leid» ist nicht eindeutig und wird auch benutzt, wenn es um völlig triviale Dinge geht. Manche Patienten geben Gesundheitsfachleuten, die diesen Ausdruck verwenden, die Antwort: «Es ist ja nicht Ihre Schuld». In diesem Fall hat die Gesundheitsexpertin jedoch klar gesagt, dass ihr leid tut, was Peter passiert ist. Ihre Äußerung, mit der sie ihr Mitgefühl zum Ausdruck bringt, ist dem Ernst der Situation angemessen.

Die Gesundheitsexpertin geht auf die positiven Aspekte ein und bestätigt Peter, dass er mit seiner Krankheit bislang gut gelebt hat. Der Hinweis, dass ihm dies auch in Zukunft gelingen wird, macht Peter Mut. Den Patienten bedeutet die Meinung von Gesundheitsfachleuten, die sie kennen und denen sie vertrauen, sehr viel, oft mehr, als die Gesundheitsfachleute ahnen. Der Hinweis auf ihre erfolgreiche Strategie kann die Patienten in einer für sie sehr schwierigen Zeit beflügeln und ihnen neue Kraft geben. Die Gesundheitsexpertin erwähnt die Tatsache, dass es Peter zurzeit gut geht und wertet dies als positiv für die klinische Situation: er ist frei von Symptomen und das ist immer ein gutes Zeichen!

Wichtig ist auch der Hinweis darauf, dass Peter jetzt mehr Zeit hat und Dinge tun kann, die ihm wichtig sind. Das Angebot der Gesundheitsexpertin, Peter bei dem Gespräch mit seiner Familie zu unterstützen und die Frage, ob er sonst noch etwas von ihr wissen möchte, um sicher zu sein, dass er keine Probleme hat, die es sofort zu beseitigen gilt, sind ein guter Abschluss des Gesprächs.

Natürlich ist jede Situation anders und so gibt es auch Patienten, denen es nicht gut geht. Für sie ist die Mitteilung ihrer schlechten Prognose entweder eine Bestätigung ihrer Befürchtungen oder ein Anlass, auf einer weiteren Behandlung zu bestehen, egal welche.

Die Patienten reagieren sehr unterschiedlich. Einige sind zu diesem Zeitpunkt schon sehr krank und akzeptieren bereitwillig, dass eine weitere Behandlung nutzlos ist. Dies gilt für Patienten mit malignen und nicht malignen Krankheiten gleichermaßen. Sie machen eine schwere Zeit durch und sind manchmal derartig überfordert, dass sie und ihre Familie psychologische Unterstützung brauchen, die ihnen die Möglichkeit gibt, sich mit ihren Gefühlen auseinanderzusetzen, zu weinen und um ihre Zukunft zu trauern. Wachsam zu sein und zu erkennen, ob eine Lösung vorhandener Probleme im Bereich des Möglichen liegt, ist Teil einer guten Praxis.

Fallbeispiel: *Janas Geschichte*

Es tat mir sehr leid für Tommy. Er war sichtlich überfordert, emotional und körperlich. Er hatte sich während der Behandlung Mühe gegeben, die Situation zu meistern. Es ging ihm sehr schlecht und die Belastung mit toxischen Substanzen hatte seinem geschwächten Körper stark zugesetzt. Daher war ich erleichtert, dass der behandelnde Arzt ein klärendes Gespräch mit ihm führte und die Behandlung eingestellt wurde. Tommy gehört einer Generation an, die vieles erduldet, sehr höflich und pflegeleicht ist. Als der behandelnde Arzt das Sprechzimmer verließ, konnte ich ihm ansehen, dass Tommys Dankbarkeit ihn berührt hatte. Tommy wollte niemandem zur Last fallen. «Ich sehe, wie beschäftigt Sie sind, meine Liebe, ich bin okay, bis dann», sagte er. Aber Tommy war überhaupt nicht okay, er war weit davon entfernt. Während des Beratungsgesprächs musste er ständig würgen und hatte einen Schluckauf; er wirkte schwach, gebrechlich und unsicher, regelrecht am Boden zerstört. Ich half ihm beim Hinsetzen und merkte sofort, wie erleichtert er war. Tommy brauchte jetzt spezielle Pflege, so viel war klar. Ich hielt seine Hand, bis wir Blickkontakt hatten. «Tommy, wenn Sie einverstanden sind, werde ich mit Ihrem Hausarzt und der Gemeindepflegenden sprechen. Ich glaube, es wäre gut, wenn sie bei Ihnen vorbeischauen würden. Ich sehe, dass es Ihnen schlechter geht und dass Sie mehr Unterstützung brauchen. «Ist heute jemand bei Ihnen zu Hause?», fragte ich. «Nein, meine Liebe, ist schon in Ordnung», antwortete Tommy. «Ich muss nur nach Hause und mich ausruhen. Ich will meine Tochter heute Abend nicht mehr damit belasten, ich sehe sie Morgen sowieso. Aber sprechen Sie bitte mit meinem Arzt, obwohl der sicher auch nichts tun kann.» «Doch Tommy, das kann er, wir können viel tun, um Ihnen in Ihrer Situation zu helfen. Sie dürfen nicht glauben, dass Sie auf sich allein gestellt sind», versicherte ich ihm. «Ich werde mich jetzt gleich darum kümmern, dass Sie Tabletten gegen Ihre Schwäche und Ihren Schluckauf bekommen. Ich sehe, dass es Ihnen nicht gut geht, Tommy, und wir sind schließlich da, um Ihnen zu helfen. Warten Sie hier, bis ich ein Rezept für Sie besorgt habe?» Tommy lehnte sich zurück. «Danke, meine Liebe», murmelte er.

Janas Einschätzung der Situation und ihre Interventionen haben Tommy sehr geholfen. Er fühlte sich völlig hilflos und glaubte, sich mit seinen Beschwerden abfinden zu müssen. Jana riet ihm jedoch, die Unterstützung von Experten in Anspruch zu nehmen. Nachdem sie seine Symptome wahrgenommen hatte, reagierte sie sofort und beschaffte ihm ein Rezept, um sie zu beseitigen. Diese Maßnahme hat Tommy gezeigt, dass eine Linderung seiner Symptome möglich ist und dass er sich mit neuen oder schlimmer werdenden Symptomen nicht abfinden muss. Es gibt immer wieder Patienten, auf die Gesundheitsfachleute besonders achten müssen, weil sie Hilfe in Sachen Unterstützungssysteme brauchen und ermutigt werden müssen, auf belastende Symptome hinzuweisen. Es gibt Patienten, die von sich aus viel erzählen und solche, die immer wieder gefragt werden müssen, weil sie nie klagen. Die Fähigkeit zu erkennen, in welche Kategorie ein Patient gehört, ist wichtig für alle Gesundheitsfachleute. Die Fähigkeit, die Kommunikation auf jeden Patienten individuell abzustimmen, entscheidet darüber, ob die Pflege optimal ist oder ob eine Chance verpasst wurde, einem hilfsbedürftigen Patienten zu helfen.

Und dann gibt es noch die Patienten, die trotz gegenteiliger klinischer Beratung eine Behandlung fordern. Der Gedanke, nicht alles ausprobiert zu haben, ist zu schwer zu ertragen; solche Patienten sind bereit, alles zu versuchen und riskieren eher, an den toxischen Substanzen zu sterben, als sich mit der Situation abzufinden, was für sie gleichbedeutend mit «aufgeben» wäre. Es ist für Gesundheitsfachleute ein schwieriges Unterfangen, Patienten mit schlechter Prognose von der Nutzlosigkeit einer weiteren Behandlung zu überzeugen. Familien reagieren in diesen Dingen oft sehr emotional. Sie bringen während des Gesprächs immer wieder emotionale Aspekte ins Spiel und können nicht einsehen, dass das Gesetz ihnen keine Möglichkeit einräumt, auf einer Behandlung des Patienten zu bestehen. Die Fähigkeiten, die nötig sind, um mit solchen Situationen umzugehen, werden Thema des nächsten Kapitels sein.

Fallbeispiel: *Bettys Geschichte: Ernährung*

Ich hatte schon so eine Ahnung, dass die Behandlung nicht wirkte und dass sie sie einstellen würden, aber ich wollte nicht, dass Sam so leicht aufgab. Ich hatte das Gefühl, dass er sich schon einige Male aufgegeben hatte; er wollte einfach nicht essen. Aber wie sollte er den Krebs bekämpfen, wenn er alle Mahlzeiten verweigerte? Ich konnte es nicht mehr ertragen. Ihn optimal zu ernähren, war schließlich alles, was ich tun konnte. Wir stritten uns häufig darüber, was meistens so endete, dass er mich anschrie und ich weinte und dann kam noch die Familie dazu und versuchte ihn zu überreden, doch mehr zu essen. Die Situation war unerträglich. Im Gegensatz zu ihm war ich nicht bereit aufzugeben.

Eines Tages kam unser Arzt vorbei, gerade als wir uns wieder einmal stritten. Ich erzählte ihm, wie frustriert ich wegen Sam war und dann brachen Sam und ich in Tränen aus. Zuerst war mir das Ganze sehr peinlich, weil ich dachte, der Arzt würde mich für bösartig und ungeduldig halten, aber ich irrte mich, er reagierte sehr verständnisvoll. Er sagte, dass viele Familien dieses Problem haben und das hat mir sehr geholfen. Er blieb an diesem Tag ziemlich lange bei uns und erzählte mir, dass alle Betreuer so reagieren wie ich. Sie konzentrieren sich auf die Ernährung, weil sie glauben, dass sei ihre einzige Möglichkeit zu helfen. Und dann machte er mir freundlich klar, dass dies rein gar nichts nützt. Natürlich wusste ich, dass es Sam schlechter ging, aber ich hatte nicht die Folgen bedacht: dass er keinen Appetit mehr hatte und absolut gar nichts dafür konnte. Offenbar hatte es keinen Einfluss auf die Krankheit, wenn er sich zwingen würde, mehr zu essen. Ich sah, wie erleichtert Sam war, als der Arzt dies sagte und ich fühlte mich, ehrlich gesagt, schuldig. Armer Sam, er war so krank und musste zu allem Überfluss auch noch mein Gezänk ertragen. Jetzt fühlte Sam sich schuldig und schluchzte erneut, «Es tut mir leid, Betty, du gibst dir so viel Mühe, Liebes, aber mir wird schon schlecht, wenn ich bloß etwas von essen höre.» Wir müssen ein tolles Paar abgegeben haben! Aber das Ganze hat uns sehr geholfen. Unser Arzt klärte uns auf, weshalb Sam keinen Appetit hat und warum große Portionen nichts nützen. Als der Arzt uns an diesem Tag verließ, waren wir sehr erleichtert. Es gab keinen Grund mehr für Sam und mich, zu streiten und das taten wir auch nicht mehr. Ich ließ ihn essen, was er wollte und wann er wollte. Ich bin sehr froh, denn wenn der Arzt an diesem Tag nicht vorbeigekommen wäre, hätten wir immer weiter über dieses Thema gestritten und uns in Sams letzten Wochen das Leben zur Hölle gemacht.

Bettys Geschichte beschreibt ein häufiges Problem. Essen ist ein fester Bestandteil unseres Lebens, der auch eine wichtig soziale Funktion hat. Menschen betrachten Nahrung als ein Mittel zum Überleben. Familien können oft nur sehr schwer akzeptieren, dass sich das Essverhalten ihrer Angehörigen verändert hat. Leider versuchen viele Betreuungspersonen, ihnen extra große Portionen und Nahrungsergänzungsmittel zu geben. Egal ob es sich um normale Nahrungsmittel handelt, um solche, die auf entsprechenden Webseiten empfohlen werden und/oder um Nahrungsergänzungsmittel, alles kann bei den Patienten Ängste auslösen.

Unheilbare Krankheiten beeinträchtigen die normalen Stoffwechselprozesse der Patienten. Da ihr Körper die Nahrung nicht mehr normal verwerten kann, nützen ihnen die Nährstoffe aus der Nahrung nichts. Deshalb sind zu große Mahlzeiten eine körperliche und psychische Belastung für sie. Sie empfinden sich als Versager und haben Schuldgefühle, weil sie sich ständig entschuldigen und ihre Symptome und ihren Appetitmangel erklären müssen. Gesundheitsfachleute werden regelmäßig mit solchen Problemen konfrontiert. Probleme dieser Art müssen immer angesprochen werden, entweder im Vorfeld oder wenn das Thema Appetit zur Sprache kommt. Das Problem ist so verbreitet, dass Gesundheitsfachleute es ansprechen sollten, wenn sie das Thema Veränderungen im Zusammenhang mit der Krankheit und Pflege erörtern.

Die Aufklärung kann helfen, in einer ohnehin emotional aufgeladenen Situation Spannungen und Differenzen zu beseitigen und zu verhindern. Das ist für Gesundheitsfachleute nicht immer leicht. Patienten und besonders ihre Familien können sehr penetrant sein, wenn es um das Thema Ernährung geht. In Gesprächen und Beratungen lesen die Patienten oder ihre Betreuungsperson oft vor, was der Patient in den letzten 24 Stunden zu sich genommen hat. Es erfordert sehr viel Geschick, die Aufmerksamkeit des Patienten und seiner Familie auf das viel wichtigere Thema Lebensqualität zu lenken. Man braucht dazu möglicherweise viel Geduld und mehrere Versuche. Der Familie und dem Patienten muss die Furcht genommen werden, der Patient könnte «verhungern» oder «dahinsiechen».

Laien wissen in der Regel nicht viel über die biologischen Prozesse bei einer Krankheit und verstehen daher nicht, was in den letzten Monaten und Wochen des Lebens im Körper abläuft. Für sie ist die Nahrung Genuss und Heilmittel: eine Möglichkeit, die Krankheit zu bekämpfen. Speisen und Essen sind emotional sehr positiv besetzt. In Erinnerungen an familiäre Ereignisse und Feste spielt das Essen oft eine zentrale Rolle. Es ist sehr wichtig, der Familie klarzumachen, dass eine Betreuungsperson in einer solchen Situation keine Heilung herbeiführen kann und dass viele oder die meisten Patienten mit einer unheilbaren Krankheit irgendwann nicht mehr in der Lage sind, so viel zu essen, dass sie ihr Gewicht halten und aktiv bleiben können. Den meisten ist dies nicht bekannt. Die Patienten dagegen fühlen sich oft schuldig und schämen sich wegen ihres veränderten Aussehens. Sie haben oft das Gefühl, «dahinzusiechen», was besonders Männer nur schwer akzeptieren können. In solchen Fällen helfen offene Gespräche. Genauso wie die Patienten darüber aufgeklärt werden müssen, weshalb bei Einstellung der Behandlung keine weiteren Untersuchungen mehr durchgeführt werden, genauso müssen sie aufgeklärt werde, warum es besser ist, sich nicht mehr zu wiegen. Eine Gewichtskontrolle während der Behandlung ist wichtig. Ist die schlechte Prognose jedoch bestätigt, haben sie keinen Nutzen mehr davon. Feste Überzeugungen und Einstellungen lassen sich durch einfühlsame und offene Gespräche korrigieren, was in einer Situation, die sich zum Schlechten verändert, sehr erstrebenswert ist.

Egal um welche Krankheit es sich handelt, bei einer schlechten Prognose ist Planung angezeigt. Sobald die klinische Situation abgeklärt ist, haben Gesundheitsfachleute keinen Grund mehr, dieses Thema nicht anzusprechen.

Die Überraschungsfrage: Wären Sie überrascht, wenn der Patient innerhalb der nächsten 12 Monate sterben würde?

Wenn Gesundheitsfachleute sich diese Frage stellen und ihre Antwort nein lautet, dann ist dies ein klares Anzeichen dafür, dass die Planung für die Pflege am Lebensende erfolgen muss. Gesundheitsfachleute sollten diese Frage allen an der Pflege des Patienten beteiligten Gesundheitsfachleuten stellen. Eine Pflegeperson kann sie an den Arzt richten, um ihn daran zu erinnern, die Pflege und die Interventionen an das aktuelle Krankheitsstadium des Patienten anzupassen.

Alle an der Pflege des Patienten beteiligten Gesundheitsfachleute müssen darauf achten, dass die Informationen dem Patienten folgen, so wie Jana es getan hat, als sie Tommy versicherte, sie würde seinen Hausarzt und die Gemeindepflegende über seine veränderten Bedürfnisse informieren. Für Patienten, die zu Hause sind, bedeutet dies, dass gewisse praktische Dinge zu beach ten sind, damit der Patient zu Hause bleiben kann, wenn er dies wünscht.

Bei den meisten Patienten im Endstadium treten zeitweise unangenehme Symptome auf, vielleicht gerade dann, wenn die zuständigen Gesundheitsfachleute (die der Patient gut kennt) keinen Dienst haben, etwa am Wochenende oder in der Nacht. Daher müssen rechtzeitig klare Informationen und Pflegepläne bereitgestellt werden. Relevante Informationen zu kommunizieren, ist wichtig; sie zum richtigen Zeitpunkt an die richtigen Kollegen weiterzuleiten, ist unverzichtbar.

Dienstleistungsanbieter, die die zuständigen Gesundheitsfachleute in deren dienstfreier Zeit vertreten, müssen schriftlich über folgende Dinge informiert werden: Diagnose, frühere und aktuelle Behandlungsansätze, neue Symptome, Medikamente im Hause des Patienten, Telefonnummern der zuständigen Personen und vor allem die Wünsche des Patienten in Bezug auf die Pflege am Lebensende.

Fallbeispiel: *Stefans Geschichte*

Chris, 49 Jahre alt, hatte einen furchtbaren riesigen exulzerierenden Analtumor. Leider war es nicht gelungen, durch die Operation beziehungsweise die Strahlentherapie, mit der die Ärzte die Krankheit unter Kontrolle zu bringen hofften, das umgebende Gewebe zu heilen. Der Tumor war infiziert und blutete regelmäßig und manchmal auch ziemlich stark. Die Gemeindepflegenden waren fantastisch. Sie besuchten Chris zwei Mal täglich, um den Tumor und die Wunde zu verbinden. Darüber hinaus kümmerte sich seine Freundin

Nora um seine nachlassende Mobilität und seinen Bedarf an hoch dosierten Schmerzmitteln. Alle an der Pflege Beteiligten kannten Chris gut. Er brauchte oft unsere Hilfe und sagte immer offen und ehrlich, was er wollte und was nicht, und er wollte nicht mehr ins Krankenhaus. Dies erleichterte zwar die Pflegeplanung beträchtlich, beunruhigte aber die Pflegepersonen, die sich mit Pflege am Lebensende «nicht so gut auskannten».

Aus klinischer Sicht bestand die Gefahr, dass der Tumor noch stärker blutete und der hohe Blutverlust in einer Katastrophe endete. Ich hatte gesehen, dass Sandra (eine der Gemeindepflegenden) in den Unterlagen vermerkt hatte «Bei starker Analblutung den Notruf anrufen». Als erfahrener Spezialist wusste ich, dass in einem solchen Fall eine erfolgreiche klinische Intervention unmöglich war. Keine chirurgische oder medizinische Intervention hätte das Blut stillen können. Da die Patienten und ihre Betreuungspersonen an Entscheidungen beteiligt werden, führte ich ein Gespräch mit Chris und Nora.

Ich stellte Chris zunächst eine Frage, um ihn auf das Thema vorzubereiten. «Chris, die Blutungen werden schlimmer, nicht wahr? «Ja, ich weiß», sagte Chris gelassen. Man konnte völlig offen mit ihm über das Thema sprechen. «Chris, es kann sein, dass die Blutungen stärker werden, wir wissen nicht wann, aber es kann passieren. Sollte dieser Fall eintreten, haben wir keine Möglichkeit, die Blutung zu stillen. Es wäre auch zwecklos für Sie, ins Krankenhaus zu gehen und sich chirurgisch behandeln zu lassen. Man würde nur empfehlen, Ihnen die Medikamente zu geben, die wir Ihnen auch hier zu Hause geben können. Wenn die Blutung so stark wird, dass Sie das Bewusstsein verlieren, können wir uns hier, wo Sie gerne sind, um Sie kümmern. Ich rechne nicht damit, dass dies bald passiert, aber da ich Ihre Einstellung kenne und weiß, dass Sie zu Hause bleiben und nicht ins Krankenhaus möchten, wollte ich lediglich mit Ihnen offen über dieses Thema sprechen.» «In Ordnung», sagte Chris schnell. «Ich werde nirgendwo hingehen.» Nora wirkte ängstlich. «Meinen Sie, die Blutung könnte so stark werden, dass er stirbt?», fragte sie. In solchen Situationen ist es wichtig, ehrlich und besonnen zu reagieren und so antwortete ich, «Das wäre möglich, Nora, aber dieser Fall muss nicht eintreten. Aus den Blutgefäßen sickert Blut und das ist auf den Tumor zurückzuführen. Es könnte schlimmer werden oder von ganz allein aufhören oder aufhören und wieder anfangen. Wir werden das weiter beobachten. Sollte Chris stark bluten, sind seine Blutgefäße eventuell so leer, dass wir ihn für eine Bluttransfusion kurzfristig ins Hospiz bringen müssen; sollte dies eintreten, kann ich mit dem medizinischen Personal sprechen. Manchmal geht es den Patienten durch eine Bluttransfusion besser. Was ich eigentlich sagen wollte: wenn Chris stark blutet und wir die Blutung nicht stoppen können, würden wir dafür sorgen, dass er im Bett liegt und keine Beschwerden hat; es ist ein sehr friedvoller Prozess. Sirenen und Notaufnahmen sind nicht friedvoll und darüber hinaus nutzlos», erklärte ich. «Ich würde auch nicht ins Krankenhaus gehen», warf Chris ein. Nora überlegte angestrengt. «Was soll ich also tun, wenn so etwas passiert?» fragte sie. «Rufen Sie die Gemeindepflegenden an», erwiderte ich. «Wir haben alle Medikamente hier, die sie brauchen. Sie werden sofort kommen und dafür sorgen, dass Chris keine Beschwerden hat und hier zu Hause bleibt, im Kreise seiner Familie. Das ist das Beste, Nora, und außerdem muss es überhaupt nicht dazu kommen. Aber es ist wichtig, dass wir darüber sprechen, für den Fall, dass es doch passiert. Ich werde den Arzt und die Gemeindepflegenden über unsere Entscheidung informieren und darauf achten, dass sie in die Unterlagen der Gemeindepflegenden eingetragen wird.»

Am Ende des Gesprächs war Chris erleichtert über die Entscheidung und die vereinbarten Maßnahmen und Nora war beruhigt. Ich sprach mit dem Arzt, der Chris betreute. Wir hatten diese Unterredung abgesprochen und vereinbart, bevor ich Chris besuchte, und er war erfreut zu hören, dass sie gut verlaufen war. Ich musste dringend Sandra anrufen, die Pflegeperson, von der der Vermerk «Notruf anrufen» stammte. Ich kannte Sandra; sie war eine gute Pflegeperson und legte großen Wert auf die Einhaltung hoher Pflegestandards. Sie war stets darauf bedacht, «das Richtige» zu tun, denn immer mehr Gesundheitsfachleute haben Angst vor einem Rechtsstreit. Als ich ihr die Entscheidung und den Grund dafür mitteilte, verstand sie sofort. Aufgrund ihres klinischen Wissens war ihr klar, dass die Blutung nicht gestoppt werden könnte und dass eine Einlieferung in die Notaufnahme bedeuten würde, dass Chris in einer hektischen klinischen Umgebung von fremden Gesundheitsfachleuten behandelt wird. Sie war dankbar für meine Information und gab zu, dass sie sich nicht zugetraut hätte, eine solche Entscheidung zu treffen oder ein solches Gespräch zu führen.

Gesundheitsfachleute arbeiten in einem Team zusammen. Die Pflege am Lebensende sowie heikle Gespräche über ethische Aspekte sind mein Spezialgebiet. Ich wäre hoffnungslos überfordert, wenn ich jeden Tag Verbände wechseln müsste. Sandra, der Arzt und ich haben Respekt vor der Arbeit des anderen. Wir tauschen uns oft aus und vor allem, wir hören darauf, was Chris uns zu sagen hat.

Pflege am Lebensende, die das Prädikat gut verdient, kann bedeuten, sich gegen nutzlose Behandlungen und ungeeignete Maßnahmen zu entscheiden, die Wünsche des Patienten zu respektieren und die getroffenen Entscheidungen klar zu dokumentieren. Chris Entscheidung, bei starken Blutungen zu Hause zu bleiben, deckte sich mit der Auffassung des behandelnden Arztes, der eine Behandlung für sinnlos hielt. Da alle an Chris Pflege Beteiligten alles gemeinsam besprochen, vereinbart und schriftlich fixiert hatten, bedurfte es keiner weiteren Dokumentation. Doch in anderen Fällen muss die Dokumentation formeller sein.

8.1 Advance Care Planning: Umfassender Versorgungsplan

Die Pflege am Lebensende hat für viele westliche Regierungen oberste Priorität und für Gesundheitsfachleute gibt es in diesem Zusammenhang viele Vorschriften zu beachten. Der umfassende Versorgungsplan ist nur ein Teil dieser Initiativen. Es geht hier vorrangig um «Planung», und dies bedeutet, dass die Patienten, ihre Familien und alle an der Pflege Beteiligten gemeinsam gezielt planen und sich austauschen.

Umfassende Versorgungsplanung ist ein Prozess, in dessen Verlauf Patient und Dienstleistungsanbieter ungeachtet ihres Spezialgebiets miteinander diskutieren. Anders als bei normaler Pflegeplanung geht man von einer Verschlechterung des Zustands aus (NHS 2014). Der Patient kann somit über seine Pflege am Lebensende selbst entscheiden. Dies erleichtert die Diskussion und ermöglicht die Dokumentation der Wünsche der Patientinnen und Patienten, bevor deren geistige Fähigkeiten oder die Fähigkeit, anderen seine Wünsche mitzuteilen, verloren gehen oder sich verändern. Die Wünsche der Patientinnen und Patienten werden dann bei der Pflege berücksichtigt.

Mit Zustimmung des Patienten werden die Wünsche dokumentiert, den an seiner Pflege beteiligten Gesundheitsfachleuten mitgeteilt und in regelmäßigen Abständen überprüft. Auf Wunsch des Patienten können seine Familie oder Freunde an diesen Gesprächen teilnehmen.

Gespräche über die umfassende Versorgungsplanung können folgende Themen beinhalten: Interessen, Werte und Ziele des Patienten, was seine Pflege anbelangt, seine Einstellung gegenüber seiner Krankheit und Prognose, die Art der Pflege und Behandlung, die in Zukunft für ihn angemessen ist und deren Durchführbarkeit. Eine Erklärung der Wünsche und Präferenzen kann hinzugefügt werden. Dies ist eine Art Liste, die die Wünsche, Überzeugungen und Werte des Patienten dokumentiert sowie eine Erklärung, was ihn zu den Entscheidungen bezüglich seiner zukünftigen Pflege bewogen hat. Es handelt sich um eine Auflistung schriftlich oder mündlich geäußerter Wünsche des Patienten im Zusammenhang mit medizinischen und nicht medizinischen Aspekten. Sie gilt für den Fall, dass der Patient seine geistigen Fähigkeiten verliert. Sie ist nicht rechtsverbindlich, lässt sich aber heranziehen, um im Interesse des Patienten Entscheidungen zu treffen, die er selbst nicht mehr treffen kann.

8.1.1 Patientenverfügung

Eine Patientenverfügung muss im Zusammenhang mit der Ablehnung einer bestimmten medizinischen Behandlung stehen. Sie kann auch die Bedingungen spezifizieren. Sie tritt nur dann in Kraft, wenn die betreffende Person nicht mehr fähig ist, einer Behandlung zuzustimmen oder sie abzulehnen. Die Validität und Durchführbarkeit einer Patientenverfügung muss vor ihrer Verwendung in der klinischen Praxis geprüft werden. Valide Patientenverfügungen über die Ablehnung einer Behandlung sind rechtsverbindlich.

8.1.2 Vorsorgevollmacht

Laut Mental Capacity Act (MCA) [Patientenverfügungsgesetz im Vereinigten Königreich. In Deutschland entspricht das dem Dritten Gesetz zur Änderung des Betreuungsrechts, Anm. der Hrsg.] ist die Vorsorgevollmacht die rechtsgültige (statutory) Form der Vollmacht (Department of Health 2005). Jede Person, die dazu in der Lage ist, kann eine andere Person (einen «Anwalt») bestimmen, die für sie Entscheidungen trifft, wenn die betreffende Person dazu nicht mehr in der Lage sein sollte. Die andere Person kann eine Behandlung lediglich ablehnen, aber nicht einfordern.

Bei allen Gesprächen sollten folgende Punkte überprüft werden:

- Sind der Patient und seine Familien umfassend über die klinische Situation informiert? Besteht weiterer Gesprächsbedarf?
- Sind alle an der Behandlung beteiligten Gesundheitsfachleute im Besitzt klinisch relevanter und aktueller Informationen?
- Hat der Patient ein Testament gemacht oder braucht er Beratung bei der Regelung seiner persönlichen Angelegenheiten?
- Sind die Erwartungen und Ziele der Patientin oder des Patienten und derer Familien realistisch?
- Gibt es Dinge, die für die Patientin oder den Patienten so wichtig sind, dass sie dokumentiert werden müssen?

Tipp:

Je komplexer die Situation, desto größer die Notwendigkeit, sie zu vereinfachen.

8.2 Literatur

NHS National End of Life Care Programme. (2014). *Capacity, care planning and advance care planning in life limiting illness: A guide for health and social care staff.* Retrieved November 14, 2019 https://www.england.nhs.uk/improvement-hub/wp-content/uploads/sites/44/2017/11/ACP_Booklet_2014.pdf.

Department of Health. (2005). *The Mental Capacity Act.* Cm 11555. London: Department of Health.

9. Wichtige ethische Aspekte der Kommunikation

Jede Situation in der Palliativpflege weist eigene ethische Besonderheiten und Herausforderungen auf.

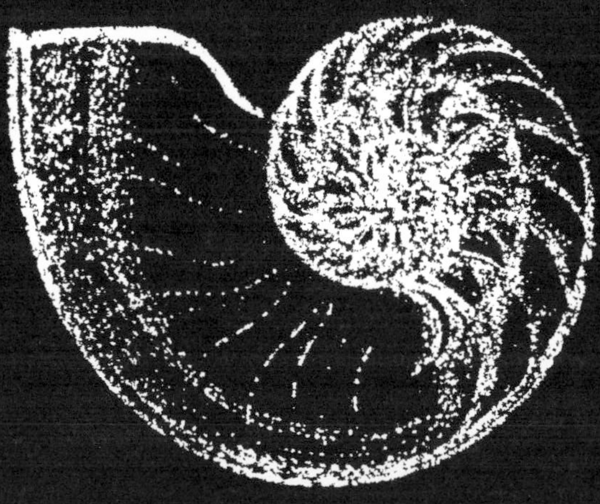

Gesetzliche und ethische Aspekte werden oft als gleichwertig behandelt, obwohl sie völlig verschieden sind. Das Gesetz regelt, was Gesundheitsfachleute in der Praxis tun können und was nicht. Ethische Prinzipien hingegen geben Hilfestellung bei Urteilen und Entscheidungen, bei denen Moral eine Rolle spielt.

Nach Beauchamp und Childress (1994, S. 454) sind die wichtigsten ethische Prinzipien:

- *Wahrung der Autonomie.* Damit wird das Recht eines Menschen anerkannt, Entscheidungen auf der Grundlage seiner Werte zu treffen. Dies setzt voraus, dass wahre Informationen über Status, Pflegeziele, Optionen und Erwartungen offen ausgetauscht werden.
- *Wohlwollendes Verhalten.* Dieses Prinzip findet am häufigsten Anwendung: Gutes tun, das heißt positiv handeln mit dem Ziel, die Pflege des Patienten zu optimieren.
- *Nicht schädigendes Verhalten.* Darauf achten, dass weder die Behandlung noch die Kommunikation Schaden anrichtet und die Vor- und Nachteile für den Patienten in beiden Fällen berücksichtigen
- *Gerechtigkeit.* Fairness bei der Durchführung der Pflege, etwa bei der Ressourcenallokation: Welcher Patient bekommt ein eigenes Zimmer?

Das eine oder andere wurde bereits angesprochen, da es zum Alltag in der Gesundheitsversorgung gehört. Dieses Kapitel beschäftigt sich ausführlich mit heiklen ethischen Problemen, die in der Palliativpflege häufig auftreten und macht Vorschläge zur Verbesserung der Kommunikation.

9.1 Autonomie

Die Übersetzung aus dem Altgriechischen lautet «jemand, der sich seine eigenen Gesetze schafft».

Die Wahrung der Autonomie der Patienten ist im medizinischen Bereich ein wichtiges Ziel, kann aber mit dem anderen ethischen Prinzip, wohlwollendes Verhalten, kollidieren.

Fallbeispiel: *Carolins Geschichte*

Der betreffende Tag war einer der schlimmsten in meinem Berufsleben; ich wurde von Selbstzweifeln geplagt und machte mir Vorwürfe. Als spezialisierte Pflegefachperson muss ich Entscheidungen treffen, die sich, obwohl sie mit anderen diskutierten werden, dennoch manchmal wie einsame Entscheidungen anfühlen. Es ist leicht, mit Gesundheitsfachleuten zu sprechen, die die gleiche Auffassung haben wie man selbst; schwieriger ist es schon, den Stimmen im eigenen Kopf Rede und Antwort zu stehen. Wenn einem die Patienten und die Arbeit sehr am Herzen liegen, sind diese Stimmen immer präsent. Die Tragweite der Entscheidung, die ich an jenem Tag traf, trieb mir die Tränen in die Augen, Tränen, die niemand sah, während ich die Entscheidung traf und vorschlug, die weitere Pflege im Hospiz durchzuführen. Entscheidungen über Einweisungen und spezialisierte Pflege sind meine Aufgabe, eine Aufgabe, mit der ich manchmal hadere. Einige kennen und respektieren sie, von anderen wird sie weder wahrgenommen noch anerkannt. In diesem Umfeld arbeiten wir alle, das ist normal.

Ich kannte Katharina seit drei Jahren, seit ihrer Brustkrebsdiagnose. Der Krebs hatte bereits die Brustwand und die Leber befallen. Katharina war jung, erst 42 Jahre, und sie hatte eine junge Familie: einen vierjährigen Jungen. Angesichts der Art ihrer Erkrankung und der Fortschritte in puncto Behandlungsmöglichkeiten war mir von Anfang an klar, dass es eine lange Reise für uns beide werden würde. Katharina und ich waren immer gut miteinander ausgekommen. Die Gratwanderung zwischen Unterstützung in schlechten Zeiten und Rückzug, wenn kein Unterstützungsbedarf besteht, ist manchmal schwierig. Man fürchtet, dass der Patient einen nicht anruft, wenn es nötig ist; diese Befürchtung hatte ich bei Katharina nie. Sie rief mich immer an und stets aus gutem Grund. Wenn ich sie anrief und alles war in Ordnung, war es ihr unangenehm, dass sie meine Zeit in Anspruch genommen hatte. Wir hatten oft zusammen gelacht und geweint und (als Mütter) unweigerlich auch über dieses und jenes gesprochen. Sie hatte etwas Kindliches an sich, wenn sie Angst hatte, und sie hatte ganz sicher Angst. Wenn ich bei ihr ankam, nachdem sie mich angerufen und ich einen Besuch bei ihr eingeplant hatte, hob sie ihre Arme wie ein kleines Mädchen, das umarmt werden will. Wir setzten uns hin, besprachen die Probleme, überprüften die Medikamente, gingen ihre Sorgen eine nach der anderen durch und umarmten uns zum Schluss wieder. Katharina umarmte mich wie ein Kind, sie klammerte sich an mich, als wolle sie Kraft tanken bis zum nächsten Besuch. Ich betrachtete sie nicht als Kind, aber ihre Umarmungen erinnerten mich oft an meine kleine Tochter, die, wenn ich sie in der Schule abgeliefert hatte, nicht dort bleiben wollte und darauf wartete, dass ich wieder kam und sie mitnahm.

In den drei Jahren hatte Katharina mir viele Gedanken und Gefühl anvertraut; ich wusste genau, dass sie zu Hause bei ihrem Mann und vor allem bei ihrem kleinen Jungen bleiben wollte. Wir gaben uns alle Mühe, um ihr dies zu ermöglichen: mithilfe ihres Arztes und der Gemeindepflegenden, die großartig waren. Auch ihr Onkologe im Krankenhaus war immer sehr hilfsbereit, wenn ich ihn anrief und ich rief oft an: wegen eines Scans oder eines Termins oder einer Beratung, weil mir die klinischen Symptome in letzter Zeit Sorgen machten.

Heute weiß ich, dass ich eher als alle anderen anfing, mir Sorgen zu machen. Ich merkte schon vor einem Jahr, dass die Dinge eine bedenkliche Entwicklung nahmen, weil ich Katharina kannte und die Situation besser beurteilen konnte. Als die Scans dann zeigten, dass die Krankheit sich nicht verändert hatte, war ich alles andere als erleichtert. Mir war klar, dass die Scans schon bald den veränderten Symptomen entsprechen würden, die ich wahrgenommen hatte. Manche nennen das Intuition, über die alle erfahrenen Gesundheitsfachleute verfügen. Katharinas Schmerzen waren komplex, ihre Medikation auch. Die Situation war problematisch und es wurde für uns alle immer schwieriger, ihre Symptome zu behandeln. Die Ärzte, mit denen ich zusammenarbeitete, verhielten sich tadellos, wie immer. Katharina erklärte sich sogar bereit, mehrmals ins Hospiz zu kommen, damit wir versuchen konnten, ihre Situation zu verbessern. Sie hatte es jedes Mal sehr eilig, das Hospiz wieder zu verlassen, was wir alle gut verstanden. Mit jedem Mal wuchsen die Sorgen, denn Katharinas Symptome wurden stärker und ihre Mobilität sowie ihre geistigen Fähigkeiten ließen nach. Eine diffuse Krankheit kann viele Symptome verursachen. Es war inzwischen unmöglich, Katharina biochemisch zu stabilisieren und jede Verringerung der Schmerzmittel mit sedierender Wirkung hatte unerträgliche Schmerzen zur Folge. In diesem Spezialbereich wissen wir um die komplexen Bedürfnisse unserer Patienten und werden jeden Tag mit den Vor- und Nachteile klinischer Entscheidungen konfrontiert.

Bei Katharinas letzter Entlassung aus dem Hospiz hatte ich große Bedenken, wie die meisten von uns. Das ganze Team war beteiligt an der Entscheidung und an der Organisation der Maßnahmen, die es ermöglichten, sie zu Hause zu unterstützen. Katharina wollte unbedingt nach Hause, sie war geistig fit, konnte klar denken und war in der Lage, unsere Bedenken zu verstehen. Jedes Gespräch über unsere Bedenken wegen ihrer Entlassung endete damit, dass Katharina sagte: «Ich will nur nach Hause». Alle Gesundheitsfach leute im Hospiz waren dafür, sie so schnell wie möglich zu entlassen, weil sie der Meinung waren, es sei ihr gutes «Recht» und es sei unsere Pflicht, für dieses «Recht» einzutreten.

Obwohl die Gemeindepflegenden und ich Bedenken hatten, einigten wir uns darauf, Katharinas Vorhaben zu unterstützen. Ich kannte Katharinas Ehemann gut. Chris war ein liebevoller Ehemann und Vater, aber er hatte Angst, große Angst, ob er das alles schaffen würde, doch auch er wollte das, «was für Katharina das Beste war»; er wollte ihr jeden Wunsch erfüllen. Vor der Entlassung führten wir viele Gespräche über die Unterstützung für ihn und Katharina. Ich trug in meinen Terminkalender regelmäßige Hausbesuche ein. In den darauffolgenden Tagen bemerkte ich, dass Katharinas Symptome sich sehr veränderten; manchmal war sie geistig klar und manchmal wirkte sie wie sediert. Da Katharinas Haus klein war, musste sie leider im oberen Stockwerk untergebracht werden. Sie schlief die meiste Zeit und war nicht in der Lage, den Tag wie üblich mit ihrer Familie im Wohnzimmer zu verbringen. Ich erinnere mich noch sehr gut, wie sie schweigend neben mir auf der Bettkante saß, ihren Kopf an meine Schulter gelehnt und mich fragte: «Carolin, warum muss ich an Krebs sterben?». Tragödien erscheinen uns oft als sinnlos, das sagte ich ihr. Das war die ehrlichste Antwort, die ich einer jungen Frau geben konnte, die ich sehr gut verstand und seit längerer Zeit betreute.

Als Katharinas körperlicher und geistiger Zustand sich weiter verschlechterte, hatte Chris immer größere Schwierigkeiten, mit der Situation umzugehen. Die Gemeindepflegenden, die alles taten, damit Katharina zu Hause bleiben konnte, machten sich immer größere Sorgen und alle Beteiligten telefonierten sehr viel miteinander. Wenn sich die Situation so entwickelt und die Anrufe außerhalb der Dienstzeiten sich häufen, weil es eine Krise gibt, ist dies ein sicheres Anzeichen dafür, dass die Betreuungspersonen mit ihrer Kraft am Ende sind. In diesem Kontext fanden drei Gespräche statt, die diesen Tag für mich zu einem der schwersten machten.

Gespräch Nummer eins – Anruf von Chris. Chris sagte ohne Umschweife, er könne die Situation nicht mehr ertragen: «Carolin, wenn man seine Frau so sieht, ändert man seine Einstellung. Alle fragen sich, was für Katharina das Beste ist. Ich bin ihr Mann, ich bin hier mit einem vierjährigen Jungen und wenn ich sie sehe, beschmutzt mit Durchfall, wie sie schreit und kämpft, verwirrt ist, flucht und sich nicht säubern lassen will, dann weiß ich eins, das ist nicht das Beste für Katharina.»

Gespräch Nummer zwei – Anruf von den Gemeindepflegenden. Sie waren der gleichen Meinung wie Chris und hatten Katharina schon gefragt, ob sie einverstanden sei, wieder ins Hospiz zu gehen. Sie sagten, sie hätten versucht, sie sanft und indirekt zu überreden, aber sie hatte abgelehnt. Ich bat sie, mich mit Katharina zu verbinden. Ich kannte Katharina gut, ich kannte und berücksichtigte all ihre Ansichten zu diesem Dilemma. Das Gespräch, das ich mit Katharina führen wollte, sollte kurz, direkt und unmissverständlich sein; ich überlegte (sehr gründlich), dass ich keine andere Wahl hatte. Ich konnte verstehen, dass die anderen davor zurückschreckten, Katharina alle Informationen zu geben, die sie brauchte, um eine Entscheidung zu treffen. Ich sagte: «Katharina, Sie wissen, dass ich immer versucht habe, das Beste für Sie zu tun und Sie nach bestem Wissen und Gewissen zu beraten.» Ich hörte, wie sie zustimmend murmelte. Ich fuhr fort: «Katharina, Chris kann die Situation nicht mehr ertragen und es wird noch schlimmer werden. Ich halte es für das Beste, wenn Sie wieder ins Hospiz gehen.» Katharina schwieg eine Weile und dann sagte sie: «Ich habe also keine Wahl.» «Doch Katharina, ich sage Ihnen bloß die Wahrheit und überlasse Ihnen die Entscheidung», erwiderte ich. «Dann ist es wohl das Beste, wenn ich komme», murmelte sie.

Gespräch Nummer drei – mit der Ärztin, die einmal pro Woche in dem Hospiz arbeitete (in den letzten drei Wochen aber nicht dort war). «Katharina wollte doch zu Hause sterben, warum kommt sie wieder hierher?» fragte sie. «Das ist so schade, nach all der Arbeit, und es war ihr doch auch so wichtig. Wann haben Sie sie zuletzt gesehen, konnte sie denn nicht zu Hause behandelt werden? Seit sie nach Hause gegangen ist, kann sich doch nicht so viel verändert haben.» Die Ärztin konfrontierte mich mit ihren Vorwürfen und Fragen in einem Raum, in dem sich noch viele andere Gesundheitsfachleute aufhielten, die alle Katharina und mich kannten. Ich hätte weinen können, auf der Stelle, vor all den jungen Kolleginnen und Kollegen. Die Entscheidung, Katharina zu überreden (und ich gebe zu, dass ich genau das getan habe), wieder ins Hospiz zu gehen und zu diesem Zweck eine Form zu wählen, die ich für richtig hielt, war eine der schwersten, die ich in meinen 23 Berufsjahren getroffen habe, und so sagte ich: «Die Entscheidung war eine der schwersten, die ich je getroffen habe und ich habe sie mir nicht leicht gemacht. Ich habe für die meisten Menschen das Beste getan und kann die Entscheidung auch begründen, sollte von Ihrer Seite noch Diskussionsbedarf bestehen.» Ich glaube, wenn die Ärztin mir vorgeworfen hätte, eine unethische Entscheidung getroffen zu haben, wäre meine Antwort ziemlich harsch ausgefallen. Aber ich habe sehr rational reagiert und versucht, meine Gefühle unter Kontrolle zu halten.

Später weinte ich wirklich, obwohl ich viel Zuspruch und Unterstützung bekam, weinte ich auch wegen Katharina. Niemand konnte mir das Gefühl nehmen, sie im Stich gelassen zu haben. Das stand jetzt zwischen uns, denn ich wusste, das war nicht das, was Katharina wollte. Mein Wissen und meine Erfahrung sagten mir auch, dass die Wünsche der Patienten sich ändern können, wenn die Situation sich verändert, und zwar in einem Maße, wie es sich die Patienten bei ihrer ersten Entscheidung nicht einmal hätten vorstellen können. Ich wusste, ich konnte es nicht allen recht machen und ich habe immer versucht, für die Menschen das Beste zu erreichen. Ein wahrhaft rationaler Ansatz. Aus heutiger Sicht muss ich sagen, wäre ich noch einmal in der gleichen Situation, würde ich mich genauso verhalten. Wenn man nach reiflicher Überlegung und unter Berücksichtigung der emotionalen und sonstigen Aspekte zu diesem Schluss gelangt, dann ist es so gut gelaufen, wie es unter diesen schlimmen Bedingungen möglich war, denn bestimmte Dinge sind in keiner Situation okay. Ich glaube auch, dass ich Mut bewiesen habe: Niemand außer mir hätte in dieser Situation diese Entscheidung getroffen; alle haben von mir erwartet, dass ich die Initiative ergreife und das heikle Gespräch führe, das geführt werden musste.

Es gab etwas, das meine Entscheidung sehr beeinflusst und mich zum Nachdenken gebracht hat: die Äußerung von Katharinas Ehemann, dass alle darauf achten, was das «Beste für die Patientin» ist. Als er die Realität beschrieb und eindringlich darauf hinwies, dass die sicher nicht das Beste für Katharina sei, hat er einen wichtigen Punkt angesprochen. Gesundheitsfachleute wissen in der Regel besser als die Patientinnen und Patienten, was alles schief gehen kann und wie schlimm die Situation werden kann oder wird. Katharina entwickelte immer mehr Symptome und die klinischen Anzeichen waren alarmierend. Jeder kann dem Patienten Wünsche erfüllen, dazu gehört nicht viel. Manchmal ist es unendlich schwer, eine Entscheidung zu treffen, die emotional teuer erkauft ist.

Katharina hatte keinen leichten Tod: sie war jung, sie kämpfte gegen geräuschvolle Absonderungen. Die Pflegenden im Hospiz beschrieben es als qualvoll. Ich bin mir sicher, wäre sie noch länger zu Hause geblieben, wäre die Einweisung ins Hospiz nicht in Ruhe geplant und durchgeführt worden, sondern hätte überstürzt stattgefunden. Das entsprach nicht Katharinas Wunsch, und was dies betrifft, muss ich mit meiner Schuld leben: sie ist ein Teil von mir und ich muss sie annehmen, mich mit ihr auseinandersetzen und vor allem aus ihr lernen. Beim Thema Prinzip der Autonomie kommt mir Katharinas Fall in den Sinn. Von der menschlichen Seite her betrachtet, würde ich sagen, dass sie, wenn sie hier wäre, immer noch ihre Arme heben würde, um sich umarmen zu lassen, weil sie sich bei mir gut aufgehoben fühlte.

Autonomie ist das Recht, über sich selbst zu bestimmen; kompetente Erwachsene haben das Recht, wichtige Entscheidungen zu treffen und über ihr Leben selbst zu bestimmen. Katharinas Fall wirft viele Fragen auf, die für die Kommunikation in der Palliativpflege relevant sind.

Einige Experten im Hospiz waren der Auffassung, Katharina habe das Recht, darauf zu bestehen, trotz der Bedenken der Gemeindepflegenden und ihrer Familie zu Hause gepflegt zu werden. Es ist schwer zu sagen, wann ein Patient nicht mehr in der Lage ist zu entscheiden, was für ihn das Beste ist. Katharinas Ehemann hat auf einen sehr wichtigen Punkt hingewiesen: dass die belastende Situation für Katharina nicht das Beste war. Katharina war aufgewühlt und (nach Ansicht ihres Ehemannes) verwirrt. War ihre Entscheidung, zu Hause zu bleiben, unter diesen Umständen von Vorteil oder von Nachteil und war sie geistig überhaupt in der Lage, eine Entscheidung zu treffen? Darf eine Person anderen ihre Wünsche aufzwingen, wenn dies negative Folgen für die anderen hat? Natürlich gilt das Recht auf Autonomie auch für Chris. Für Kant ist das Prinzip der Autonomie gleichbedeutend mit der Fähigkeit, bei Entscheidungen Rücksicht auf andere zu nehmen (Kant 1993). Genau da liegt das Problem. Wer sein Recht einfordert, verpflichtet andere, dieses Recht durchzusetzen, auch wenn dies mit Nachteilen für sie verbunden ist. Autonomie als Prinzip hat an sich nichts mit Wahrheit zu tun. Es ist ein Konzept, das in einem hoch komplexen klinischen Bereich wahrgenommen und gewöhnlich auch berücksichtigt wird.

Carolin wusste aufgrund ihrer Erfahrung, dass Katharina in einer Situation, die sie weder erlebt noch für möglich gehalten hatte, vielleicht nicht in der Lage war zu entscheiden, was das Beste für sie war. Carolin hatte den Mut, sich für ihr Gespräch mit Katharina klare Ziele zu setzen und ihr offen zu sagen, dass die Situation sich verschlimmern werde und Chris sie nicht mehr ertragen könne. Katharina war dies bis dahin nicht bewusst und sie erklärte sich vor dem Hintergrund dieser Information bereit, wieder ins Hospiz zu gehen. Ohne das Gespräch hätte Katharina keine informierte Entscheidung treffen können. Als spezialisierte Pflegefachperson mit der größten Erfahrung in Gesprächen dieser Art hatte Carolin den Mut, die Initiative zu ergreifen und Katharina die Wahrheit zu sagen. Die Gemeindepflegenden gaben zu, dass sie selbst dazu nicht in der Lage gewesen wären. Sie hatten (verständlicherweise) die sanfte Methode bevorzugt, das heißt sie haben sich bewusst nicht so klar ausgedrückt, um Katharina zu schonen. Chris, Katharinas Ehemann, war am Ende seiner Kraft, sodass ein kurzes offenes Gespräch in dieser Situation unabdingbar war. Katharina war zu krank, um sie langfristig und behutsam über die Realität ihrer Situation aufzuklären. Ihre klinischen Symptome hätten wahrscheinlich dazu geführt, dass sie mitten im

Gespräch eingeschlafen wäre, was den Stress in der Situation nur noch verstärkt hätte.

Die Art, wie Carolin mit den Gemeindepflegenden kommuniziert, zeigt, dass sie eine vertrauensvolle Beziehung zu ihnen aufgebaut hat, denn sie vertrauen ihrem Urteil, lassen sie über die Situation entscheiden und akzeptieren das Ergebnis. Spezialisierte Pflegefachpersonen der Palliativpflege sind in der Regel gute Teamarbeiter und in der Lage, effizient mit anderen Disziplinen zu kommunizieren. Aber auch Carolin muss den Gemeindepflegenden vertraut haben, denn sie verlässt sich auf deren Einschätzung der häuslichen Situation, hört sich an, was Chris zu sagen hat und nimmt dessen Argumentation ernst. Carolin beschreibt anschaulich den Druck, unter dem sie steht, während sie versucht, diese Positionen, ihre eigene Einschätzung und die lange bestehende Abmachung mit Katharina, die ihr emotional schwer zu schaffen macht, in Betracht zu ziehen.

Dieser Druck hat ihr die Gespräche sehr erschwert. Die Ärztin im Hospiz hat den Fehler gemacht, die Situation nach Augenschein zu beurteilen. Dies führt bei der Einschätzung eines Palliativpflegepatienten meistens in die Irre. Klinische Situationen sind häufig komplex und alle Fachleute, die Katharina kannten, haben mit dieser Entwicklung gerechnet. Die Vorwürfe, die die Ärztin Carolin wegen ihrer Entscheidung macht, deuten auf mangelndes klinisches Wissen hin und zeigen, dass sie nicht berücksichtigt, wie schwer Carolin die Entscheidung gefallen sein muss. Die Kommunikation zwischen Gesundheitsfachleuten ist manchmal schwierig, sie kann sogar massiven Stress verursachen, das muss ehrlicherweise gesagt werden. Die Ärztin hat anscheinend die mit Carolins Entscheidung verbundenen Emotionen, Belastungen und Schwierigkeiten nicht gesehen beziehungsweise nicht berücksichtigt. Es war vollkommen richtig, dass Carolin ihr knapp und unmissverständlich geantwortet hat. Carolin hat auf die Schwierigkeiten hingewiesen, ihre Gefühlslage erklärt, ihre Entscheidung begründet und klargestellt, dass weitere Gesprächen nur unter vier Augen stattfinden werden. Kein Wunder, dass Carolin nach diesem Gespräch geweint hat. Sie muss zum Zeitpunkt des Gesprächs mental ziemlich erschöpft gewesen sein. Es war falsch von der Ärztin, nach Augenschein zu urteilen anstatt einen Schritt weiter zu denken (dass Katharinas erneute Einweisung ins Hospiz vielleicht nötig war) und weder die Gründe noch die offensichtlichen Schwierigkeiten in Betracht zu ziehen. Sie hätte nach Katharinas qualvollem Tod zugeben sollen, dass es richtig war, sie in einer Umgebung sterben zu lassen, in der sie unterstützt wird.

Katharinas Fall und Carolins Geschichte machen deutlich, welche Konflikte entstehen können, wenn immer «die Trumpfkarte» Autonomie des Patienten ausgespielt wird. Ein korrekter und glaubhafter Umgang mit diesem Thema darf Autonomie nicht isoliert betrachten, sondern muss immer die Konsequenzen im Blick haben, die sich daraus für die betreffende Person in der jeweiligen Situation ergeben (Dworkin 1999, S. 308). In diesem Fall hatte das Prinzip wohlwollendes Verhalten Vorrang vor dem Prinzip Autonomie.

9.2 Kollusion

Kollusion ist in der Palliativpflege ein ebenso heikles wie geläufiges Thema. Interessanterweise findet man das Wort im Oxfort Dictionary zwischen «colloquy» (Unterredung, Gespräch) und «collywobbles» (flaues Gefühl in der Magengegend). Damit ist das Problem schon recht gut beschrieben: es geht darum, der richtigen Person zum richtigen Zeitpunkt das Richtige zu sagen. Vor dieser Entscheidung haben die betroffenen Gesundheitsfachleute häufig Angst.

Gesundheitsfachleute sind zuerst dem Patienten verpflichtet. Die Belange der Familie, so berechtigt und wichtig sie auch sein mögen, sind zweitrangig. Familienmitglieder und Betreuungspersonen sind häufig diejenigen, denen der Patient am meisten bedeutet und die ihn am besten kennen.

Fallbeispiel: *Janets Geschichte*

Ich bin Pflegeperson und Tochter. Mein Vater ist mein bester Freund und mein ein und alles. Wir stehen uns sehr nahe und reden über alles. Das war schon immer so, auch als meine Mutter noch lebte. Ich kenne ihn und ich kenne mich auch mit Pflegenden aus. Ich habe erlebt, dass sie Töchtern und Pflegepersonen gegenüber argwöhnisch sind und sich (mit einer gewissen Arroganz, wie ich finde) zum Fürsprecher des Patienten gemacht haben (ungebeten), um den Patienten vor der Tochter, die selbst Gesundheitsexpertin war, zu schützen. Aufgrund meiner langjährigen Erfahrung weiß ich, dass dies gelegentlich vorkommt. Aufgrund meiner klinischen Erfahrung war mir auch klar, dass der Lungenkrebs, an dem mein Vater litt, sehr wahrscheinlich auch sein Gehirn befallen hatte. Sein Zustand hatte sich in den letzten Wochen rapide verschlechtert, er hatte stark abgenommen und war sehr erschöpft. Als ich ankam und sah, dass er unbekümmert mit falsch zugeknöpfter Strickjacke herumlief, wusste ich Bescheid. Ich brachte alles in Ordnung und setzte mich zu ihm; er lächelte mich an mit einem Lächeln, das sagte «Ich bin müde, Janet». Es war Dienstag, der Tag, an dem die Gemeindepflegende kam. Ich wusste nicht, welche kommen würde und wie gut sie sich mit Krebs auskannte oder wie sie auf das Gespräch über das Offensichtliche reagieren würde.

Pat kam und machte sich nützlich (wie es Gemeindepflegende immer zu tun pflegen). Sie war schockiert darüber, wie verändert mein Vater nach der einen Woche war, in der sie ihn nicht gesehen hatte. Sie fand, der Arzt müsse informiert werden. Sie hatte Recht und sie war freundlich. Ich war froh darüber und folgte ihr nach draußen, um mit ihr zu sprechen. «Pat, ich arbeite auch in der Pflege. Der Krebs hat jetzt offensichtlich auch das Gehirn befallen. Mein Vater braucht auf jeden Fall Steroide, aber er muss nicht unbedingt wissen, dass der Krebs gestreut hat, das würde ihm bestimmt nicht helfen. Er ist 83 Jahre, zu krank für eine Strahlentherapie und außerdem würde er die Untersuchungen nicht überstehen und er könnte auch mit der Angst nicht umgehen. Würden Sie mit dem Arzt über meine Bedenken sprechen, bevor er meinen Vater besucht? Ich kenne meinen Vater gut und ich werde hier sein, um ihn zu unterstützen.» Ich sah sofort, wie meine Bitte auf sie wirkte: als hätte ich sie mit einem großen ethischen Dilemma oder mit einer dramatischen Situation konfrontiert. Für mich war es keins von beiden, denn es war leicht zu erkennen, dass mein Vater keine lange Lebenserwartung mehr hatte und nicht mehr mit Scans und einer Strahlentherapie gequält werden sollte. Er würde nicht lange genug leben, um davon zu profitieren und überdies würden seine Symptome schlimmer werden. Meine Erfahrung und Intuition sagten mir dies, aber ich sah der Gemeindepflegenden an, dass sie es nicht wusste; sie war unsicher und glaubte, dass ich für meinen Vater Entscheidungen traf. Zum Glück gab sie mir zu verstehen, dass sie meine Bitte gehört und verstanden hatte und ich sah ihr an, dass sie Wort halten und mit dem Arzt vor seinem Besuch reden würde. Nachdem sie gegangen war, machte ich mir Gedanken, ob sie mich vor dem Arzt vielleicht als übergriffige Tochter darstellen würde. Die Situation war auch ohne diese Sorge schon belastend genug, aber so sind wir Menschen eben. Die Pflegeperson kannte mich schließlich nicht und sie musste ihre Arbeit tun und dabei stand mein Vater für sie an erster Stelle. Ich verstand und respektierte das, aber ich hatte Angst, um meinen Vater und davor, wie der Arzt reagieren würde.

Als der Arzt kam, sah ich, dass es Chris war, einer von den Ärzten, die mein Vater gut kannte. Ich war ihm früher häufig begegnet, wenn ich meine Mutter und meinen Vater zu einem Termin brachte. Er lächelte mich freundlich an, als er das Haus betrat (das hat mir sehr geholfen). «Hallo Ted, wie geht's Ihnen denn?» fragte er meinen Vater. «Miserabel», erwiderte mein Vater. «Einfach miserabel.» «Dann wollen wir mal schauen, Ted», sagte Chris. Er untersuchte die Brust meines Vaters und führte eine kurze Überprüfung seiner geistigen und neurologischen Fähigkeiten durch. Es war klar, dass das Ergebnis schlecht ausgefallen war. «Ted, ich verordne Ihnen ein paar Tabletten mehr», sagte Chris.

«Nicht noch mehr von den verdammten Tabletten, davon muss ich röcheln», beklagte sich mein Vater. Chris lächelte und sagte, es seien nur kleine Tabletten und sie würden ihm helfen und deshalb müsse er sie nehmen. Er würde auch mit dem behandelnden Arzt im Krankenhaus sprechen. Mein Vater fügte sich seinem Rat, was für seine Generation typisch ist. Er würde tun, was der Arzt ihm geraten hatte, wie er es immer tat, nachdem er geschimpft hatte, weil er so viele Tabletten nehmen musste. «Geben Sie mir ja nichts, damit ich länger am Leben bleibe, ich habe genug, 83 Jahre sind eine lange Zeit und außerdem bin ich alles leid, Chris.» Als erfahrener Hausarzt ließ Chris sich von seiner Bemerkung nicht beeindrucken. «Das werde ich nicht, Ted und in ein paar Tagen komme ich wieder und untersuche Sie noch einmal.» Sie gaben sich die Hand und als Chris ging, folgte ich ihm nach draußen.

Ich war froh, denn er warf mir einen bestätigenden Blick zu. «Sie haben Recht, Janet, Ich bin sicher, dass der Krebs jetzt auch sein Gehirn befallen hat. Er ist keinesfalls fit genug für eine Behandlung, deshalb sind auch Untersuchungen sinnlos. Die Reaktion auf die Steroide wird in diagnostischer Hinsicht aufschlussreich sein und ich werde Rücksprache mit den Thoraxspezialisten halten. Es ist das Beste, wenn er zu Hause bei Ihnen bleibt und auch die Ambulanztermine eingestellt werden, das ist eine Strapaze für ihn und er ist zu schwach, um in der Klinik zu warten. Ich rufe Sie an, wenn ich mit den Ärzten gesprochen habe.» Ich bedankte mich herzlich bei ihm, denn er hatte mich von einer großen Last befreit. «Ich wollte mich nicht einmischen, Chris, aber ich bin sicher, es würde ihm nicht helfen, wenn wir ihn aufklären würden», sagte ich. «Oh ich weiß, Janet, es ist nicht nötig, ihm etwas zu sagen, was er gar nicht wissen will. Aber sollte er mich fragen, werde ich ehrlich und behutsam antworten, aber ich werde ihm nichts sagen, wonach er nicht fragt. Wir sind uns ja einig, dass es ihm nicht guttun würde und außerdem ist es weder nötig noch rücksichtsvoll. Machen Sie sich keine Sorgen, Janet, er kann froh sein, dass er Sie hat. Und Sie, ist mit Ihnen alles in Ordnung?» Ich versicherte ihm, dass es mir gut ging, dankte ihm noch einmal und ging zurück zu meinem Vater, den der Besuch von Chris in bessere Stimmung versetzt hatte; er mochte Chris. «Ein netter Kerl ist das, Janet», sagte er. «Ein richtig netter Kerl.» Ich konnte nur lächeln und ihm zustimmen.

Die Palliativpflege ist ein komplexer und komplizierter Spezialbereich, in dem es immer ethische Dilemmas geben wird und auch Situationen, in denen eine Vereinbarung mit der Familie, dem Patienten keine Informationen zu geben, nach denen er nicht fragt, genau das Richtige ist. Janets Geschichte und die

Entscheidungen, die Chris getroffen hat, sind ein gutes Beispiel hierfür. Es ist anmaßend, wenn Gesundheitsfachleute so tun, als wüssten sie besser, was für den Patienten das Beste ist oder als würden sie ihn besser kennen. Dies bringt Angehörige, die selbst Gesundheitsfachleute sind, in eine schwierige Situation. Es wäre klüger, sie an Entscheidungen zu beteiligen, ihnen zuzuhören und sie als Verbündete zu behandeln. Die Familien haben es ohnehin schwer und können auf die Angst vor dem, was ein Gesundheitsexperte möglicherweise sagt, gut verzichten.

Die Gemeindepflegende hat Janet zugehört und den Arzt entsprechend informiert; der Arzt hat gezeigt, dass er über den viel zitierten «gesunden Menschenverstand» verfügt und sich kollegial verhalten. Offenbar hat er Janets Urteil vertraut, weil er gesehen hat, wie gut sie sich jahrelang um ihre Eltern gekümmert hat. Gesundheitsfachleute sollten allerdings vorsichtig sein, Ratschläge von der Familie anzunehmen, wenn sie etwas beobachten, das «ihre Alarmlampen aufleuchten lässt» und sie warnt, dass mit der Familiendynamik etwas nicht stimmt. Für Gesundheitsfachleute sollte der Schutz des Patienten vor der Familie nicht im Vordergrund stehen, sondern ein präzises, rücksichtsvolles und gründliches Assessment. Chris hat während seiner Untersuchung empathisch und effizient mit Ted kommuniziert und dabei den Ton und den Umgangsstil von Teds Generation berücksichtigt. Gleichzeitig hat er unter Abwägung der Vor- und Nachteile der anstehenden Untersuchungen und Behandlungen präzise klinische Entscheidungen in Teds Sinn getroffen. Er hat Janet die Gründe für seine Diagnose und Prognose genannt und versprochen, mit Teds behandelnden Ärzten zu sprechen. Alle relevanten Personen wurden über die klinischen Gespräche informiert. Am wichtigsten war jedoch, dass Chris eine auf Teds Bedürfnisse zugeschnittene Behandlung vorgeschlagen hat, zu der auch gute kommunikative Fähigkeiten gehörten.

Janets Geschichte ist ein typischer Fall von Kollusion, aber kein schwieriges Dilemma. Doch nicht alle Probleme im Zusammenhang mit Kollusion sind so einfach, was zeigt, dass die Regeln nötig sind.

Wahrheit sollte für Gesundheitsfachleute oberstes Gebot sein. Informationen, nach denen der Patient nicht fragt und die auch nicht klinisch relevant sind, können für den Patienten und seine Angehörigen eine unnötige Belastung sein. Der Satz «Bitte sagen Sie ihm nichts» bedeutet eigentlich «Bitte tun Sie ihm nicht weh.» Gesundheitsfachleute, die diese Bitte hören, sollten wohlwollend und mit gesundem Menschenverstand darauf reagieren. Aber in bestimmten Fällen müssen Patienten über klinische Veränderungen informiert werden, auch wenn sie nicht danach gefragt haben oder ihre Angehörigen gebeten haben, ihnen nichts zu sagen. Der Patient muss beispielsweise über alle Fakten informiert werden, wenn er eine Behandlungsmaßnahme – etwa eine

Chemotherapie, das Tragen einer Halskrause oder eine Verhaltenskorrektur zur Verhinderung potenzieller Schäden – verstehen und seine Zustimmung dazu geben soll. Ein Patient darf ohne Kenntnis der Diagnose und ohne umfassende Aufklärung über die Ziele und Nebenwirkungen der Behandlung keine toxische Chemotherapie bekommen. Man kann auch nicht von ihm erwarten, dass er klinische Empfehlungen befolgt, deren Notwendigkeit er nicht einsieht. Gesundheitsfachleute sollten grundsätzlich auf die Folgen schädlicher Kollusion hinweisen. Familien haben zwar ihre eigenen Erfahrungen, aber Gesundheitsfachleute haben viel mehr Erfahrung. Die Nutzung dieser Erfahrung ist wichtig und Teil der Pflicht von Gesundheitsfachleuten, die ihnen anvertrauten Patienten zu beraten. Das ist gutes professionelles Verhalten, denn die Gesundheitsfachleute kennen solche Situationen und wissen, was schief gehen kann und welche Konsequenzen sich daraus ergeben. Für die Familie ist es eine Ausnahmesituation, die Gesundheitsfachleute haben sie dagegen schon häufig erlebt und sie sollten den Mut aufbringen, dies den Patienten oder Familien zu sagen, die eine schwierige Entscheidung zu treffen haben. Angehörige, die sich in einer Ausnahmesituation befinden, sind oft nicht in der Lage, über die Zukunft und die Auswirkungen mangelhafter Kommunikation nachzudenken. Familien sind deshalb in der Regel dankbar, wenn sie die Erfahrung der Gesundheitsfachleute nutzen können und von diesen auf Probleme hingewiesen werden, die ihnen fremd sind.

Bei allen ethischen Entscheidungen gilt es, die Vor- und Nachteile gegeneinander abzuwägen. In der obigen Fallstudie hat der Arzt dies getan. Hier die wichtigsten Punkte:

- Die Fürsorgepflicht gilt zuerst dem Patienten. Darüber hinaus sind sie verpflichtet, die Wahrheit zu sagen. Bittet der Patient um Aufklärung, gibt es kein Dilemma – Gesundheitsfachleute müssen ihnen eine ehrliche und verständliche Antwort geben. Muss ein Patient aus klinischen Gründen informiert werden, haben Gesundheitsfachleute die Pflicht, dies zu tun.
- Bittet der Patient nicht um Aufklärung und besteht keine klinische Notwendigkeit, ihn umfassender aufzuklären, können Gesundheitsfachleute unter Abwägung der Vor- und Nachteile die Entscheidung treffen, keine weiteren Informationen zu geben. Die Wahrheit zu sagen oder zu entscheiden, keine Informationen zu geben, wenn der Patient nicht darum bittet und keine Notwendigkeit dazu besteht, kann in bestimmten Situationen genau die Entscheidung sein, die eine leidende Familie sehr zu schätzen weiß. Es kann sogar sein, dass diese Entscheidung von all ihren leidvollen Erfahrungen die positivste ist.

9.3 Nutzlose Behandlungen

Entscheidungen über die medizinische Behandlung sind Sache der Ärztinnen und Ärzte. Sie verfügen über das Wissen, die Fähigkeiten und die Kompetenz, solche Entscheidungen zu treffen, der Patient und seine Familie nicht. Manchmal bekommt ein Patient Informationen, um eine Entscheidung im Zusammenhang mit einer Behandlung treffen zu können, aber wenn es darum geht, eine nutzlose Behandlung einzustellen oder eine bestimmte Behandlung, etwa eine kardiopulmonale Reanimation, zu unterlassen, dann liegt die Entscheidung bei dem Arzt, der für die Versorgung des Patienten zuständig ist.

Die rasante Zunahme moderner Behandlungsansätze, das Interesse der Medien an ihnen und das Aufkommen des Konzepts Patiententenentscheidung machen den Ärzten solche Entscheidungen nicht gerade leichter. Aber es ist wichtig, den Patienten und ihren Familien die Last der Entscheidung abzunehmen.

Die Erfolgsrate der kardiopulmonalen Reanimation liegt selbst im Bereich der Akutversorgung, der über alle lebenserhaltenden technologischen Möglichkeiten verfügt, immer noch bei nur 17 Prozent. Ursprünglich war die kardiopulmonale Reanimation nur für bestimmte klinische Situationen vorgesehen, beispielsweise um das Herz von Menschen, die ertrunken sind, einen Stromschlag oder einen Herzanfall erlitten haben, wieder zum Schlagen zu bringen. Heute wird bei allen Todesfällen darauf verzichtet, wenn verfügt wurde, keine Reanimation durchzuführen.

Das Gespräch sollte empathisch, aber bestimmt sein. Aus ethischer Sicht sind klinische Entscheidungen dieser Art mit dem Patienten und seiner Familie zu besprechen, aber nicht in jedem Fall, beispielsweise dann nicht, wenn der Gesundheitszustand des Patienten ein Gespräch über eine kardiopulmonale Reanimation nicht zulässt. In solchen Fällen sollte eine Entscheidung getroffen und der Familie in angemessener Form erläutert werden. Die Entscheidung darf jedoch nicht den Familien überlassen werden, denn dies wäre eine zu große Belastung für Menschen, die nicht über entsprechende Kenntnisse und Fähigkeiten verfügen. Familien orientieren sich oft an Fernsehsendungen, in denen die Erfolgsrate der kardiopulmonalen Reanimation bei 80 Prozent liegt, was nicht der Realität entspricht. Für sie ist es unfair, ihren Angehörigen aufzugeben und undenkbar, auf eine lebensrettende Maßnahme zu verzichten.

In diesem Buch geht es ausschließlich um Palliativpflege und in diesem Bereich beträgt die Erfolgsrate der kardiopulmonalen Reanimation 0 Prozent. Es gibt kein Mittel gegen den Tod oder eins, das den krankheitsbedingten natürlichen Sterbeprozess verhindert. Gesundheitsfachleute, die für die Pflege von

Patienten am Lebensende zuständig sind, sollten versuchen, dem Patienten das Leid zu ersparen, das mit sinnlosen Reanimationsversuchen einhergeht. Diese werden immer dann durchgeführt, wenn der Verzicht darauf nicht dokumentiert wurde. Patienten und Familien, die über diese Dinge aufgeklärt wurden, sind oft dankbar für das offene Gespräch und eine entsprechende Verzichtserklärung. Die kardiopulmonale Reanimation ist eine gewaltsame Maßnahme, die in anderen klinischen Situationen manchmal notwendig ist und oft Erfolg hat. Aber sie kann auch eine traumatische Maßnahme sein und verhindern, dass der Patient friedlich stirbt, was seinen Angehörigen als belastendes Ereignis in Erinnerung bleiben würde. Gesundheitsfachleute sollten sich beim Thema kardiopulmonale Reanimation klar und deutlich ausdrücken, etwa so: «Wir wissen, dass Sie an dieser Krankheit sterben werden und wenn es so weit ist, werden wir alles tun, was in unserer Macht steht, damit Sie in Frieden sterben. Wir werden keine sinnlosen Maßnahmen durchführen, wie beispielsweise versuchen, Ihr Herz wieder zum Schlagen zu bringen, wenn es still steht.» Auch hier wird gesagt, was getan werden wird anstatt was nicht getan werden wird. Zudem wird klargestellt, dass die Entscheidung feststeht und keiner Frage bedarf.

Notfalls muss der Arzt (eventuell gemeinsam mit einer Pflegeperson) dem Patienten seine Situation anhand der medizinischen Fakten erläutern, um seine Einstellung schnell und effizient zu verändern. Den meisten Patienten ist nicht klar, dass eine kardiopulmonale Reanimation bei Palliativpflegepatienten, die gerade an ihrer Krankheit gestorben sind, völlig sinnlos wäre. Eine solche Maßnahme ist die Entscheidung des Arztes und deshalb sollte den Patienten und ihren Familien nie der Eindruck vermittelt werden, es sei ihre. Das wäre fatal und verantwortungslos. Generalisten, die solche Gespräche fürchten, sollten die Unterstützung von Spezialisten in Anspruch nehmen. Sie sind Experten auf diesem Gebiet und wissen, dass Unterstützung häufig notwendig ist. Im Gegensatz zu früher sind die Richtlinien für Ärzte heute viel konkreter und somit hilfreicher. Offenheit vonseiten der Ärzte ist rücksichtsvolles Verhalten; es beweist eine sorgfältige Auseinandersetzung mit den Fakten und befreit Menschen in Ausnahmesituationen von der Last der Verantwortung. Es kann allerdings sehr schwierig sein, eine Behandlung, die der Patient oder seine Familie wünscht oder verlangt, einzustellen oder zu verweigern. Das Buch will diese Tatsache nicht bagatellisieren, im Gegenteil, es nimmt sie ernst und bietet für den Umgang mit komplexen Emotionen einfache Lösungen an.

Patienten haben das Recht, eine Behandlung abzulehnen, aber sie haben nicht das Recht, sie einzufordern, besonders dann nicht, wenn der Arzt sie für nutzlos hält. Familien haben nicht das Recht, eine Behandlung für einen Patienten abzulehnen oder zu verlangen (es sei denn, sie haben eine unbefristete Vollmacht und sind befugt, im Namen des Patienten zu entscheiden). Es gibt Situationen, in denen darauf hingewiesen werden muss und solche, in denen man sich mit der Verwunderung oder Empörung des Patienten oder der Familie auseinandersetzen muss.

In einem Bereich, in dem es immer mehr Wahlmöglichkeiten und Aufklärung gibt, müssen der Patient und seine Familie oft verblüfft zur Kenntnis nehmen, dass viele Entscheidungen, die die Behandlung betreffen, nicht bei ihnen liegen. Der Arzt prüft sorgfältig die Vor- und Nachteile jeder Behandlung, und er hat die Pflicht, sie angemessen zu kommunizieren. Wenn die Patienten und ihre Familien einsehen, dass eine neue oder eine weitere Behandlung ihnen wahrscheinlich mehr schadet als nützt, fällt es ihnen leichter, die Entscheidung des Arztes zu akzeptieren. In vielen Fällen war ihnen dies vor der Aufklärung durch den Arzt nicht klar. Ist der Patient oder seine Familie auch nach der Aufklärung noch nicht überzeugt, bleibt dem Arzt nichts anderes übrig, als ihre Gefühle zu respektieren und weitere Aufklärung oder Unterstützung anzubieten, die auch darin bestehen kann, das Recht des Patienten auf eine zweite Meinung zu unterstützen.

Wenn die Gesundheitsfachleute die klinische Situation sorgfältig eingeschätzt, auf der Grundlage ihres Wissens eine Entscheidung getroffen, ihre Entscheidung den relevanten Parteien zugänglich gemacht und sie für andere beteiligte Gesundheitsfachleute dokumentiert haben, dann haben sie alles getan, was sie tun konnten. Gesundheitsfachleute sind nur verantwortlich für ihre Entscheidungen, nicht für die persönlichen Eigenarten und die Reaktionen der ihnen anvertrauten Menschen. Sie bieten eine professionelle Dienstleistung an, keine persönliche Beziehung. Sie leisten harte Arbeit, nach bestem Wissen und Gewissen und oft unter schwierigsten Bedingungen.

9.4 Sterbehilfe

In diesem Abschnitt wird erörtert, wie man mit Patienten, die dies wünschen, über das Thema Sterbehilfe diskutieren kann. Dabei wird allerdings der ethische Aspekt, nämlich die Frage, ob Sterbehilfe gesetzlich erlaubt sein sollte oder nicht, ausgeklammert. Daher sind die Empfehlungen einfacher als gedacht, sie sind sozusagen die Erweiterung der Gespräche über nutzlose Behandlungen. Wie bereits erwähnt, hat weder der Patient noch seine Familie das Recht, von einem Arzt eine bestimmte Behandlung zu verlangen. In Groß Britannien ist Sterbehilfe verboten – ein Arzt darf keine Interventionen durchführen, die das Leben des Patienten verkürzen. Unter Umständen muss er darauf hinweisen, wenn der Patient ihn auf das Thema anspricht und das Gespräch in der Krankenakte des Patienten dokumentieren. Falls der Patient oder seine Familie die Absicht hat, sich diesen Wunsch in einem anderen Land zu erfüllen, verbietet der professionelle Verhaltenskodex dem Arzt die Herausgabe entsprechender Informationen. Ungeachtet der Gesundheitsfachleute und ihrer Einstellung muss der Patient oder seine Familie sich diese Informationen selbst beschaffen. Die Rechtslage ist eindeutig und die Gesundheitsfachleute können sich immer wieder darauf berufen. In solchen Situationen gibt es kein ethisches Dilemma.

Schwieriger ist es hingegen schon, den Patienten und seine Familie zu fragen, warum sie Sterbehilfe für die beste Lösung halten. Die Frage gibt Aufschluss über die Gründe für ihre Entscheidung. Aufklärung über die Prinzipien guter Palliativpflege kann falsche Vorstellungen korrigieren und Befürchtungen ausräumen. Wenn der Patient oder seine Familie erfahren, dass gute Palliativpflege effizientes Symptommanagement, Linderung von Beschwerden und Verzicht auf sinnlose Behandlungen bedeutet, denken sie vielleicht anders über Sterbehilfe. Vielleicht quält sie die unbegründete Angst, ihr Leben und damit auch ihr Leid würde verlängert.

Gesundheitsfachleute haben unter anderem die Aufgabe, Palliativpatienten über die Auswirkungen der Krankheit und das Symptommanagement zu informieren. Sie klären die Patienten auch über die medikamentöse Behandlung auf und weisen darauf hin, dass Gesundheitsfachleute die Symptome während des Sterbeprozesses lindern und den Tod nicht schneller herbeiführen.

Jeder Patient hat ein Recht auf seine Überzeugungen und Werte; sie zu bewerten, ist unvereinbar mit professionellem Verhalten. Ein Patient hat jedoch nicht das Recht, gesetzwidrige Handlungen oder klinische Interventionen von Gesundheitsfachleuten zu verlangen, die diese als nutzlos oder schädlich für den Patienten erachten. Das Prinzip der Autonomie gilt für beide, für die Fachpersonen und die Patienten. Eine Person, die ihr Recht einfordert, verpflichtet andere, dieses Recht durchzusetzen. Wenn es um Sterbehilfe oder nutzlose Behandlungen geht, sollten Gesundheitsfachleute sich bewusst machen, dass sie nicht verpflichtet sind, auf die Forderung des Patienten einzugehen.

Nach meiner Auffassung gehört das Thema Sterbehilfe in die öffentliche Diskussion. Jede Gesetzesänderung bedarf sorgfältiger Abwägung, denn die praktischen und rechtlichen Konsequenzen sind enorm. Das Spezialgebiet Palliativpflege hat die Aufgabe, die Lebensqualität der Patienten und ihrer Familien zu verbessern und zu erhalten und darauf aufmerksam zu machen, dass weltweit Hospize und Palliativpflegedienste gebraucht werden.

9.5 Die Wahrheit sagen

Gesundheitsfachleute sollten stets bestrebt sein, die Wahrheit zu sagen. Bei den meisten Interaktionen im Gesundheitsbereich ist es kein Problem, die Wahrheit zu sagen, weshalb Empfehlungen in diesem Zusammenhang unnötig sind. Doch das Spezialgebiet Palliativpflege ist naturgemäß komplex. Hier begegnen die Gesundheitsfachleute regelmäßig heiklen ethischen Situationen, was die Kommunikation anbelangt.

Die Wahrheit zu sagen kann Ausdruck von wohlwollendem Verhalten sein, aber auch eine Waffe. Sie kann eine Pflicht oder eine Fehlentscheidung sein. Die Frage, ob man die Wahrheit sagen soll oder nicht, ist nicht einfach zu beantworten. Die folgenden beiden Fallbeispiele machen deutlich, warum feste Regeln nicht auf alle Fälle anwendbar sind und sie zeigen, mit welchen Schwierigkeiten Gesundheitsfachleute konfrontiert werden.

Fallbeispiel: *Brunos Geschichte*

Ich kenne Jakob seit vielen Jahren. Vor kurzem suchte er mich auf, weil er Schwierigkeiten beim Wasserlassen hatte; bei der Untersuchung stellte ich eine Vergrößerung der Prostata fest, bei einem 76-Jährigen nichts Ungewöhnliches. Die Blutuntersuchung zeigte stark erhöhte PSA-Werte (prostataspezifische Antigene). Dies kann auf einen bösartigen Tumor hindeuten; zur Abklärung sind weitere Untersuchungen nötig. Ich habe folgendes Problem: Ich weiß, dass Jakob übers Wochenende wegfahren will. Aber ich weiß auch, dass er ständig an das Ergebnis des PSA-Tests denkt und befürchtet, dass die erhöhten Werte ein sicheres Anzeichen für Krebs sind. Meine Mitarbeiterin hat mir gerade mitgeteilt, dass Jakob kurz vor seinem Wochenendtrip wegen seiner Ergebnisse angerufen hat. Ich beschloss, ihm zu sagen, dass die Ergebnisse noch nicht da sind, und ich kann diese Entscheidung vor mir verantworten. Es gibt absolut keinen Grund, ihm das Wochenende zu verderben. Vor Montag würde ohnehin nichts passieren und am Montag würde ich die nächsten Untersuchungen in die Wege leiten und persönlich mit Jakob sprechen, um ihm alles genau zu erklären und ihn zu beruhigen. Das ist zwar nicht im Sinne einiger Lehrbücher, aber schließlich ich bin sein Arzt und weiß, dass ich mich in diesem Fall richtig verhalte.

Fallbeispiel: *Tanjas Geschichte*

Bei Laura wurde kürzlich ein aggressiver Krebs diagnostiziert, der auf keine Behandlung anspricht. Mit ihren 48 Jahren ist sie noch recht jung. Sie ist mit einem Mann verheiratet, der in einem Maße lösungsorientiert ist, wie ich es noch nie erlebt habe. Da er sich nicht damit abfinden konnte, dass es im Vereinigten Königreich keine wirksame Behandlungsmöglichkeit gibt, kam er auf die Idee, Laura könnte nach Südamerika reisen und an einem Versuch teilnehmen, bei dem sie mit einer hoch giftigen pflanzlichen Substanz behandelt wird. Diese Behandlung ist in den meisten Ländern verboten und wird die Familie einige Tausend Pfund kosten. Laura hat zwei Kinder im Teenageralter. Ich erfuhr, dass sie bei der Onkologin war, die ihr mitteilte, eine Chemotherapie sei nutzlos. Da Laura andere Pläne hatte, akzeptierte sie dies stillschweigend und stellte keine Fragen. Sie ist sehr gläubig und überzeugt, dass Gebete sie heilen werden. Ich erfuhr auch, dass die Onkologin mit ihr nicht über die Lebenserwartung gesprochen hat, aber beim Verlassen des Zimmers der behandelnden Pflegeperson sagte, die Patientin und ihr Mann gingen von fünf Jahren aus, sie hielte aus ärztlicher Sicht jedoch wenige Wochen für realistisch.

Ich war entsetzt! Hier war eine Mutter von zwei Kindern im Teenageralter, die eine Reise plante, um sich auf eine riskante Behandlung einzulassen und die nicht wusste, wie kostbar Zeit für sie war. Das war für mich, die Gesundheitsexpertin, eine Belastung, denn ich wusste etwas, was auch die Patientin wissen musste, weil sie moralisch ein Recht darauf hatte. Ich verzichtete darauf, spontan hineinzustürmen, ich hatte eine bessere Idee. Ich diskutierte meine Entscheidung mit erfahrenen Kollegen. Doch ich wollte mir unbedingt Zeit für ein Gespräch mit Laura nehmen und war fest entschlossen, ihr notfalls die volle Wahrheit zu sagen. Ich wusste, dass sie die wichtigste Entscheidung ihres noch verbleibenden kurzen Lebens traf, ohne alle Fakten zu kennen. Also fragte ich Laura, wann sie die Reise antreten wolle; ich war erleichtert, als sie einige Monate angab. Ich wusste, dass sie dann leider nicht mehr leben würde. Dann fragte ich sie, ob sie die Reise nicht antreten würde, falls sie sich zu dem Zeitpunkt unwohl fühle und ob sie ihre kostbare Zeit nicht lieber mit ihrer Familie verbringen wolle. Sie erwiderte, sie habe darüber nachgedacht und beschlossen, bei ihrer Familie zu bleiben, falls es ihr nicht gut gehen sollte. Das war die Antwort, die ich hören wollte; ich hatte jetzt keinen Grund mehr, ihr Informationen zu geben, um die sie nicht gebeten hatte, die ich ihr aber gegeben hätte, wenn es aus ethischen Gründen nötig gewesen wäre. Ich hatte mir große Sorgen gemacht. Die Onkologin hatte das Thema ausgeklammert, was ich für ethisch inakzeptabel hielt. Ich weiß, dass in der Beratung nicht über Einzelheiten oder zeitliche Aspekte im Zusammenhang mit der Reise gesprochen wurde, obwohl die Patientin der Ärztin von ihren Plänen erzählt hatte. Die Ärztin hatte keine Fragen gestellt und, schlimmer noch, sie hatte der Patientin nicht die volle Wahrheit gesagt, damit sie eine informierte Entscheidung treffen konnte.

Es ist eigentlich nicht meine Aufgabe, die Kommunikationsfehler anderer auszugleichen, aber wenn man in der Palliativpflege arbeitet, tut man es doch. Ein Problem, von dem man weiß, wird zum eigenen Problem. Ich war verpflichtet, Laura notfalls die Wahrheit zu sagen und hätte es auch getan. Ich wusste, wie sehr die Patientin und ihre Familie unter der Entscheidung gelitten und wie sehr sie sie bereut hätten und ich konnte einfach nicht tatenlos zusehen und den Dingen ihren Lauf lassen. Mein Gespräch fand vor einer Woche statt, zwei Tage nachdem Laura bei der Onkologin war. Gestern habe ich Laura zum Sterben ins Hospiz überwiesen. Ich hoffe sehr, dass die Familie das viele Geld zurückbekommt, das sie in diesen zwei Tagen nach dem Gespräch mit der Ärztin für die Reisevorbereitungen ausgegeben hat.

Die beiden Fallbeispiele machen deutlich, wie wichtig das Thema Wahrheit ist und zeigen anhand echter Beispiele auf, dass die Wahrheit und das Verschweigen der Wahrheit in der professionellen Kommunikation ihre Berechtigung haben. In diesem Kapitel geht es um Kommunikation im Zusammenhang mit schwierigen ethischen Situationen, in denen die Wahrheitspflicht mit dem Wunsch, dem Patienten das mit der Wahrheit verbundene Leid zu ersparen, in Konflikt gerät. Aufklärung und besonders Wahlmöglichkeiten können eine Belastung für Patienten sein, die auf professionelle Beratung setzen. Beide haben schwierige und mutige Entscheidungen im Interesse des Patienten getroffen und beide haben sich ihre Entscheidung nicht leicht gemacht.

Bruno hat im Interesse seines Patienten gelogen. Die Ethik hilft bei der Klärung der Frage, ob es schlimmer ist, einen Patienten zu belügen als ihm die Wahrheit zu verschweigen. Bruno war überzeugt, dass es für Jakob nicht gut wäre, vor seinem Wochenendtrip von seinen erhöhten PSA-Werten zu erfahren. Er handelte im Sinne der konsequentialistischen Ethik, die auf maximalen Nutzen für die Menschen abzielt. *Primum non nocere;* «Oberstes Gebot: nicht schaden» war ein grundlegendes Prinzip der hippokratischen Medizin. Brunos Verhalten war wohlmeinendes Verschweigen der Wahrheit; da er Jakob und sein Wertesystem gut kannte, ging er davon aus, dass Jakob sein Urteil wichtiger wäre als seine Aufrichtigkeit. Hätte er im Sinne der deontologischen Ethik gehandelt, hätte er Jakob die Wahrheit gesagt, denn eine Lüge wäre falsch und ein Verstoß gegen die Norm gewesen.

Tanja war in einer weitaus schwierigeren Lage. Sie hatte eine wichtige Information, die Laura nach ihrer Überzeugung unbedingt brauchte und dieses Problem war für sie begreiflicherweise eine Belastung. Sie war besorgt, weil Laura ihre Entscheidung, ins Ausland zu reisen, getroffen hatte, ohne die Auswirkungen zu kennen, die dies für sie und ihre Familie haben würde, möglicherweise verheerende Folgen für den Trauerprozess ihrer Kinder. Auch Tanja hat nicht im Sinne der deontologischen, sondern eher im Sinne der konsequentialistischen Ethik gehandelt. Sie wendet sich nicht gegen die Äußerungen der Ärztin, sondern gegen die Folgen, die sich für Laura aus der Tatsache ergeben, dass die Ärztin ihr nicht die benötigten Informationen gegeben hat, obwohl sie von Lauras Plänen wusste. Die hippokratische Medizin sagt auch: «Berücksichtige die Vergangenheit, diagnostiziere die Gegenwart und antizipiere die Zukunft.» Nach Tanjas Auffassung hat die Onkologin ihre professionelle Verantwortung vernachlässigt und deshalb hat sie deren Pflicht übernommen. In diesem Fall wurde die ethische Pflicht, eine Entscheidung zu treffen, einer anderen Person aufgebürdet. Es war beeindruckend, wie Tanja die Frage, wie viel an Information Laura brauchte, gelöst hat. Der Zeitpunkt der Reise und die Tatsache, dass Laura bei einer Verschlechterung ihres Gesundheitszustandes von der Reise Abstand nehmen wollte, zeigten Tanja, dass sie Laura keine weiteren Informationen geben musste. Diese einfachen Fragen beseitigten das ethische Dilemma, mit dem Tanja konfrontiert war. Hätte Laura mehr Informationen haben wollen, hätte sie nachgefragt. Diese schwierige Situation wurde auf einfache, kluge und rücksichtsvolle Art und Weise gelöst.

In diesem Kapitel war an verschiedenen Stellen von Abwägung der Vor- und Nachteile die Rede. Mit diesem Problem müssen sich Gesundheitsfachleute jeden Tag im Team und allein auseinandersetzen. Die Schwierigkeiten, Herausforderungen und Leistungen, die mit den Entscheidungen und der Entscheidungsfindung verbunden sind, werden meistens nicht anerkannt. Es ist eine schwierige Arbeit, die jedoch auf einfachen Regeln basiert.

Es ist wichtig, sich nicht auf den Augenschein zu verlassen, sondern sich weitere Informationen und Fakten zu beschaffen. Ethische Entscheidungen in der Palliativpflege müssen selten sofort getroffen werden. Man hat also Zeit, um Entscheidungen von allen Seiten zu beleuchten und zu diskutieren. Niemand arbeitet allein und niemand ist dazu gezwungen. Manche Gesundheitsfachleute setzen sich selbst unter Druck. Sie wollen alle Fragen beantworten und zwar schneller als nötig. Manchmal ist es besser, einfach zu sagen «Ich weiß es nicht». Oft hilft es schon, wenn Gesundheitsfachleute, die einem Patienten und seiner Familie in einer für sie sehr schwierigen Situation begegnen, einfach anerkennen, wie schwierig die Situation ist. Der Entschluss, sich Zeit zu nehmen, um sich mit einem schwierigen Problem umfassend auseinanderzusetzen, ist absolut richtig. Das hat nichts mit Defätismus oder Vermeidungsverhalten zu tun, sondern ist ganz im Gegenteil ein Beweis dafür, dass die Gesundheitsfachleute die Probleme ernst nehmen und gewillt sind, angemessen und gewissenhaft mit ihnen umzugehen.

Palliativpflege findet immer in einem emotional aufgeladenen Kontext statt, in dem ständig schwierige ethische Entscheidungen zu treffen sind. In diesem Kapitel wurde versucht, einige der wichtigsten Probleme realistisch und einfach darzustellen und zu diskutieren. Die Gesundheitsfachleute sind verpflichtet, sich die entsprechenden Fähigkeiten anzueignen und weiterzuentwickeln; ihre Erfahrung, ihre Intuition und ihr rücksichtsvolles Verhalten sind für die Menschen in ihrer Obhut jedoch genauso wichtig.

Tipp:

Die Gesamtheit der Symptome lässt einen Dinge wahrnehmen, die man in der Ausbildung nicht gelernt hat.

9.6 Literatur

Beauchamp T., Childress J. (1994). *Principles of Biomedical Ethics*, 4th ed. New York: Oxford University Press.

Dworkin R. (1999). Life past reason. In *Bioethics: an anthology.* Oxford: Blackwell Publishing.

Kant I. (1993). *Grounding for the Metaphysics of Morals*, 3rd ed. Indianapolis: Hacket.

10. Die Vorteile eines umfassenden Versorgungsplans

Ich spüre eine Veränderung tief in mir
und eine immer größere Nähe zum Tod.

(George Eliot an ihrem 50. Geburtstag)

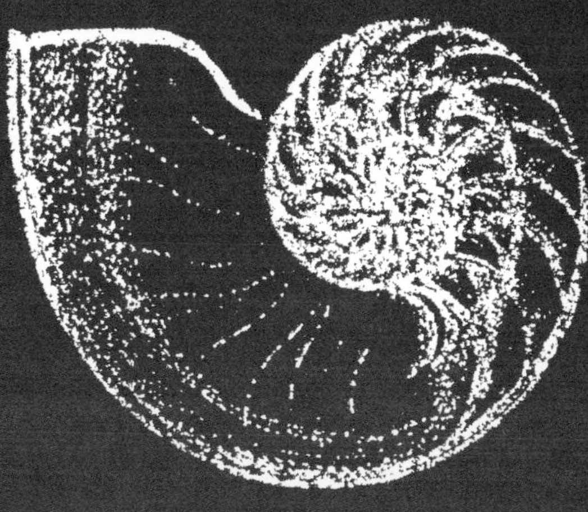

Krankenhäuser sind laute und geschäftige Orte und im Grunde genommen für Sterbende ungeeignet. Trotz großer Bemühungen vonseiten der Gesundheitsfachleute ist so etwas wie Privatsphäre kaum möglich. Manchmal gibt es Beschwerden über die Pflege am Lebensende, insbesondere über schlechte Kommunikation. Immer mehr Patienten wollen lieber zu Hause sterben. Die End of Life Care Strategy sieht vor, mit dem Patienten schon am Anfang seiner Krankheit zu besprechen, wo er gepflegt werden und sterben möchte. Es geht um das Thema vorzeitige Pflegeplanung, eine Auflistung der Wünsche und Präferenzen, die nicht rechtsverbindlich ist.

Ein erfahrener Gesundheitsexperte sollte versuchen, in einem offenen Gespräch mit dem Patienten dessen Wünsche und Präferenzen zu ermitteln, zu notieren und sie allen relevanten Parteien zuzuleiten. Die vorzeitige Pflegeplanung ist für den Gesundheitsexperten eine Gelegenheit, die geistigen Fähigkeiten des Patienten (Entscheidungen zu treffen) zu überprüfen und das Ergebnis zu dokumentieren; für den Patienten ist sie eine Chance, seine Wünsche aufzuzeichnen, bevor seine geistigen Fähigkeiten nachlassen. Möglich ist auch ein Advance Decision to Refuse Treatment document (eine Verfügung, in der der Patient seinen Verzicht auf eine Behandlung erklärt). Darin wird eine Behandlung unter bestimmten Bedingungen abgelehnt (eine Behandlung kann abgelehnt, aber nicht eingefordert werden). Sofern bestimmte Kriterien erfüllt werden, ist das Dokument rechtsverbindlich. Es tritt jedoch nur in Kraft, wenn der Patient nicht mehr entscheidungsfähig ist. Der Patient gilt als geistig kompetent, solange nichts Gegenteiliges erwiesen ist.

Die Aufzeichnung der Wünsche des Patienten ist ein wesentlicher Aspekt des Mental Capacity Act, der im Oktober 2007 in Kraft trat. Das Gesetz erweitert die Möglichkeiten für Patienten, frühzeitig zu planen und ihre Wünsche hinsichtlich ihrer zukünftigen Pflege festzulegen, falls sie nicht mehr in der Lage sein sollten, diesbezügliche Entscheidungen zu treffen. Darüber hinaus kann der Patient sein persönliches Wohlergehen durch eine unbefristete Vollmacht sicherstellen. Seine geistigen Fähigkeiten werden regelmäßig überprüft; der Patient kann durchaus fähig sein, einfache Entscheidungen zu treffen, nicht aber komplexe, und da eine Krankheit dynamisch verläuft, kann diese Fähigkeit variieren. Sie muss deshalb sorgfältig überprüft und dokumentiert werden. Alle rechtsverbindlichen Pläne oder Entscheidungen müssen beglaubigt und allen relevanten Betreuungspersonen und Gesundheitsexperten zugeleitet werden. Ein Gespräch über «advance care planning» bietet dem Patienten die Möglichkeit, mit Gesundheitsfachleuten, die ihn unterstützen können, über seine persönlichen Bedürfnisse und Präferenzen zu sprechen. Das fertige Dokument sollte allen an der Pflege des Patienten beteiligten Diensten zugeleitet werden, um sie über seine Prioritäten zu informieren. Seine Präferenzen und Entscheidungen werden dann nach Möglichkeit berücksichtigt.

Gespräche über die Pflege am Lebensende haben Vorteile; zum einen kann sichergestellt werden, dass Wünsche im Zusammenhang mit einer Organspende nach dem Tod mit den Angehörigen besprochen werden, die letztendlich ihre Einwilligung geben müssen; zum anderen haben die Patienten die Chance, ihre Angehörigen über ihre Wünsche im Hinblick auf die Bestattung zu informieren. Die Patienten können ihr Testament schreiben oder abändern und gleichgeschlechtliche Partner die Gesundheitsfachleute über die Art ihrer Beziehung aufklären, damit der Partner/die Partnerin nicht von der Pflege ihres Partners/ihrer Partnerin ausgeschlossen wird.

Es gibt nie den richtigen Zeitpunkt für ein Gespräch über Fragen, die das Lebensende betreffen und es wäre falsch zu denken, dass die betreffende Person das Thema nicht von sich aus anspricht. Viele Menschen tun dies in einem interaktiven Prozess, etwa einem Gespräch mit ihrem Arzt oder der Gemeindepflegenden, und dieser Prozess kann schon beginnen, bevor die Patienten eine lebensbedrohliche Krankheit entwickeln.

Bei der Betreuung eines Patienten mit einer chronischen Krankheit ist irgendwann absehbar, dass der Patient an seiner Krankheit sterben wird, auch wenn der Zeitpunkt noch nicht genau vorhersagbar ist. Es gibt verschiedene prognostische Instrumente, aber eins der besten ist «die Überraschungsfrage», die lautet: «Wäre ich überrascht, wenn dieser Patient in den nächsten 12 Monaten sterben würde?». Lautet die Antwort «nein», ist es an der Zeit, weitere Dinge zu klären, etwa wer mit dem Patienten über die Pflege im Lebensendstadium spricht, wie die Pläne dokumentiert werden und mit wem? Es gibt verschiedene Anlässe, ein solches Gespräch zu initiieren und manchmal helfen dabei Veränderungen der Situation, auf sozialer oder klinischer Ebene.

Fallbeispiel: *Sebastians Geschichte*

Ich besuchte Judith sehr gerne. Trotz ihrer 97 Jahre war in ihren Augen immer noch dieses Funkeln des jungen Mädchens, das einst hingebungsvoll tanzte. Sie trug stets elegante Kleidung mit passenden Ohrringen. Sie hielt ihr Zimmer im Pflegeheim in Ordnung und umgab sich mit ihren Lieblingsstücken. Sie erwähnte oft, wie traurig sie sei, dass sie keine Kinder bekommen konnte und ihre fünf Geschwister überlebt hatte. Dies hatte sie zu einem unabhängigen und einsamen Menschen gemacht. Wir hatten schon häufig offen über ihre nachlassende Gesundheit gesprochen und sie wusste, dass ihre Nieren und ihre Leber «nicht mehr so gut arbeiteten wie früher».

Als ich im Pflegeheim ankam, fiel mir sofort auf, wie ernst Judith war. Sie begrüßte mich herzlich und erkundigte sich interessiert nach meiner Familie; sie wusste noch alles, worüber wir beim letzten Besuch gesprochen hatten. Wir plauderten eine Weile und dann wurde sie schweigsam. «Was ist los, Judith?», fragte ich. «Oh, ich bin heute ziemlich aufgewühlt, Sebastian», antwortete sie. «Friederike aus dem Zimmer nebenan wurde letzte Nacht ins Krankenhaus gebracht, obwohl sie nicht wollte. Ich habe gerade erfahren, dass sie gestorben ist, als sie dort ankam. Das ist schrecklich. Das hat mir sehr zugesetzt, ich habe Friederike gut gekannt.» Ich sah, wie betroffen Judith war und ließ ihr Zeit, bis sie von selbst weiter sprach. «Ich will nicht wieder ins Krankenhaus, Sebastian, ich will hier bleiben, wenn es zu Ende geht.» Ich ergriff ihre zerbrechliche Hand und sagte sanft: «Judith, es tut mir leid, was mit ihrer Freundin passiert ist. Wenn Sie wollen, können wir ihre Wünsche besprechen und aufschreiben, damit Ihnen nicht das Gleiche passiert.» Judith schaute auf und sagte ruhig: «Aber das Pflegepersonal ruft immer einen Krankenwagen. Als ich mich bei ihnen nach Friederike erkundigt und ihnen gesagt habe, dass sie auf keinen Fall ins Krankenhaus wollte, antworteten sie, sie müssten einen Krankenwagen rufen!»

Judith glaubte offensichtlich, keine Kontrolle über ihre Situation zu haben und ihre übliche Ausgeglichenheit war großer Besorgnis gewichen. Ich versuchte, sie zu beruhigen und sagte: «Judith, wir können sehr viel tun. Wir können alle, die sich um Sie kümmern, informieren, dass Sie hier bleiben und nicht ins Krankenhaus wollen, wenn es zu Ende geht.» Ich fuhr fort: «Wenn Sie eine gefährliche Infektion hätten oder wenn es eine Behandlung gäbe, die Ihnen nach unserer Ansicht helfen könnte, würden wir Sie fragen, und wenn Sie dann einverstanden wären, nur zur Behandlung ins Krankenhaus zu gehen, würde ich alles in die Wege leiten und dafür sorgen, dass Sie so schnell wie möglich wieder hier wären.» Ich schwieg, während Judith über meine Worte nachdachte. «Wir werden Sie bestimmt nicht grundlos ins Krankenhaus schicken, Judith», fuhr ich fort. «Wir können gleich heute ein paar Formulare ausfüllen und ich werde mit dem Pflegepersonal und Ihrem Arzt sprechen, damit alle über Ihre Wünsche Bescheid wissen. Machen Sie sich keine Sorgen, Judith, wir können alles in Ihrem Sinn regeln.» Sie hörte aufmerksam zu, als ich fortfuhr. «Wir werden es nicht zulassen, dass etwas geschieht, was Ihnen nichts nützt. Wir werden Sie an Ihrem Lebensende hier behalten und dafür sorgen, dass Sie in Frieden sterben; für Damen in Ihrem Alter wäre eine Wiederbelebung viel zu anstrengend. Wir werden keinen Krankenwagen brauchen, Judith. Ich werde ein Formular ausfüllen, dass dies verhindert», versicherte ich ihr. «Können Sie das denn?», fragte Judith, «Wirklich?» «Ja, das kann ich, wir werden das zusammen machen und ich werde eine der Pflegepersonen bitten, dabei zu sein.»

Es dauerte nicht lange, die entsprechenden Formulare auszufüllen und die Pflegeperson zu informieren, die Judith betreute. Sie hatte schon von den Formularen gehört, sie aber noch nie benutzt. Judith und die Pflegeperson sahen zufrieden aus, als ich ging. An jenem Tag hatte ich das Gefühl, etwas Gutes getan zu haben.

Patienten in Wohn- und Pflegeheimen werden besonders häufig ins Krankenhaus gebracht und reanimiert, weil die Heimbetreiber einen Rechtsstreit vermeiden wollen. Eine gute und klare Dokumentation des Willens kann Probleme dieser Art verhindern. Es war richtig, dass Sebastian die Gelegenheit genutzt und die Pflegeperson aufgeklärt hat. Viele Gesundheitsfachleute wollen «das Richtige» tun, wissen aber nicht wie. Als Experte für Pflege im Lebensendstadium hat Sebastian die Gelegenheit sinnvoll genutzt. Viele Patienten und Pflegende in Pflegeeinrichtungen würden von einer Planung und Aufklärung profitieren, was die Pflege am Lebensende betrifft.

Wenn Gesundheitsfachleute glauben, dass die Lebenserwartung des Patienten weniger als 12 Monate beträgt oder wenn der Patient diesbezügliche Bedenken äußert, sollten sie seine Präferenzen und Wünsche ermitteln, was die Pflege während seiner Krankheit und an seinem Lebensende anbelangt. Bei spezialisierten Pflegefachpersonen Palliativpflege dürfte dies auf die meisten ihrer Patienten zutreffen, aber ein solches Gespräch muss auch nicht immer sofort oder bei einem einzigen Besuch stattfinden. Die folgenden Sätze helfen, das Gespräch zu steuern:

- Ich würde gerne wissen, was Ihnen wichtig ist oder was Ihnen viel bedeutet.
- Es ist wichtig, dass ich Ihre Wünsche aufschreibe, damit alle, die für Ihre Pflege zuständig sind, Bescheid wissen. Sind Sie damit einverstanden?
- Wo möchten Sie gepflegt werden, wenn es Ihnen nicht gut geht?
- Ich glaube Sie sind ein Mensch, der lieber zu Hause bleiben will; würden Sie am Ende Ihrer Krankheit lieber zu Hause bleiben?

Ist der Patienten dazu nicht in der Lage, weil er zu krank oder nicht bei Bewusstsein ist, sollten die Gesundheitsfachleute ein offenes und rücksichtsvolles Gespräch mit einem Angehörigen führen, damit sie gemeinsam mit der Familie im Interesse des Patienten handeln können.

Wenn die Möglichkeit besteht, sollten Sie mit dem Patienten über seine Wünsche sprechen und sie dokumentieren. Gegebenenfalls kann auch die Familie einbezogen werden.

Achten Sie stets darauf, ob sich die Situation des Patienten verändert hat und prüfen Sie, ob die Wünsche des Patienten sich verändert haben. Manche Patienten äußern anfangs den Wunsch, zu Hause zu sterben, ändern am Ende ihres Lebens aber ihre Meinung und wollen lieber ins Krankenhaus.

> *98 % der Menschen wollten wissen, ob sie sterben.*
> *60 % der Ärzte weigerten sich, es ihnen zu sagen.*
> *60 % der Menschen wussten es selbst.*
> (Elisabeth Kübler-Ross, *On Death and Dying*)

11. Schlechte Nachrichten überbringen

Schlechte Nachrichten sind was sie sind,
sie lassen sich nicht in gute verwandeln.

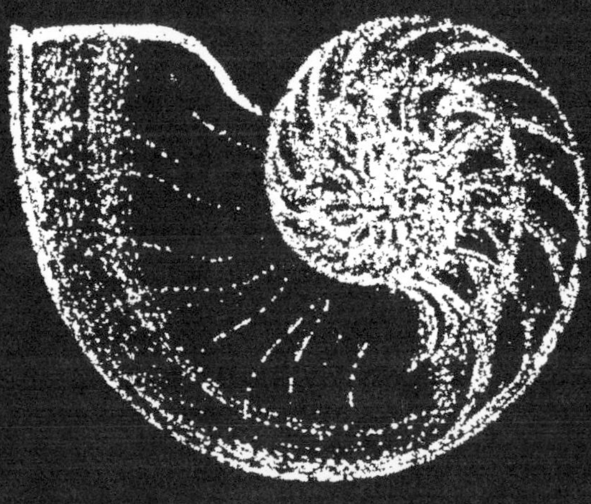

Wenn es darum geht, schlechte Nachrichten zu überbringen, spielt die Kommunikation eine entscheidende Rolle, wie bereits in dem Abschnitt über Kollusion erwähnt.

Dieses Kapitel präsentiert kein Modell, sondern beschäftigt sich mit den Themen und Fähigkeiten, die mit Blick auf die Kommunikation schlechter Nachrichten von Bedeutung sind. Im Fokus stehen ausschließlich typische Situationen aus dem Bereich der Palliativpflege. Dabei spielt es keine Rolle, ob ein anderer erfahrener Gesundheitsexperte die Erstdiagnose bereits mitgeteilt hat.

11.1 Wer erfährt die schlechte Nachricht zuerst, die Patienten oder die Familie?

Die Nachricht kann dem Patienten oder der Familie mitgeteilt werden. Was die medizinische Situation anbelangt, sollte der Patient vor der Familie informiert werden; er hat ein moralisches Anrecht darauf und dem müssen die Gesundheitsfachleute gerecht werden. Andere ohne Einverständnis des Patienten, der bei klarem Verstand ist, zuerst zu informieren, ist unethisch und widerspricht dem professionellen Verhaltenskodex.

Die schlechte Nachricht wird zuerst dem Patienten und dann der Familie oder dem Patienten in Gegenwart seiner Familie mitgeteilt, falls er einverstanden ist. Familie bedeutet hier die von dem Patienten ausgewählte(n) Person oder Personen.

11.2 Wer überbringt die schlechte Nachricht?

Es gibt kein Gesetz, in dem steht, dass schlechte Nachrichten von einem Arzt überbracht werden müssen. Aus klinischer Sicht macht es jedoch Sinn, dass ein Arzt dies übernimmt, denn oft haben der Patient und seine Familie Fragen im Zusammenhang mit der Behandlung, die nur ein erfahrener Arzt beantworten kann. Somit ist er am besten für dieses schwierige Gespräch geeignet. Dank der multidisziplinären Zusammenarbeit steht heute jedoch nicht mehr von vorneherein fest, wer die schlechte Nachricht überbringt. Oft verfügen auch erfahrene Pflegepersonen oder spezialisierte Pflegefachpersonen über entsprechende Kenntnisse und Fähigkeiten.

Es gilt zu überlegen: Wer hat solche Fähigkeiten? Wer hat die engste Beziehung zu dem Patienten? Welche Informationen müssen überbracht werden? Wo ist der Patient? Im Krankenhaus oder zu Hause, und wenn Letzteres zutrifft, ist er körperlich in der Lage, ins Krankenhaus zu kommen? Die Entscheidung, wer die schlechte Nachricht überbringen soll, ist wichtig. Häufig sind es Gesundheitsfachleute außerhalb des Krankenhauses, etwa der Hausarzt oder die Gemeindepflegende, die den Patienten am besten kennen und daher für ein solches Gespräch optimal geeignet sind.

11.3 Wo wird die schlechte Nachricht überbracht?

Überlegt werden muss auch, wo die schlechte Nachricht überbracht werden soll. Ein eigens für diese Zwecke eingerichteter Raum, eine ideale Situation also, gibt es nicht überall, aber das «Wie» ist in einer solchen Situation ohnehin immer von größerer Bedeutung als das «Wo». Erleben die Patienten das «Wie» als traumatisch, erinnern sie sich nur an «Äußerlichkeiten». Spezialisierte Pflegefachpersonen der Palliativpflege stehen am Ende der Reise des Patienten und hören oft Beispiele für schlechte Kommunikation, wie beispielsweise «Er stand da, mit der Hand auf der Türklinke» oder «Wir wurden in einen kleinen grünen Raum geführt.», aber auch das Gegenteil: «Er war sehr freundlich und brachte es uns schonend bei» oder «Obwohl er gerade seine Stationsrunde machte und eigentlich gar keine Zeit hatte, nahm er sich Zeit für uns». Nicht das «Wo» prägt sich dem Gedächtnis ein, sondern das «Wie». Man kann eine schlechte Nachricht auf einem belebten Flur gut überbringen, aber auch schlecht in einem ruhigen Raum mit Lampen, Stoffen und Duftschalen.

Ein besonderer Raum hat jedoch auch Nachteile, denn manche Patienten wurden schon häufig stationär behandelt und kennen die Arbeitsweise der Teams und Stationen leider sehr gut. Der Gang in den «besonderen Raum» oder das Erscheinen einer Pflegeperson im Sprechzimmer hat natürlich etwas zu bedeuten. In Krankenhäusern sind Botschaften dieser Art oft nicht zu vermeiden, und es ist sicher besser, eine schlechte Nachricht im Ambulanzbereich zu überbringen als auf der Stationsrunde. Patienten, die stationär behandelt werden, tragen in der Regel ein Nachthemd oder einen Schlafanzug, was sich nicht gerade positiv auf ihre Selbstsicherheit und ihr Verhalten auswirkt; andererseits ist Privatsphäre, bedingt durch die Nähe der anderen Patienten und des Personals, kaum möglich. Hinzu kommt der Arzt und in seinem Gefolge mehrere Assistenzärzte – eine klinische Notwendigkeit. Der Arzt im Ambulanzbereich oder der niedergelassene Arzt nimmt sich dagegen Zeit für den Patienten, der sich in seiner normalen Kleidung und in einer Umgebung, die mehr Privatsphäre erlaubt, deutlich wohler fühlt.

Schwierige Gespräche finden aus den bereits genannten medizinischen Gründen – schlechter Gesundheitszustand und mangelnde Mobilität –, die besonders auf Palliativpflegepatienten zutreffen, oft in der häuslichen Umgebung des Patienten statt. Das ist angenehmer, praktischer und daher sinnvoller.

11.4 Persönliches Gespräch oder Telefonat?

Manchmal stehen Gesundheitsfachleute vor der Entscheidung, die schlechte Nachricht telefonisch zu überbringen. Dabei müssen sie geltende Richtlinien und die jeweilige Situation berücksichtigen. Ein Beispiel: Angehörige, die mit dem Tod des Patienten rechnen, bitten manchmal darum, nicht in der Nacht, sondern erst am nächsten Morgen angerufen zu werden. Dies wird meistens schon vorher vereinbart. Wenn die Familie weiß, dass der Patient nicht mehr lange zu leben hat, aber nicht mit einem «so schnellen» Tod rechnet, entscheiden sich Gesundheitsfachleute manchmal doch, sie telefonisch zu informieren, besonders dann, wenn sie nicht in der Nähe wohnt.

Fallbeispiel: *Susannes Geschichte: Überbringen der schlechten Nachrichten am Telefon*

«Frau Klaas, hier ist Susanne, die Pflegeperson von der Station.»
«Ich wollte gerade anrufen und fragen, wie es ihm geht.»
«Leider ging es ihm heute Morgen sehr schlecht. Ist Ihr Sohn auch da?»
«Oh je! Ja, Paul ist gerade gekommen; wir wollten uns gleich auf den Weg machen.»
«Es tut mir sehr leid, Frau Klaas, Uwes Zustand hat sich heute Morgen ganz plötzlich sehr verschlechtert und er ist vor ein paar Minuten gestorben.»
Schweigen Sie und lassen Sie die Nachricht auf den Gesprächspartner wirken.
«Ach du lieber Gott, oh nein» (Frau Klaas weint und informiert ihren Sohn unter Tränen).
«Frau Klaas, Uwe ist schnell und friedlich gestorben und er war nicht allein. Ich war bei ihm und ich werde nach ihm sehen, bis Sie hier sind. Lassen Sie sich Zeit, er ist nicht allein.»
Pause.
«Alles in Ordnung, Frau Klaas? Es ist ein Schock, auch wenn wir wussten, dass es zu Ende geht.»
«Oh je, der arme Uwe.»
«Kann ich Paul sprechen?»

«Ja, meine Liebe, ich hole ihn. Paul, Susanne möchte dich sprechen.»
«Es tut mir sehr leid, Paul, es ging alles so schnell; ihr Vater war ganz ruhig. Ich habe gerade schon Ihrer Mutter gesagt, dass Sie sich Zeit lassen können – wir sind bei Ihrem Vater. Ich möchte nicht, dass Sie über die Autobahn rasen.»
«Ich bin froh, dass Sie uns informiert haben, weil wir genau das getan hätten. Wir werden jetzt versuchen, uns etwas zu beruhigen und uns dann auf den Weg machen.»
«Wir sehen uns dann hier, und lassen Sie sich Zeit, er ist in guten Händen.»

Susanne hat vernünftig und rücksichtsvoll gehandelt. Da Susanne Frau Klaas kannte, konnte sie die Vor- und Nachteile ihrer Entscheidung einschätzen. Auch wenn die Fachpersonen, die Sterbende pflegen, häufig solche Entscheidungen treffen müssen, handeln sie stets nach bestem Wissen und Gewissen. Uwes Familie hätte sich natürlich beeilt, um bei ihm zu sein, wenn er stirbt; hätte sie bei ihrer Ankunft dann erfahren, dass Uwe zum Zeitpunkt des Anrufs schon tot war, wäre dies wahrscheinlich eine grausame Erfahrung für sie gewesen. Dass Susanne von Uwe spricht, als sei er ein pflegebedürftiger Mensch und keine Leiche, zeugt von Respekt und rücksichtsvollem Verhalten. Auch wenn Uwe klinisch tot war, so war er für Frau Klaas und Paul immer noch eine Person. Auch Bestattungsinstitute sprechen so von den Verstorbenen und das macht sehr viel aus.

11.5 Signale

Im klinischen Alltag gibt es Dinge, die für die Funktion von Krankenhäusern und Kliniken wichtig sind und viele davon sind unverzichtbar, auch wenn es um das Überbringen schlechter Nachrichten geht. Gesundheitsfachleute sollten bewusst darauf achten, welche Signale sie aussenden. Ein Signal wäre beispielsweise der Titel auf dem Schild, beispielsweise spezialisierte Pflegefachperson, Macmillan nurse oder der Name eines Hospizes. Gesundheitsfachleute können dies nur registrieren und sich bewusst machen, dass in einer Umgebung, die sie als völlig normal empfinden, auf diese subtile Art Informationen vermittelt werden. Während die Gesundheitsfachleute ihrer Arbeit nachgehen und sich mit der Kunst und den wissenschaftlichen Aspekten ihres Berufs befassen, registrieren ihre Patienten und deren Familien sehr genau alle Informationen in ihrer Umgebung und versuchen oft, die für sie beängstigende Situation zu deuten. Gesundheitsfachleute, die sich dem Patienten auf eine verständliche Art vorstellen oder sich entgegenkommend verhalten, helfen, diese Ängste abzubauen. Der Patient weiß dann, dass die Gesundheitsfachleute zwar weder an den Tatsachen noch an der Umgebung etwas ändern können, aber dass sie ihn rücksichtsvoll behandeln werden und dies prägt sich stärker ein als alles andere.

In der Palliativpflege beeinträchtigen schlechte Nachrichten – wie beispielsweise Erstdiagnose, Diagnose eines Rezidivs, Einstellung der Behandlung und negative Ergebnisse für die Berufsausübung, Ernährung, Mobilität oder Sexualfunktion – häufig die Zukunftsperspektiven des Patienten. Doch was für den einen Patienten eine schlechte Nachricht ist, kann für einen anderen, so seltsam es klingt, eine Erleichterung sein. Das Spektrum der normalen Reaktionen ist groß.

11.6 Wie schlechte Nachrichten kommuniziert werden

Nach dem «Wer», «Wo» und «Was» geht es nun um das Wichtigste, das «Wie».

Es gibt eine Reihe von hilfreichen Modellen, an denen Gesundheitsfachleute sich orientieren können. Doch das Überbringen schlechter Nachrichten erfordert bestimmte Fähigkeiten und keine Räume oder Modelle. Letztere sind wertvolle pädagogische Instrumente. Gute Manieren und rücksichtsvolles Verhalten sind bei Gesprächen dieser Art von zentraler Bedeutung. Rücksichtsvolles Verhalten drückt sich sowohl in der Körpersprache als auch in der verbalen Sprache aus. Eine Körperhaltung, die Offenheit signalisiert, eine ruhige Stimme und ein freundliches Gesicht sagen mehr als Worte es je könnten. Patienten merken, ob die Gesundheitsfachleute Zeit für sie haben oder nicht, zu eindeutig sind die Signale, die verraten, dass sie mit anderen Dingen beschäftigt sind. Daher sollten Gesundheitsfachleute diese Signale kennen und versuchen, den Patienten nicht diesen Eindruck zu vermitteln.

Gesundheitsfachleute sollten schlechte Nachrichten immer im Sitzen kommunizieren; auf diese Art signalisieren sie, dass sie Zeit haben (oft ist es nicht viel) zum Zuhören und Reden. Probleme sind schwer, zu schwer, um emporgehoben zu werden; Patienten oder Betreuungspersonen fällt es viel leichter, sie vor einem Gesundheitsexperten auszubreiten, der sitzt. Dabei spielt es keine Rolle, ob er auf dem Boden, auf der Bettkante, auf dem Stuhl oder wo auch immer sitzt, es hilft und hat einen entscheidenden Einfluss darauf, wie der Patient das Gespräch wahrnimmt und erinnert. Niedergelassene Gesundheitsfachleute signalisieren dem Patienten, dass sie Zeit für ihn haben, indem sie beim Betreten seines Hauses ihren Mantel ablegen. Einem Patienten das Gefühl zu vermitteln, der einzige zu sein, ist eine Kunst, und der Weg dahin führt über einfache Gesten.

11.6.1 Die Vorbereitung auf das Überbringen schlechter Nachrichten

Planung ist in allen Bereichen der klinischen Versorgung wichtig, erst Recht wenn es um die Kommunikation schlechter Nachrichten geht. Planung bedeutet hier, dass die Gesundheitsfachleute alle relevanten Fakten kennen und wissen, wessen Anwesenheit der Patient bei dem Gespräch wünscht. Diese Vorbereitung ist wichtig und sie dient auch der Klärung, was der Patient weiß und wie viele Informationen er wünscht.

Ist dies aus irgendeinem Grund nicht möglich, helfen konkrete Fragen weiter, «Wie empfinden Sie die momentane Situation» oder «Patienten in Ihrer Situation fragen sich oft …» oder der direkte Weg: «Patienten sind sehr unterschiedlich – die einen wollen alles wissen, die anderen nur das Nötigste und wieder andere wollen nur dann informiert werden, wenn sie fragen. Ich wüsste gerne, zu welcher Kategorie Sie gehören, also wie viel Information Sie von mir wünschen.» Gewöhnlich beantworten die Patienten diese Frage offen und liefern den Gesundheitsfachleuten damit Anhaltspunkte für die weitere Kommunikation. Dies sind wertvolle Hinweise für einen Gesundheitsexperten, der einem Patienten bei der ersten Begegnung schlechte Nachrichten überbringen muss.

Da die klinischen Probleme der Patienten oft komplex sind, muss unter Umständen ein anderer Spezialist hinzugezogen werden. Im Rahmen offener und vertraulicher Gespräche hat der Gesundheitsexperte Gelegenheit, den Patienten darauf hinzuweisen, dass er seine Fragen stets ehrlich beantworten und dass er nur mit seiner Erlaubnis mit der Familie über seine Situation sprechen wird, falls sic Fragen stellen sollte. Der erste Teil des Hinweises warnt den Patienten, dass er auf jede Frage eine ehrliche Antwort bekommt und mit dieser Information kann er sich entscheiden, keine Fragen zu stellen, auf die er Antworten bekommt, die er nicht hören möchte. Der zweite Teil des Hinweises erspart dem Gesundheitsexperten künftig viel Zeit und klärt von Anfang an die Wünsche des Patienten, was die Kommunikation mit seiner Familie betrifft.

Nachdem die Einstellung des Patienten und sein Informationsbedarf geklärt sind, sollte der Gesundheitsexperte ihm langsam, deutlich und in einer verständlichen Sprache die Nachricht mitteilen. Was dem Gesundheitsexperten völlig geläufig ist, hat der Patient oft noch nie gehört; der Begriff «Herzinsuffizienz» ist ein gutes Beispiel dafür. Palliativpflegepatienten haben leider lebensbedrohliche Krankheiten, also Krankheiten, die voranschreiten und an denen sie sterben werden. Sie werden sterben, nicht verscheiden, den Kampf verlieren oder entschlafen. Die Palliativpflege fordert völlig zu Recht von den Gesundheitsfachleuten in diesem Bereich, dass sie in der Lage sein müssen, mit diesen Fakten umzugehen und sie rücksichtsvoll, verständlich und offen zu kommunizieren, wenn die Situation es erfordert.

Die gute Vermittlung einer schlechten Nachricht kann einen großen Einfluss auf die Entscheidungen des Patienten und seiner Familie haben. Vielleicht muss ein Testament aufgesetzt oder korrigiert werden, ein Urlaub oder eine Hochzeit muss eventuell abgesagt oder vorverlegt werden. Die Familie wird mit einer Fülle von Veränderungen und Problemen konfrontiert. Gesundheitsfachleute können die Fakten nicht ändern oder die emotionalen Reaktionen auf schlechte Nachrichten verhindern. Sie haben lediglich die Aufgabe, Informationen zu geben, die gewünscht und gebraucht werden, damit der Patient und seine Familie eigene Entscheidungen treffen und sich der Situation besser anpassen können, als es ihnen ohne die Informationen möglich gewesen wäre.

Fallbeispiel: *Johannas Geschichte: Angeborenes Talent*

Ich war viele Jahre spezialisierte Pflegefachperson und verfolge jetzt mit Freude, wie sich die Karriere meiner Tochter, einer qualifizierten jungen Pflegeperson, entwickelt. Sie will auf keinen Fall in der Palliativpflege arbeiten, wie sie mir regelmäßig versichert, wenn sie mir Geschichten von den Stationen erzählt, wie auch ich sie meiner Mutter erzählt habe. Ich musste lächeln bei dem folgenden Gespräch. «Mama, heute hatten wir eine Frau, die lag im Sterben und ihre Tochter saß den ganzen Tag an ihrem Bett. Ihr Vater ist schon gestorben und sie ist mit ihren drei kleinen Kindern ganz allein. Sie hat mich gefragt, was sie tun soll, ob sie bleiben oder eine Betreuung für ihre Kinder organisieren soll. Es war klar, dass ihre Mutter im Sterben lag. Sie tat mir so leid und deshalb bat ich einen der Ärzte, die ihre Mutter kannten, zu ihr zu gehen und ihre Fragen zu beantworten, damit sie ihre Kinder unterbringen und bei ihrer Mutter bleiben konnte. Als der Arzt aus dem Zimmer kam, erkundigte ich mich, was er ihr gesagte hatte. Er erwiderte, er habe ihr auf die Frage, ob ihre Mutter im Sterben liege, geantwortet, dass jeder stirbt. OK? Sagte er und wollte gehen!!! Nein!!, sagte ich, dass ist nicht OK, Sie haben die Pflicht, ihr die Wahrheit zu sagen, um die sie gebeten hat, damit sie die richtige Entscheidung treffen kann. Sie braucht Ihren Rat und Ihr Verständnis, das ist Ihr Job, und ich bleibe hier stehen und lasse Sie nicht eher durch, bis Sie zurückgehen und Ihren Job machen und erst dann ist es OK.»

Ich lächelte sie an, woraufhin sie erwiderte «Ich werde nicht in die Palliativpflege gehen, ich bin nicht wie du.» Und ob du das bist, dachte ich.

Johannas Tochter ist jung; eine ältere Pflegeperson mit mehr Erfahrung wäre sicher höflicher gewesen, hätte aber hoffentlich genauso entschieden die schlechte Kommunikation beanstandet, deren Auswirkungen kurz- und langfristig negative Konsequenzen für Patienten und ihre Familien nach sicht ziehen. Es kommt in der Palliativpflege nicht selten vor, dass Gesundheitsfachleute versuchen, den durch schlechte Kommunikation angerichteten Schaden wettzumachen.

Fallbeispiel: *Josefs Geschichte: Eine schlechte Nachricht gut vermitteln*

Manchmal habe ich das Gefühl, dass ich den ganzen Tag mit schlechten Nachrichten zu tun habe, wenn ich mit Krankenakten unter dem Arm herumlaufe. Heute war so ein Tag. Gerald war der Inbegriff eines liebenswürdigen alten Knaben, einer von der Art, der sein Leben lang geraucht hat und gern «das Kind beim Namen nennt». Ich mochte ihn und seine Söhne von Anfang an. Seine Symptome ließen mich das Schlimmste befürchten und die Ergebnisse sämtlicher Untersuchungen bestätigten meine Befürchtungen. Das Gespräch mit Gerald war nicht das erste, bei dem ich eine schlechte Nachricht überbringen musste, aber es war das erste Mal bei Gerald.

«Hallo Gerald, Sie sehen aber heute elegant aus.» Ich begrüßte ihn vor dem Sprechzimmer und führte ihn und seine beiden Söhne in den Raum. Die Lung Cancer Nurse führte sie zu ihren Stühlen und lächelte sie freundlich an. «Ich bin Katie», sagte sie, «Ich bin eine von den spezialisierten Pflegefachpersonen und arbeite mit Dr. David zusammen.» Gerald erwiderte ihr Lächeln und gab ihr die Hand. «Wie fühlen Sie sich, Gerald?» fragte ich als Erstes. «Erschöpft», antwortete er sofort. «Erschöpft und appetitlos, ich verliere an Gewicht und meine Jungs drängen mich zu essen, aber ich kann einfach nicht.» «Das ist nichts Ungewöhnliches, Gerald, darüber können wir später reden. Wie geht es mit dem Atmen?» fragte ich. «Manchmal nicht so gut. Ich bin schnell außer Atem, besonders beim Treppensteigen», fügte er hinzu. «Mmm, Sie sind anscheinend auch jetzt etwas kurzatmig, Gerald, wir wollen Sie mal abhören.» Ich stand auf, um Gerald zu untersuchen. Er befolgte meine Anweisungen akribisch und gab sich die größte Mühe beim Ein- und Ausatmen, um den vermeintlichen Test zu bestehen. «Ich habe Ihre Untersuchungsergebnisse vorliegen, Gerald, auch das von der Bronchoskopie und bin nicht erstaunt über Ihre Symptome. Ich fürchte, ich habe keine guten Nachrichten. Das, was auf Ihrer Röntgenaufnahme zu sehen war und worüber wir gesprochen haben, ist definitiv Krebs und er hat auch Ihre Leber befallen.» Ich ließ die Information wirken und sah, wie die Drei Blicke austauschten, als hätten sie dies bereits befürchtet und seien von der Information völlig gelähmt.

Sie schwiegen einige Minuten und ich ließ ihnen Zeit, bevor ich weiter sprach. «Wie fühlen Sie sich jetzt, Gerald?», fragte ich ruhig. «Ich hatte schon so eine Ahnung, Herr Doktor, Sie hatten mich ja vorgewarnt, als Sie die Röntgenaufnahme gesehen haben und ich wusste, dass etwas nicht stimmt. Muss ich eine Chemotherapie machen? Ehrlich gesagt, bin ich nicht besonders begeistert von dieser Vorstellung; Bruno hatte auch eine und nachher ging es ihm schlechter.» «Tut mir leid, Gerald, aber die Situation ist ernst, es ist ein großer Krebsknoten und eine Chemotherapie kann Ihnen helfen; sie kann Ihre Symptome deutlich verbessern», erwiderte ich und schwieg wieder, während die drei Blicke austauschten. «Ich habe darüber nachgedacht, Herr Doktor, und ich will keine Chemotherapie. Meine Familie und ich, wir sind uns einig, wir sind absolut gegen eine Chemotherapie. Auch Sie können mir nicht garantieren, dass ich dadurch Zeit gewinne, oder?» fragte er. «Nein Gerald, das kann ich nicht», antwortete ich ehrlich. «Es kann sein, aber garantieren kann ich es nicht, nein. Aber, wie gesagt, die Chemotherapie kann dazu beitragen, dass Sie sich besser fühlen, weil Sie dann besser atmen können», fügte ich hinzu. «Herr Doktor, ich will keine, danke», wiederholte er. «Ich weiß, dass Sie alle Ihr Bestes tun, aber ich will wirklich nicht.»

Eine Weile herrschte Schweigen; ich sah Gerald an, dass er etwas sagen wollte. Er schaute auf, sah mich an und fragte, « Herr Doktor, lohnt es sich für mich noch, neue Schuhe zu kaufen?» Ich lächelte ihn an. Ich wusste, was er meinte, aber ich wusste aus Erfahrung, dass es ratsam war, nachzuhaken. «Gerald, wenn Sie neue Schuhe wollen, kaufen Sie sich welche und freuen Sie sich darüber. Oder möchten Sie eigentlich nur wissen, wie lange Sie noch zu leben haben? Manche Patienten möchten es wissen und manche wollen lieber von einem Tag zum anderen leben. Ich werde Ihre Fragen ehrlich beantworten», versicherte ich ihm. «Ich bin für die Wahrheit, Herr Doktor, ich will wissen, wie viel Zeit mir noch bleibt» fügte er erklärend hinzu. Er hatte eine klare Frage gestellt, die eine ehrliche Antwort verdiente. «Nach meiner Erfahrung bleiben Ihnen noch ein paar Monate. Genau kann ich es allerdings nicht sagen, Gerald.»

«Danke, Herr Doktor, ich will die Wahrheit wissen, damit ich meine Angelegenheiten regeln kann», sagte er. «Gerald, regeln Sie Ihre Angelegenheiten und dann vergessen Sie alles wieder, niemand stirbt eher, bloß weil er sein Testament gemacht hat; ich habe das auch gemacht. Sie würden ohnehin immer daran denken, bis es erledigt ist. Genau zu wissen, wann Sie sterben werden, nachdem Sie Ihre Angelegenheiten geregelt haben, wie Sie sagen, ändert nichts an der Situation. Danach sollten Sie Ihr Leben, die Zeit mit Ihren Söhnen und Ihre neuen Schuhe möglichst genießen», riet ich ihm.

Geralds Söhne schwiegen, hörten aber aufmerksam zu. Ihre Körpersprache sagte mir, dass sie keine Fragen hatten. Sie konzentrierten sich auf ihren Vater, nicht auf mich. Ich wandte mich wieder an Gerald. «Gerald, viele Menschen in Ihrer Situation fragen sich, wie es ihnen wohl gehen wird, wenn die Krankheit weiter voranschreitet. Sie auch?» «Ja», sagte Gerald, «Was kommt jetzt auf mich zu, werde ich Schmerzen haben?» Ich lächelte Gerald an und sagte, «Gerald, ich weiß nicht auf alles eine Antwort und ich kann auch nicht genau sagen, wie Sie sich fühlen werden, aber ich weiß natürlich, was in solchen Fällen passiert. Ich werde Ihnen erklären, was wir tun können, das ist der Sinn dieses Gesprächs, zu erklären, was wir tun können und tun werden. Die Luft gelangt nicht so gut in Ihren rechten Lungenflügel wie sie sollte, das ist die Ursache für Ihre Atemnot, Gerald, und bevor Sie gehen, werde ich Ihnen ein Medikament aufschreiben, damit Sie besser Luft bekommen. Die Pflegefachperson wird Ihnen gleich mehr dazu sagen. Dass Sie erschöpft sind, ist normal bei Ihrer Krankheit, und im Laufe der Zeit werden Sie auch feststellen, dass Sie mehr Ruhe brauchen. Sie werden merken, dass Ihnen Dinge, die Sie vor einem Monat noch konnten, schwerer fallen. Sie werden nach und nach die Veränderungen spüren, Gerald, es ist, als würden die neuen Schuhe, die Sie kaufen werden, immer schwerer. Katie wird auch darüber mit Ihnen sprechen; aber es gibt Möglichkeiten, wie Sie Ihre Kräfte mit ein paar nützlichen Tipps erhalten können. Sie müssen häufig kleine Mahlzeiten zu sich nehmen; es ist typisch für Ihre Krankheit, dass Sie wenig Appetit haben, und große Mahlzeiten sind nicht die Lösung. Essen Sie das, was Ihnen schmeckt, aber kleine Portionen und das möglichst oft. Schmerzen sind meistens kein Problem, Gerald, und falls doch, können Ihr Hausarzt und die Gemeindepflegende Ihnen helfen. Katie wird mit ihnen sprechen und sie über unser heutiges Gespräch informieren, und wenn es Probleme gibt, können sie sie anrufen und sie wird dann mit mir sprechen. Wenn Sie Probleme mit dem Atmen haben oder häufig husten müssen, sprechen Sie mit Katie, eine Strahlentherapie kann in dem Fall helfen. Das ist keine Chemotherapie, sondern eine Behandlung mit Röntgenstrahlen, das geht schnell und hilft meistens gut. Gerald, denken Sie immer daran, dass wir einige Möglichkeiten haben und dass es Medikamente und Menschen gibt, die helfen können.»

Ich schwieg und ließ ihnen Zeit, die Informationen zu verarbeiten. «Katie wird mit Ihnen nach nebenan gehen und Ihnen weitere Informationen geben. Sie haben dann auch die Gelegenheit, Fragen zu stellen. Haben Sie jetzt noch

Fragen an mich?» Gerald rieb sich das Kinn und erwiderte, «Ich glaube nicht, Herr Doktor, und danke, dass Sie mir die Wahrheit gesagt haben. Sehen wir uns noch?» «Ja», sagte ich. «Katie kümmert sich um einen Termin und um das Rezept für ein Medikament, damit Sie besser atmen können.» Da Gerald anscheinend fertig war, wendete ich mich an seine Söhne und fragte, ob sie noch Fragen hätten. «Kann er denn noch in den Klub gehen und ein Bier trinken? Das tut er sehr gerne», fragte sein Sohn. Ich lächelte und antwortete, «Das soll er unbedingt tun, solange er kann. Leben Sie weiter so normal wie möglich, Gerald. Katie geht jetzt mit Ihnen nach nebenan.» Wir gaben uns die Hand, sie bedankten sich und gingen.

Man kann sich nicht gut fühlen, wenn man schlechte Nachrichten überbringen muss. Aber wenn ich rückblickend sagen kann, dass es nichts gibt, was ich hätte besser machen können, dann habe ich gute Arbeit geleistet.

Josefs Geschichte weist alle Elemente auf, die erforderlich sind, um eine schlechte Nachricht gut zu vermitteln. Josef war gut vorbereitet, er kannte alle Fakten, hat sich vergewissert, wie viel Gerald wirklich wissen wollte und ihm die Möglichkeit gegeben, seine Gefühle zu äußern. In allen Modellen und Leitlinien sind diese beiden Punkte die wichtigsten, wenn es um die Vermittlung schlechter Nachrichten geht. Darüber hinaus hat er sich verständlich ausgedrückt und die Wörter Krebs und sterben benutzt. Aufgrund seiner klinischen Erfahrung und Kenntnisse hat er den Patienten und seine Familie von sich aus aufgefordert, Fragen zu stellen.

Obwohl Gerald und seine Söhne Stil und Tempo des Gesprächs bestimmt haben, hat Josef seine Untersuchung durchgeführt und seine klinischen Ziele erreicht. Am Ende des Gesprächs hatte Gerald alle relevanten Informationen: seine Fragen waren beantwortet und er war über die nächsten Schritte und sämtliche Unterstützungsmöglichkeiten informiert.

Das Schweigen dient folgendem Zweck: Wenn Patienten oder ihre Familie schweigen, überlegen sie meistens, was sie als Nächstes sagen sollen und welche Fragen sie stellen können. Manche Gesundheitsfachleute tun sich schwer damit, besonders wenn sie eine schlechte Nachricht überbracht haben; die Versuchung ist groß, etwas Freundliches oder Tröstliches zu sagen, aber es hilft den Patienten und ihrer Familie mehr, wenn sie die Möglichkeit bekommen, die Nachricht zu verarbeiten und sich Fragen zu überlegen beziehungsweise ihre Gefühle zu äußern.

Josef ist in dem Gespräch sehr geschickt auf Gerald eingegangen. Er hatte schon bei einer früheren Gelegenheit mit Gerald über die auffällige Röntgenaufnahme gesprochen und dabei offenbar angedeutet, dass es sich bei dem Knoten um Krebs handeln könnte. Gerald war somit vorgewarnt.

Josef hat sich in dem Gespräch hauptsächlich auf die klinische Situation konzentriert, insbesondere auf die Unterstützungsmöglichkeiten. Genau darauf kommt es bei der Kommunikation in der Palliativpflege an: den Patienten und ihre Familien in einer Situation, die ihnen ausweglos erscheint, Unterstützungsmöglichkeiten aufzuzeigen.

11.6.2 Potenzielle Schwierigkeiten

Manchmal entsteht ein Konflikt zwischen Kollusion und dem Überbringen schlechter Nachrichten: wenn der Patient darum bittet, die anderen Familienmitglieder nicht zu informieren. Das ist natürlich sein gutes Recht, aber Gesundheitsfachleute, die die potenziellen Konsequenzen solcher Wünsche kennen, sollten einschreiten und den Patienten über die Folgen seiner Bitte aufklären.

Eltern fällt es in der Regel besonders schwer, ihren Kindern die Wahrheit zu sagen und die meistens versuchen instinktiv, sie so lange es geht zu schützen. In einer Situation, in der ihnen ihre eigenen Emotionen genug zu schaffen machen, schrecken sie davor zurück, sich auch noch mit den Gefühlen anderer zu belasten und Kollusion ist ein Versuch, dies zu vermeiden. Die Eltern realisieren nicht, welche Auswirkungen dies auf ihre Kinder hat. Kinder brauchen ehrliche, einfache Antworten auf ihre Fragen, aber man muss kleinen Kindern keine Informationen geben, nach denen sie nicht fragen. Wenn sie etwas nicht verstehen, werden sie Fragen stellen. Man muss ihnen natürlich erklären, warum die Mama im Krankenhaus ist. Kinder, egal in welchem Alter, sollten vor allem wissen, dass Ärzte und Krankenhäuser Menschen in einigen Fällen helfen können und in anderen nicht. Dies macht ihnen zwei sehr wichtige Dinge bewusst: zum einen, dass kranke Menschen nicht immer geheilt werden können. Dieses Wissen bereitet sie auf die traurigen Gespräche vor, die vielleicht später geführt werden müssen. Zum anderen, dass Heilung und Behandlung auch möglich sind. Dies beruhigt sie, auch für den Fall, dass noch jemand in ihrem Umfeld erkrankt. Die Eltern können sie dann an dieses Gespräch erinnern. Kinder, die den Tod eines nahen Angehörigen oder Freundes erlebt haben, befürchten sofort, dass jeder, der krank wird oder Krebs bekommt, sterben muss. Es ist sehr wichtig für sie zu wissen, dass dies nicht immer so ist.

Besonders Teenager mit einem unheilbar kranken Elternteil brauchen eindeutige Informationen. Sie sind oft mit sich selbst beschäftigt, um den Übergang vom Kind zum Erwachsenen zu bewältigen. Eltern wissen, dass

Teenager sich in dieser Phase oft von ihnen abwenden, distanziert und schwer zugänglich sind, weil sie in einer Zwischenwelt leben; sie sind keine Kinder mehr, die Unterstützung brauchen, und noch keine Erwachsenen, die auf eigenen Füßen stehen. Diese Zeit kann für die ganze Familie unangenehm und schwierig sein und manchmal bleibt nichts anderes übrig, als Klartext mit ihnen zu reden. Sie können so stark mit sich selbst beschäftigt sein, dass sie egoistisch und lieblos wirken und wenn sich ihr Verhalten nicht ändert, müssen ihnen notfalls klare Grenzen aufgezeigt werden. Die meisten Teenager sind sehr beschäftigt mit der sich verschlechternden Situation, sodass diese Konfrontation unnötig ist. Wenn allerdings Eltern oder Geschwister einem offenen Gespräch mit dem Jugendlichen ausweichen, muss der Gesundheitsexperte sie darauf hinweisen, welche Konsequenzen sich für den Jugendlichen langfristig daraus ergeben können. Weiß der Jugendliche nicht über die Situation Bescheid, kann er sein Verhalten nicht ändern und dies kann in der Trauerphase zu Schuldgefühlen und in der Folge zu psychischen Schäden führen; Jugendliche müssen die Wahrheit kennen und jeder Versuch der Kollusion muss entschieden zurückgewiesen werden.

Gespräche dieser Art sind für Eltern ein Problem, aber sie sind am besten dafür geeignet. Sie brauchen allerdings Beratung und Unterstützung. Die Gesundheitsfachleute können ihnen entweder selbst Ratschläge geben, ihnen schriftliches Material aushändigen oder sie auf entsprechende Webseiten hinweisen. Außerdem sollten sie dem Jugendlichen oder den Eltern sagen, dass sie für weitere Gespräche zur Verfügung stehen. Für Eltern ist dies wahrscheinlich das schlimmste Gespräch ihres Lebens; wenn ihnen jedoch bewusst ist, wie wichtig dies für das künftige Wohlbefinden ihrer Kinder ist, wird ihnen diese schmerzliche Aufgabe leichter fallen, weil sie einsehen, dass es nicht dem Wohl ihrer Kinder dient, sie vor der Wahrheit zu schützen. Den Gesundheitsfachleuten sind sicher Fälle bekannt, wo Kinder, die einen Elternteil verloren haben, empört waren, dass sie nicht über den Ernst der Situation informiert waren beziehungsweise nicht in die Situation einbezogen wurden. Von solchen Fällen können die Gesundheitsfachleute den Eltern berichten. Man kann die Zeit nicht zurückdrehen. Das Beste, was Gesundheitsfachleute tun können, ist: den richtigen Leuten zum richtigen Zeitpunkt die richtigen Informationen zu geben und sie so in die Lage zu versetzen, in Kenntnis der Wahrheit eigene Entscheidungen zu treffen.

Fallbeispiel: *Christines Geschichte*

Ich glaubte zu wissen, was mich erwartete, als ich Tim und seine Frau Sissi besuchte. Ich hatte mich geirrt! Tim litt seit neun Jahren an einem Lymphom, und da er eine sekundäre Leukämie entwickelt hatte, war mit seinem baldigen Tod zu rechnen. Er hatte mir schon bei meinem letzten Besuch gesagt, er habe dies vermutet. Er wollte wissen, ob seine Befürchtungen zutrafen, um seiner Familie und um seiner selbst willen. Er hatte die Absicht, Pläne für die ihm noch verbleibende Zeit zu machen und gemeinsam mit Sissi die Familie einzuweihen. Sie hatten zwei Enkel im Teenageralter und eine ihrer Töchter erwartete in drei Monaten ein Baby.

Nachdem ich mich während meines ersten Besuchs mit Tim und Sissi lange über dieses Thema unterhalten hatte, wollte ich vor ihrem Besuch in der Klinik auch noch mit der behandelnden Hämatologin sprechen, um sie von der Bitte um eine klare Prognose in Kenntnis zu setzen. Ich hatte mit Tim und Sissi nach dem Gespräch einen Termin vereinbart, weil ich sie unterstützen wollte. Umso erstaunter war ich, dass sie (wie sie sich ausdrückten) nicht schlauer waren als vorher. Nach dem, was sie mir von dem Gespräch berichteten, konnte ich nicht verstehen, warum ihre Fragen nicht beantwortet wurden. Die Frage, ob er sein Enkelkind noch sehen würde, das in drei Monaten zur Welt kommen sollte, war schließlich völlig klar. Ich war überrascht, dass die Ärztin ihnen gesagt hatte, sie sei «optimistisch» (mir hatte sie zwei Tage vorher gesagt, Tim hätte nach ihrer Einschätzung nur noch ein paar Wochen zu leben und sie wolle ihm dies auch sagen). Tim und Sissi waren sehr enttäuscht und brauchten unbedingt Klarheit. Ich war darauf nicht vorbereitet, aber mir war klar, dass ich ihnen die Wahrheit sagen musste.

«Tim, ich weiß, dass Sie sich schon mit der Frage beschäftigt haben, wie viel Zeit Ihnen noch bleibt. Was denken Sie?», fragte ich. «Ein paar Wochen», erwiderte er, «Es geht jeden Tag mehr mit mir bergab und ich will Klarheit», antwortete er, während er mit gesenktem Blick dasaß und seine Hände rang. Sissi fügte hinzu «Wir erleben jeden Tag, dass er immer schwächer wird, wir müssen es einfach wissen. Wir wollen mit den Kindern zu unserem Wohnwagen, solange es noch geht; wir haben familiäre Dinge zu regeln.» Ich wartete, bis Tim den Kopf hob und mich anschaute. «Tim, ich muss Ihnen leider sagen, dass Sie Recht haben», sagte ich. «Ihnen bleibt nicht mehr viel Zeit, wahrscheinlich nur ein paar Wochen, wie viele, weiß ich nicht, aber Sie tun gut daran, Ihre familiären Angelegenheiten zu regeln.» Sie schwiegen. Ich wartete und sah die Blicke, die sie austauschten. Sie hatten nichts anderes erwartet, es gab keine Tränen. Sie sahen beinahe erleichtert aus. «Gut», sagte Tim. «Jetzt wissen wir, woran wir sind, leider.» «Es tut mir sehr leid, was Ihnen passiert ist», sagte ich zu beiden. Tim antwortete schnell, «Schon in Ordnung, jetzt wissen wir Bescheid und können alles regeln, wir haben ohnehin damit gerechnet.» «Warum konnte die Ärztin uns das nicht sagen?», fragte Sissi. «Wir haben oft genug gefragt. Sie können es, warum nicht auch sie?» «Vielleicht dachte sie, es wäre besser, wenn Sie es zu Hause erfahren, denn sie wusste ja, dass ich kommen würde», lautete mein Erklärungsversuch.

Anschließend besprachen wir, wo Tim sterben wollte. Ich hatte schon dafür gesorgt, dass die entsprechenden Formulare und Medikamente im Haus waren. Ich informierte noch den Hausarzt und die Gemeindepflegenden über das Gespräch und über Tims Wünsche. Es war ein trauriger Besuch, aber er dauerte nicht lange und belastete mich nicht allzu sehr. Auf Tims und Sissis Bitte hin informierte ich die Hämatologin über unser Gespräch und richtete ihr aus, dass Tim und Sissi ihre Klinik nicht mehr aufsuchen wollten. Für den ersten Teil der Information war sie dankbar, der zweite fand ihre Zustimmung. Es war kein schwieriges Gespräch; einige Dinge müssen nicht gesagt werden, andere schon! Ich weiß, dass es nicht leicht ist, eine schlechte Nachricht zu überbringen, aber einer musste es tun, Tim und Sissi zuliebe. Offenbar war die Ärztin der Meinung, sie sollte mir diese Aufgabe überlassen, aber es wäre hilfreich gewesen, wenn sie mir dies vor meinem Besuch gesagt hätte!

Kommunikationsschwierigkeiten gibt es nicht nur mit Patienten und ihren Familien, sondern auch unter Gesundheitsfachleuten, wie Christines Geschichte zeigt. Christine ist offenbar eine erfahrene Gesundheitsexpertin, die sich nicht vor der Aufgabe fürchtete, mit der sie an dem besagten Tag unerwartet konfrontiert wurde. In diesem Zusammenhang muss darauf hingewiesen werden, dass Christine bereits alle klinischen Informationen hatte, die sie brauchte und dass der Patient die Nachricht in Gegenwart seiner Frau hören wollte. Sowohl Tim als auch Sissi haben deutlich gemacht, dass ihnen die Prognose klar war. Christine musste also nur noch ihre Befürchtungen bestätigen, eine zwar traurige, aber einfache Aufgabe. Christine hätte die Ärztin zur Rede stellen können, weil diese entgegen der Vereinbarung Tims und Sissis Fragen nicht beantwortet und Christine dies nicht mitgeteilt hat. Diese Information hätte Christine die Möglichkeit gegeben, sich vorzubereiten; schließlich hat auch sie sich professionell und kollegial verhalten und der Ärztin wichtige Informationen gegeben, damit sie sich auf die Vermittlung der schlechten Nachricht vorbereiten konnte.

Christines Besonnenheit zeigt sich auch darin, dass sie Verständnis für dieses Fehlverhalten hat und die Ärztin später nicht zur Rechenschaft zieht. Es ist nicht ungewöhnlich, dass Gesundheitsfachleute Informationen geben müssen, wenn andere Gesundheitsfachleute dies versäumt haben. Vielleicht hatte die Ärztin an dem betreffenden Tag in der Klinik sehr viel zu tun, vielleicht dachte sie, dass sie nicht die entsprechende Beziehung zu dem Patienten hat und es kann sogar sein, dass Tim und Sissi das Gespräch nicht korrekt wiedergegeben haben. Der Grund spielte für Christine keine Rolle. Sie hat sich dem Problem gestellt und es gelöst. Ihr ging es darum, den Patienten zu unterstützen, indem sie ihm die gewünschte Information lieferte. Es war sehr wichtig, dass eine gute Pflegeplanung den Abschluss des Gesprächs mit Tim und Sissi bildete. Zudem hat Christine schnell und effizient mit allen an Tims Pflege beteiligten Gesundheitsfachleuten kommuniziert, ohne Kritik an denjenigen zu üben, auf deren gute Beziehung sie angewiesen war.

Tipp:

Bereiten Sie sich vor, halten Sie alle Fakten bereit und überlegen Sie, wessen Anwesenheit wichtig ist. Versuchen Sie herauszufinden, was der Patient schon weiß und wie viel er wissen möchte. Geben Sie den Anwesenden Gelegenheit, ihre Gefühle zu äußern. Gesundheitsfachleute, die dies beim Überbringen einer schlechten Nachricht beherzigen, können nicht viel falsch machen.

12. Der Sterbeprozess

Das Leben ist eine durch Geschlechtsverkehr übertragene Krankheit mit einhundert Prozent tödlichem Ausgang.

(Anonymus)

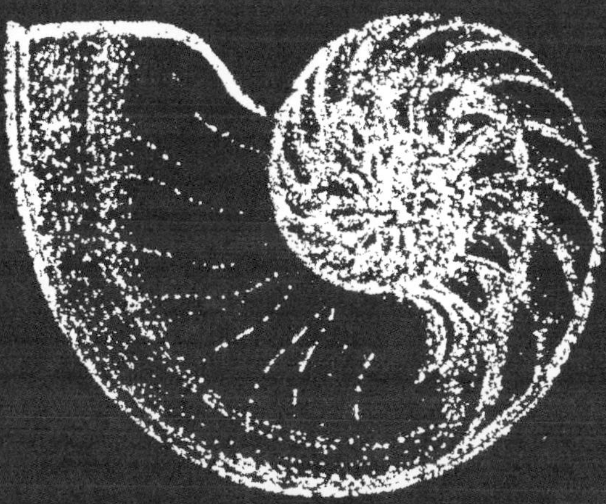

Jeder Mensch stirbt, entweder an einer chronischen Krankheit, die bis zur völligen Funktionsunfähigkeit des Körpers voranschreitet, oder plötzlich an einem Trauma oder an einem akuten Ereignis, etwa einem Herzanfall. Jeder stirbt nur einmal; der Tod lässt sich nicht rückgängig machen.

Der Sterbeprozess bleibt der Familie womöglich am lebhaftesten in Erinnerung. Deshalb ist ein angemessener Umgang mit dieser Phase von entscheidender Bedeutung.

12.1 Der Sterbeprozess im 21. Jahrhundert

In unserer heutigen Zeit kommt es nicht selten vor, dass selbst Menschen in mittleren Jahren naive Vorstellungen haben, was den Tod betrifft. Für viele ist es eine neue und beängstigende Erfahrung zu erleben, wenn jemand stirbt. Viele Menschen sterben heute nicht mehr zu Hause, sondern im Krankenhaus, weshalb die meisten Menschen keine Erfahrung mit dem Tod haben. Derzeit wird weltweit mit entsprechenden Strategien versucht, dies zu verändern.

Einschränkend muss jedoch gesagt werden, dass nicht immer alle Wünsche und Entscheidungen erfüllt werden können. Schätzungen zufolge werden im Vereinigten Königreich 30 000 Hospizbetten gebraucht, um den Bedarf zu decken, es gibt jedoch nur 3000 [In Deutschland gibt es laut der Deutschen Gesellschaft für Palliativmedizin (2012) etwa 1800 Hospizbetten, Anm. der Hrsg.]. Seit es Palliativpflegeteams in Krankenhäusern und in der Gemeinde gibt, ist die Hospizphilosophie in alle klinischen Bereiche vorgedrungen. Qualifizierte Pflege am Lebensende ist nicht abhängig von Gebäuden, sondern von bestimmten Fähigkeiten und Einstellungen.

In allen klinischen Settings gilt es, den Sterbeprozess wahrzunehmen und zu akzeptieren. Erst wenn sich alle Gesundheitsfachleute einig sind, dass ein Patient im Sterben liegt, kann eine angemessene Planung und Durchführung der Pflege erfolgen. Veränderungen stehen an, eventuell werden Behandlungen eingestellt oder begonnen. Möglicherweise müssen Gesundheitsfachleute Gespräche in die Wege leiten, um zu klären, ob der Patient im Sterben liegt. Die medizinischen Teams in Krankenhäusern (im Akutbereich) sind manchmal so sehr auf Behandlungspläne fixiert, dass sie die Anzeichen einer Verschlechterung nicht wahrnehmen. Manche Gesundheitsfachleute scheuen davor zurück, mit Ärzten über eine Einstellung der Behandlung zu sprechen.

Fallbeispiel: *Marions Geschichte: Herausforderungen auf professioneller Ebene*

Meine Kollegin (eine noch unerfahrene spezialisierte Pflegefachperson) hatte Angst vor der Zusammenarbeit mit einem bestimmten Arzt. Es war immer dasselbe; er war zu beschäftigt für ein Gespräch und sträubte sich meistens, wenn es darum ging, Behandlungen einzustellen. Ich hatte den Patienten, um den sie sich sorgte und seine reizende Frau bereits kennengelernt. Es war offensichtlich, dass Damian im Sterben lag und dass die Tropfinfusion, die zahlreichen Medikamente und die tägliche Blutzuckermessung nicht halfen. Sie machten alles eigentlich noch schlimmer für ihn. Damians Frau Norma wusste, dass er im Sterben lag und sie hasste die Tropfinfusionen, die Schläuche und den «ständigen Wirrwarr», wie sie es nannte.

Damians behandelnder Arzt, Dr. Reigel war gut, ein guter Mann ohne jeden Zweifel, aber er war «eine Insel»; er machte alles allein – arbeiten und denken, und es war ziemlich schwierig, mit ihm zu reden, also versuchten es die meisten Pflegepersonen erst gar nicht. Ich habe mir im Laufe der Jahre ein paar einfache Techniken angeeignet, beispielsweise den Arzt daran zu erinnern, dass wir gemeinsam Verantwortung für die Pflege im Lebensendstadium tragen; kurz gesagt – Ärzte sind zu beschäftigt für längere Gespräche. Selbst wenn Gesundheitsfachleute nur höflich sein wollen, Ärzte mögen knappe, klare Informationen. Aus dem gleichen Grund habe ich es mir auch zur Gewohnheit gemacht, keine «weitschweifigen Geschichten» in die medizinischen Unterlagen zu schreiben. Sie werden nicht gelesen und Gesundheitsfachleute, die zu lange brauchen, um auf den Punkt zu kommen, werden gemieden. Bei manchen Gesundheitsfachleuten hofft man in der Tat, dass sie einen Anrufbeantworter haben, damit man eine Nachricht hinterlassen kann und sich nicht endlos Klatschgeschichten über vergangene Ereignisse anhören muss. Für mich sind knappe klare Informationen die professionellste Art der Kommunikation (wir sind alle viel zu beschäftigt, um Zeit zu vergeuden) und mir ist bewusst, dass ich jahrelang Erfahrung sammeln musste, um das Selbstvertrauen und die Fähigkeiten zu entwickeln, über die ich heute verfüge. Ich erklärte mich bereit, mit Dr. Reigel über Damian zu sprechen und meine neue Kollegin mitzunehmen.

Als wir die Station betraten, sah ich ihn schon im Büro, umgeben von seinen jüngeren Kollegen. Er studierte die Krankenakte eines Patienten und schien vor sich hinzumurmeln, wahrscheinlich um sich zu konzentrieren, wie ich fairerweise einräumen muss; ich hatte keinerlei Zweifel, dass er ein sehr engagierter Arzt war, was seine Arbeit anbelangt. Er hob den Kopf, sah uns an und setzte das Gespräch mit seinem Team fort, also warteten wir. Als er gehen wollte, trat ich ihm in den Weg, lächelte freundlich und sagte: «Dr. Reigel? Ich bin Marion aus dem Palliativpflegeteam – hätten Sie einen Augenblick Zeit, um über einen Ihrer Patienten zu sprechen – Damian Karst?» Sein Kinn blieb nach unten gerichtet, er sagte nichts, schaute aber auf und sah mich an. Ich kam gleich zur Sache: «Ich war gerade bei Damian und seiner Frau; sein Zustand hat sich deutlich verschlechtert, finden Sie nicht?» «Ich war noch nicht bei ihm», erwiderte er, «aber seine Blutwerte sind da…» Er begann, die Unterlagen durchzublättern und ich stellte mich neben ihn, um mir die Ergebnisse auch anzusehen. Er ging alle auffälligen Werte durch, wobei er gleichzeitig murmelte, nachdachte und redete. «Oh je», sagte ich. «Das sind die Blutwerte eines Patienten, der im Sterben liegt, nicht wahr? Das wundert mich nicht und seine Frau wird es auch nicht wundern.» Er nickte zustimmend. Auf diese Bestätigung hatte ich gewartet. Also steuerte ich mein Ziel an, um eine angemessene Pflege im Lebensendstadium durchzusetzen. «Er hat immer noch einen Tropf, Dr. Reigel und der Blutzucker wird auch noch jeden Tag überprüft. Sollten wir nicht damit aufhören? Wie Sie schon sagten, er liegt im Sterben und die zusätzliche Flüssigkeit ist eine Belastung für ihn, er hört sich röchelnd an. Seine Frau weiß Bescheid, ich habe mit ihr gesprochen, sie weiß, dass er im Sterben liegt und möchte ihm jetzt nur noch Schmerzen ersparen.» Er wendete sich an seine jüngeren Kollegen und bat sie, sich um die entsprechenden Veränderungen zu kümmern. Nun kam ich zum eigentlichen Punkt: «Dr. Reigel, ich weiß, dass Sie sehr beschäftigt sind, ist es in Ordnung für Sie, wenn ich Ihrem jungen Kollegen die Empfehlung in die Patientenakte schreibe, nicht notwendige Medikamente, vorbeugende Medikamente abzusetzen? Oh und wir brauchen auch noch die Bestätigung, dass keine Reanimation eingeleitet wird, ich habe mit seiner Frau darüber gesprochen, sie ist informiert und einverstanden, Damian ist nicht mehr bei vollem Bewusstsein.» «Ja, in Ordnung», antwortete er und wendete sich an seinen Assistenzarzt: «Das überlasse ich Ihnen.» Der Assistenzarzt nickte in meine Richtung. Ich trat zur Seite, um Dr. Reigel vorbei zu lassen, lächelte ihn gewinnend an und sagte: «Vielen Dank, Dr. Reigel.» Er brummte ein Dankeschön und lächelte sogar ein wenig. Das Gespräch hat insgesamt ungefähr drei Minuten in Anspruch genommen, der Eintrag in Damians Krankenakte hat wesentlich länger gedauert:

Rücksprache mit Dr. Reigel – Patient liegt im Sterben.
Nicht notwendige Medikamente, IVI und BMs absetzen.
Bestätigung für den Verzicht auf Reanimation fehlt noch. Alle Punkte wurden mit der Ehefrau besprochen, sie ist mit allem einverstanden.

Vorschlag für die lindernde Medikation, alle je nach Bedarf:
- Diamorphine 2,5–5 mg
- Midazolam 2,5–5 mg
- Buscopan 20 mg
- Haloperidol 1,5–3 mg

Danke für Ihre Hilfe. Sie erreichen mich unter der Nummer 5437.
Marion. Palliativpflegeteam.

Ich besprach alles mit der für Damian zuständigen Pflegeperson. Sie war dankbar und ich wusste, sie würde darauf achten, dass der Assistenzarzt nichts vergaß. Ich habe mir viel Zeit für Damians Frau genommen, ihr die Veränderungen erklärt und ihr die Möglichkeit gegeben, ihre Gefühle zu äußern.

Marions Geschichte gibt einen Einblick in die Probleme, die auftreten können, wenn Krankenhausteams sich um sterbende Patienten kümmern. Ihre Strategien bei dem Gespräch mit dem viel beschäftigten Arzt sind auf alle Settings übertragbar. Marion hatte klare Ziele und einen Plan, um sie schnell zu erreichen. Die wichtigsten Punkte werden nachstehend beleuchtet.

Marion hat sich klar und deutlich ausgedrückt, als sie sich dem Arzt vorgestellt hat. Sie hat höflich eingeräumt, dass sie weiß, wie beschäftigt er ist. Es war ein gute Idee, sich dem Arzt in den Weg zu stellen und sofort darauf hinzuweisen, dass es um seinen Patienten geht. Wie Marion bereits erwähnt hat, tragen Gesundheitsfachleute gemeinsam die Verantwortung für die Pflege des Patienten. Was sie zu sagen hatte, war wichtig für den Patienten und seine Frau, aber auch für den Arzt, denn sie hat als spezialisierte Pflegefachperson eine Einschätzung der Situation vorgenommen und darauf abgestimmte Empfehlungen gegeben. Ihre Kompetenz hat dem Arzt und seinem Team Zeit erspart, Zeit, die sie sonst für die klinische Entscheidungsfindung und die Kommunikation hätten aufwenden müssen. Marion hat sich dem Verhalten des Arztes angepasst, ist auf die Laborergebnisse eingegangen und hat die Gelegenheit genutzt, um mit ihm auf kollegialer Ebene darüber zu diskutieren. Sie hat sich nicht im Hintergrund gehalten, sondern ist auf den Arzt zugegangen als Gesundheitsexpertin mit gleichberechtigtem Interesse an den medizinischen Fakten.

Marion hat die auffälligen Blutwerte zum Anlass genommen, um darauf hinzuweisen und die Bestätigung zu bekommen, dass der Patient im Sterben liegt. Sobald Einigkeit darüber herrscht, ist ein Gespräch über angemessene Pflege viel einfacher. Ärzte sind auf klinische Begriffe fixiert. Die Frage, in welchem Stadium der Patient sich befindet, ist immer hilfreich; die Bezeichnung des Stadiums als kurativ, palliativ oder terminal ist geeignet, die Auffassung des Arztes und den klinischen Plan zu ändern.

Nachdem geklärt war, dass der Patient im Sterben lag, fragte Marion, ob sie sich gemeinsam mit dem Assistenzarzt um eine gute Pflege im Lebensendstadium kümmern könne. Sie hat einen Vorschlag gemacht und erwähnt, dass ein unterstützendes Gespräch mit Damians Frau, unter anderem auch über den Verzicht auf Reanimation, bereits geführt wurde. Sie hat darum gebeten, entsprechende Empfehlungen in die Krankenakte des Patienten schreiben zu dürfen. Ebenso wichtig war, dass sie sich Zeit genommen hat, um Damians Frau und ihre noch unerfahrene Kollegin zu unterstützen. Damians Frau wird diese Gespräche wohl in guter Erinnerung behalten und zu schätzen wissen, dass ihre Gefühle und Ansichten über den Umgang mit ihrem Mann in der Sterbephase gehört und berücksichtigt wurden und dass sie in dieser leidvollen Zeit Trost erfahren hat. Marions Kollegin hat sicher aus Marions Verhalten gelernt, vor allem daraus, wie eine Theorie in die Praxis umgesetzt wird. Sie wird sich bestimmt bemühen, genauso kompetent zu kommunizieren wie Marion. Bei Marion wirkte alles ganz mühelos, aber die Maxime «je größer die Mühe, umso leichter wird es» trifft zu. Es heißt, ein Experte ist eine Person, «die ihre Fehler gut verbirgt». Selbst Marion, die so kompetent und erfahren ist, hat mit Sicherheit im Laufe ihrer Karriere viele Fehler gemacht und häufig unter Nervosität gelitten.

Besprechung und Planung der Pflege im Lebensendstadium – alles innerhalb von drei Minuten erledigt. Außerdem hat Marion dem Arzt und seinem Team viel Zeit erspart, was ihm auch bewusst war; sie hat sich sein Lächeln wohl verdient.

Der Plan wurde schriftlich fixiert und allen relevanten Gesundheitsfachleuten zugänglich gemacht. Die Pflegeperson auf der Station muss alle Pläne kennen, um sie umsetzen zu können. Der jüngere Arzt kannte sich mit den in der Palliativpflege verabreichten Medikamenten und Dosierungen vermutlich nicht aus und wird für Marions klare Empfehlungen dankbar gewesen sein. Marions Kompetenz und hilfreiches Verhalten werden sehr wahrscheinlich dazu führen, dass er sie auch in Zukunft um Rat fragt. Die Tatsache, dass Tanja Kollegen unterstützt und deren Kenntnisse über die Pflege im Lebensendstadium verbessert, wirkt sich positiv auf die Beziehungen im klinischen Bereich aus.

Natürlich stehen der Arzt und die Stationspflegeperson in diesem Fallbeispiel stellvertretend für beispielsweise niedergelassene Ärzte und Gemeindepflegenden. Verhaltensanpassung ist eine empfehlenswerte Maßnahme, wenn es um Kommunikation geht. Bei Patienten, die einen eher informellen Stil bevorzugen, kann dieser schon bei der Vorstellung berücksichtigt werden. Die

Ziele sind bei Gesprächen über die Pflege im Lebensendstadium die gleichen: Einschätzung; Zielfestlegung; Klarheit bei der persönlichen Vorstellung und bei der Absprache klinischer Ziele; Planabstimmung; klare Kommunikation in mündlicher und schriftlicher Form.

Der Tod ist ein trauriges Ereignis, der für Gesundheitsfachleute eine große Belastung sein kann, die einer sorgfältigen und umsichtigen Einschätzung bedarf. Ein offener Umgang und eine effiziente Kommunikation sind im Zusammenhang mit diesem Problem die beste Voraussetzung für eine qualifizierte Pflege im Lebensendstadium.

12.2 Integrated Care Pathways

Es gibt integrated care pathways (ICP) [integrierter Behandlungspfad als Bestandteil der integrierten Versorgung, Anm. der Hrsg.], die dem beschriebenen Ansatz gerecht werden, beispielsweise der Liverpool Care Pathway (LPC 2013). Ein integrated care pathway ist ein Programm, das schriftliche Anleitungen für angemessene pflegerische Maßnahmen unter Berücksichtigung verschiedener klinischer Szenarien enthält. Im LPC oder vergleichbaren Ansätzen gehören dazu die Einstellung einer unnötigen und belastenden Behandlung, die Durchführung lindernder Maßnahmen und die Unterstützung der Betreuungspersonen durch Gespräche. Dieses multiprofessionelle Programm unterstützt das ganze Team und macht alle anderen Patientendokumentationen überflüssig. Zudem ist es in allen Settings eine effiziente Methode zur Kontrolle und Aufrechterhaltung einer qualifizierten Pflege im Lebensendstadium. Den Schwerpunkt bilden Symptommanagement, effiziente Kommunikation und Berücksichtigung der spirituellen Bedürfnisse des Patienten.

Der ICP sollte den Betreuungspersonen umfassend und umsichtig erklärt werden werden. Es ist nichts dagegen einzuwenden, wenn Gesundheitsfachleute unter sich den Ausdruck «Pflegeplan für Sterbende» und diverse Abkürzungen benutzen, aber in Anwesenheit von Betreuungspersonen, die bald einen geliebten Menschen verlieren werden, sollten sie diese wenig einfühlsame Ausdrucksweise vermeiden. Sie können den Plan vorstellen als einen Ansatz, der es ermöglicht, eine optimale Pflege anzubieten und «*den Patienten in der Sterbephase zu unterstützen*».

Ein ICP organisiert die Pflege für eine bestimmte Patientengruppe in einer bestimmten Zeit: der Sterbephase – die letzten Tage des Lebens. Er ist nicht für andere Patienten in anderen Situationen gedacht. Wie bereits erwähnt, ist es wichtig, die Sterbephase zu erkennen, um geeignete Pflegemaßnahmen durchführen zu können. Daher enthält der ICP gezielte Fragen, die den Gesundheitsfachleuten bei der Diagnose helfen. Die Entscheidung wird von erfahrenen Ärzten getroffen und im Team diskutiert. Ein ICP liefert Informationen und sichert eine qualifizierte Pflege. Er beschleunigt den Tod nicht und er verzögert ihn nicht, er ist lediglich so gut wie die Gesundheitsfachleute, die ihn nutzen, und gute Kommunikation ist die Voraussetzung für seinen Erfolg. Doch wie Marions Geschichte zeigt, ist auch ohne ein solches Programm eine gute Pflege im Lebensendstadium möglich. Marion hatte in dieser klinischen Situation ein klares Ziel: optimale Pflege im Lebensendstadium. Ihr Weg dahin führte über eindeutige Information, Änderung des Behandlungsplans und gute Kommunikation.

Gesundheitsfachleute in allen Settings können dieses Ziel mithilfe folgender Fragen realisieren:

- Wurde die Sterbephase diagnostiziert und ist die Tatsache, dass der Patient im Sterben liegt, dem Patienten (falls möglich), der Familie und den relevanten Ärzten bekannt?
- Braucht die Familie mehr Aufklärung oder Unterstützung?
- Sind die Ziele der Pflege darauf ausgerichtet, den Patienten maximal zu entlasten, wurde an spirituelle Unterstützung gedacht und wurde sie angeboten, sofern der Patient dies wünschte?
- Kennen und haben alle relevanten Beteiligten den Plan?
- Ist allen bewusst, dass die Pflege in der Lebensendphase laufende Assessments erfordert?

12.3 Wissenswertes über Spritzenpumpen

Der Einsatz einer Spritzenpumpe in der Sterbephase sollt stets gut begründet werden. Dies kann schon vorab in Gesprächen mit dem Patienten über die Unterstützung in der Sterbephase geschehen. Die Gesundheitsfachleute können dem Patienten sagen, dass ihm die benötigten Medikamente auf andere Art verabreicht werden, wenn das Schlucken zu schwierig wird. Die meisten Patienten fürchten sich vor den Symptomen in der Lebensendphase und schätzen es, wenn man ihnen dieses kleine unauffällige Gerät mit einfachen Worten erklärt. Die Versicherung, dass die stetige Zufuhr von Medikamenten dafür sorgt, dass sie schmerzfrei sind und nicht leiden müssen, beruhigt sie und bereitet sie auf die Veränderungen in der Pflege vor, die häufig stattfinden.

Auch die Familie muss über den Einsatz einer Spritzenpumpe aufgeklärt werden. Dies wirkt dem Eindruck entgegen, die Spritzenpumpe könne den Tod des Patienten beschleunigen. Der Familie kann gesagt werden, dass die

Spritzenpumpe eingesetzt wird, weil der Patient im Sterben liegt und die benötigten Medikamente nicht mehr schlucken kann. Dies können neue Medikamente sein, die dafür sorgen, dass der Patient in der Sterbephase nicht leidet, oder die gleichen Medikamente, die der Patient schon bekommen hat, als er noch schlucken konnte. Die Familie sollte auch aufgeklärt werden, dass Gesundheitsfachleute Patienten in der Sterbephase entlasten und die Medikamente den Tod nicht beschleunigen.

12.4 Kommunikation und Unterstützung – Gespräche mit der Familie

Es wurde bereits diskutiert, wie die Pflege in der Lebensendphase kommuniziert und organisiert werden kann. Jetzt geht es um die Unterstützung der Angehörigen des Patienten in dieser Phase.

Fallbeispiel: *Marion und Norma*

Hätte ich Norma nicht schon vorher kennengelernt, wäre das Gespräch sicher schwieriger gewesen. Norma war eine liebenswürdige Frau und sehr offen, weshalb man leicht mit ihr reden konnte. Ich bat Norma, mit mir in einen «ruhigen Raum» zu gehen, während die Pflegenden mit Damians Körperpflege beschäftigt waren. Wir hielten uns an den Händen, als wir den belebten Flur hinuntergingen; ich merkte, dass die Situation Norma allmählich überforderte. Ich versuchte mir vorzustellen, wie es ist, auf einer belebten Station zu sein, zusammen mit Menschen, die ich kaum kenne, während der wichtigste Mensch in meinem Leben im Sterben liegt. Ich glaube, dass wir uns manche Dinge überhaupt nicht vorstellen können und die meisten erst dann nachvollziehen können, wenn wir sie selbst erleben. Verständlich, dass manche Menschen sich wie Kinder verhalten, wenn sie der geschäftigen, übermächtigen Krankenhausmaschinerie ausgeliefert sind. Ich saß eine Weile einfach da und hielt Normas Hand. Ich wartete, dass sie etwas sagte; während ich sie beobachtete, merkte ich, dass sie versuchte, ihre Gedanken zu ordnen. «Er ist jetzt viel ruhiger, ich bin froh, vorher wirkte er sehr unruhig. Glauben Sie, dass es heute passiert?», fragte sie, während sie auf ihre Hände starrte und ihren Ehering ständig drehte. Ich schaute sie an und antwortete mit ruhiger und sanfter Stimme, «Ich glaube ja, Norma, es dauert jetzt nicht mehr lange und wir werden alles tun, was wir können, damit er nicht leiden muss.» «Oh ich weiß», erwiderte sie. «Alle sind so freundlich, ganz wunderbar, wirklich alle, wehe, wenn irgendjemand noch einmal etwas Schlechtes über den Gesundheitsdienst sagt.» «Norma, soll ich jemanden für Sie anrufen? Es ist schwer, allein hier zu sitzen und Sie werden noch eine ganze Weile hier sein», sagte ich. «Nein, meine Liebe, ich glaube nicht», erwiderte sie ruhig. Meine Tochter kommt aus Amerika, sie ist schon unterwegs. Wir haben über diese Situation gesprochen und sie kommt, so schnell sie kann. Sein Zustand hat sich wirklich rapide verschlechtert. Sie hat gestern noch mit ihrem Vater gesprochen und sie ist okay. Wissen Sie, seit meine Tochter in Amerika lebt, haben Damian und ich uns an das Alleinsein gewöhnt. Ich möchte niemanden hier haben, aber danke, dass Sie gefragt haben. Weiß er, dass ich hier bin? Ich glaube ja, er drückt manchmal meine Hand. Er war schon immer ein Softie.» Sie schwieg und betupfte ihre Augen mit einem spitzenbesetzten Taschentuch. Alles an Norma war sanft und unaufdringlich.

Die Trostlosigkeit solcher Situationen kann eine große Belastung sein, ein sich liebendes Paar zu begleiten, das so viel zusammen erlebt hat und mitzuerleben, wie sie sich auf den Abschied vorbereiten, ist sehr bewegend. Ich spürte Tränen aufsteigen, als ich antwortete, «Norma, Sie haben eine gute Wahl getroffen.» Sie lächelte wissend und nickte. Ich fuhr fort, «Damians Zustand hat sich rapide verändert, das kann passieren, er ist immer schwächer geworden und jetzt geht es einfach nicht mehr.» Sie nickte zustimmend, als ich sagte: «Damian weiß bestimmt, dass Sie hier sind, deshalb drückt er Ihre Hand. Sprechen Sie ruhig mit ihm, wenn Sie mögen. Sie standen sich sehr nahe. Ich glaube, es gibt nichts, was Sie noch sagen könnten, von dem Damian nicht schon weiß. Es ist eine Erfolgsgeschichte, Norma.» Ich schwieg, während Norma über meine Worte nachdachte. «Ich werde jetzt gehen, damit Sie mit Damian allein sein können. Wenn Sie irgendetwas brauchen oder Fragen haben, wenden Sie sich an die Pflegenden und wenn Sie mit mir sprechen möchten, bitten Sie sie, mich anzurufen. Morgen spreche ich ohnehin noch einmal mit Ihnen, Norma und mit Ihrer Tochter. Ich erkläre Ihnen gerne alles und bespreche alles mit Ihnen, wenn es Ihnen hilft.» Sie nickte und starrte weiter auf ihre Hände. Dann schaute sie auf, lächelte, atmete tief durch und stand auf, um wieder zu ihrem Mann zu gehen und den letzten Teil ihrer Reise hinter sich zu bringen. Ich achtete darauf, dass ich einigermaßen gefasst war, als wir Hand in Hand in Richtung Damians Zimmer gingen. Ich sagte nichts, als ich Norma umarmte, es war auch nicht nötig, aber ich beugte mich über Damian und flüsterte: «Ihre reizende Frau ist hier, Damian – alles ist gut.»

Ich muss zugeben, dass mir die Tränen übers Gesicht liefen, als ich ging. Ältere Menschen sind bemerkenswert. Sie sind oft so dankbar für kleine Dinge, nehmen ihr Schicksal bereitwillig an und sind längst nicht so zerbrechlich wie wir denken. Damian und Norma haben Höhen und Tiefen durchlebt, sie waren ein durch und durch altmodisches Paar und sind durch «Dick und Dünn» gegangen, wie man so sagt. Norma musste nicht mehr viel sagen, nur da sein in dem Bewusstsein, dass Damian ihre Anwesenheit spürte. Für mich bedeutet Spiritualität, einem Patienten oder Angehörigen zu vermitteln, dass sein Leben einen Sinn hat, dass er wichtig ist. Normas Ehe als Erfolgsgeschichte zu bezeichnen, war meine Art, dies zu tun. Diese Anerkennung hatten sie verdient. Ich wollte, dass Norma trotz ihrer Trauer auch so etwas wie Stolz empfand und ihr die Gewissheit geben, dass wir da sein würden, wenn sie uns brauchte. Doch mir war klar, dass sie, abgesehen von Erläuterungen im Zusammenhang mit dem bürokratischen Teil des Todesfalls, darauf verzichten würde.

Marions Beschreibung ihres unterstützenden Gesprächs mit Norma beleuchtet einige wichtige Punkte. Marion hat sich vor allem bemüht, menschlich zu sein. Das Gespräch war auf Normas Persönlichkeit und Bedürfnisse zugeschnitten. Es war einfach und beruhigend, Marion brauchte nur auf Normas Reaktionen einzugehen. Für Norma waren sie völlig logisch; sie akzeptierte ihren bevorstehenden Verlust und brauchte keine weiteren Informationen. Marions Versicherung, dass Norma alles richtig gemacht hat, war wahrscheinlich genau das, was Norma hören wollte. Norma hat Marion einige Anhaltspunkte geliefert: dass ihre Tochter nicht anwesend sein konnte, weil die Dinge sich so rapide verändert hatten. Marions Bestätigung und Erläuterung waren sehr hilfreich. Marion hat sich umsichtig und rücksichtsvoll verhalten, denn sie hat ihre Unterstützung angeboten und auch die noch nicht anwesende Tochter einbezogen. Gesundheitsfachleute können sich die Erfahrungen der Menschen, die sie betreuen, nicht zu eigen machen, sondern sie nur teilen und im Moment präsent sein, kurzum sie sind diejenigen, die «einen klaren Kopf bewahren» und sich fürsorglich verhalten.

Fallbeispiel: *Michelles Geschichte*

Heute bin ich die schlechteste Pflegeperson im ganzen Land! Ich habe völlig versagt. Ich habe anscheinend alles falsch verstanden, dabei habe ich mir sehr viel Mühe gegeben mit diesem Mädchen und ihrem Verlobten. Ich habe mich wirklich sehr bemüht. Ich kenne Donna seit einem Jahr und diese Zeit war wirklich schlimm. Sie hatte eine seltene und aggressive Krebsart. Was sie durchmachen musste, war niemandem zu wünschen. Es war herzzerreißend, es mit ansehen zu müssen und ich erinnere mich an jedes einzelne Mal, wie sie in meinen Armen weinte, wie ein kleines Mädchen schluchzte, weil es so grausam war, dass ihr junges Leben zerstört wurde. Sie war 22 Jahre alt, hatte gerade ihre Pflegeausbildung abgeschlossen und die ganze Zukunft noch vor sich. Jeder Rückschlag und jedes Beratungsgespräch, das neue schlechte Nachrichten brachte, stürzten sie und ihren Verlobten Paul in tiefe Verzweiflung.

Ich habe mich immer bemüht, meine Besuche auf ihre emotionalen Reaktionen nach diesen Beratungsgesprächen abzustimmen. Donna und Paul hatten zwar mein volles Mitgefühl, doch ich muss zugeben, dass mir auch die Gesundheitsfachleute leid taten, die, wie mir berichtet wurde, von ihr übel beschimpft wurden. Die Patienten reagieren am Anfang immer mit Wut und Schuldzuweisungen; das ist verständlich, denn man kann nicht von ihnen erwarten, dass sie das Unannehmbare akzeptieren. Es ist mir nie gelungen, ihre Denk- und Reaktionsweise zu verändern; sie waren felsenfest überzeugt, irgendjemand müsste ihnen helfen können. Wut erleichtert offenbar den Umgang mit der Situation, aber es war unendlich frustrierend, immer der Prügelknabe zu sein. Es war belastend und kraftraubend.

Als ich Donna zwecks Symptommanagement ins Hospiz einwies, war ich nicht überrascht, dass ich gebeten wurde, die heiklen Gespräche zu führen (das heißt ich und meine Kollegin Ella, die für die Beratung zuständig war). Ich glaube, dass dies die Zeit war, in der Donna und Paul anfingen, uns zu hassen, so hat es sich jedenfalls angefühlt. Doch irgendjemand musste Paul schließlich sagen, dass er nicht zur Arbeit gehen soll und dass Donna bald sterben würde. Mit seiner Weigerung, dies zu akzeptieren, traf er eine Entscheidung, die er wahrscheinlich später bereuen würde. Ich hasste es, so etwas zu tun und ich wusste, dass auch er mich dafür hasste, seine Wut war mit Händen zu greifen und er brachte sie verbal zum Ausdruck! Aber nur gegenüber uns! Zu allen anderen Teammitgliedern waren beide sehr freundlich, aber ihr Verhalten änderte sich merklich, sobald sie Ella oder mich sahen. Ich reagierte entsprechend und hielt mich von ihnen fern, wenn ich nicht gebraucht wurde.

Als Donna starb, bat mich eine Pflegeperson von der Station, vorbeizukommen und nachzusehen, ob Paul okay sei. Ich gebe zu, dass ich zögerte, aber da der Umgang mit Paul nicht einfach war, entschloss ich mich, der Bitte nachzukommen und das Personal zu unterstützen. Sobald Paul mich sah, schreckte er sichtlich zurück: «Nein Michelle, Ich will Sie nicht sehen», sagte er vor allen Familienmitgliedern, die mich noch nicht kannten und sich umdrehten, um zu sehen, wer der Feind war. Ich weiß, das klingt sehr emotional, aber das war es auch, es war entsetzlich.

Vom Verstand her weiß ich, dass sie wütend auf die meisten Gesundheitsfachleute waren und erst Recht auf die, die ihnen als Antwort auf ihre ständigen Fragen, die sie verständlicherweise stellen, die schreckliche Wahrheit sagten. Bei solchen Patienten und Betreuungspersonen weiß ich aus Erfahrung, dass ich bald auch auf der schwarzen Liste stehen werde. Ich bin froh, dass Ella und ich uns rücksichtsvoll und ethisch korrekt verhalten haben und dass die Situation schlimmer gewesen wäre, wenn wir nicht den Mut gehabt hätten, die Wahrheit zu sagen. Ich kann sogar verstehen, dass Paul das nicht so sehen konnte und wollte.

Wir waren Gesundheitsfachleute, keine Freunde. Trotzdem machen mir zwei Dinge zu schaffen: Erstens, die heftige Abneigung, die mir entgegengebracht wurde. Dass man so etwas als schrecklich empfindet, ist menschlich. Ich bin zwar nicht hier, um gemocht zu werden, aber es tut doch weh, eine so starke Ablehnung zu spüren, obwohl man sich große Mühe gibt, das Richtige zu tun. Zweitens frage ich mich, ob ich mich richtig verhalten habe, was Donnas emotionale Situation anbelangte. Ob es ihr nicht mehr geholfen hätte, ihr falsche Hoffnungen zu machen. Paul musste ich sagen, dass er an dem betreffenden Tag nicht zur Arbeit gehen soll. Damit habe ich kein Problem. Aber war es wirklich richtig, Donna dauernd mit dem Tod zu konfrontieren? Wäre es nicht besser gewesen, ihr die Chance zu geben, gegen ihre Krankheit und Prognose anzukämpfen und die Wahrheit ein bisschen zu beschönigen? Das macht mir zu schaffen. Lehrbücher sind gut und schön, aber im richtigen Leben hat man manchmal das Gefühl, man hätte alles falsch verstanden, obwohl man sich nach Kräften bemüht hat. In diesem Fall war das Ergebnis schlimm und ich komme mir heute vor wie die schlechteste Pflegeperson der Welt.

Gespräche gelingen nicht immer. Gesundheitsfachleute fühlen sich manchmal auch nachträglich noch wie Versager, wie Michelles Geschichte zeigt. Es gibt wirklich schlimme Situationen und das Spektrum der Reaktionen ist weit gefächert, wie die Fallbeispiele belegen. Das Alter kann eine Rolle spielen. Hinzu kommt, dass Menschen sehr verschieden sind. Eine Krankheit heiligt oder bessert niemanden, sondern lässt bereits vorhandene Charakterzüge eher stärker hervortreten. Paul wollte Lösungen und Antworten, doch nur solche, die ihm genehm waren. Donnas und Pauls Bewältigungsstrategien waren nicht mit denen von Damian und Norma zu vergleichen.

Michelle hat die Aufgabe übernommen, heikle Gespräche zu führen und weniger erfahrene Teammitglieder zu unterstützen. Dies kommt bei Spezialisten und im medizinischen Bereich vor. Dazu braucht es Kenntnisse, Fähigkeiten und Mut, aber auch das Bewusstsein, dass solch schwierige Interaktionen in dieser professionellen Rolle ihren Preis haben. Manche Patienten und ihre Familie glauben wahrscheinlich, Gesundheitsfachleute seien von der Arbeit in der Palliativpflege kaum berührt, weil sie Haltung bewahren und die klinische Effizienz im Blick haben. Donna und Paul haben es Michelle unmöglich gemacht, die von ihnen aufgerichtete Mauer zu überwinden und sich von ihrer menschlichen Seite zu zeigen. Sie konnte ihr Leid nicht teilen, weil Donna und Paul die Tatsachen nicht akzeptierten, die es verursachten. Als Michelle ihre Wut zu spüren bekam, blieb ihr nichts anderes übrig, als sie zur Kenntnis zu nehmen und ihre professionelle Integrität dadurch zu wahren, dass sie das Richtige tat und die Wahrheit sagte, als es nötig war. Donna und Paul haben Michelle abgelehnt, was für Michelle auf menschlicher Ebene schwer zu akzeptieren war. Das ist verständlich! Gesundheitsfachleute sind auch nur Menschen und manchmal sind die Gespräche, die sie führen müssen, verletzend.

Vermutlich werden die Leserinnen und Leser unterschiedlich auf Michelles Haltung reagieren. Eins ist jedoch deutlich geworden: Michelle ist selbstkritisch und fähig, ihre Entscheidungen infrage zu stellen. Dies wird ihr helfen, zu lernen, ihre Praxis zu korrigieren und auf diese Weise zu verbessern.

Tipp:

Kommunizieren Sie einfühlsam, überzeugend und klar. Dies wird geschätzt und prägt sich dem Gedächtnis ein.

12.5 Literatur

Liverpool Care Pathway – LCP. (2013). Verfügbar unter https://www.mcpcil.org.uk

13. Fragen, die häufig gestellt werden

Je mehr man auf seine innere Stimme hört,
desto besser versteht man, was andere sagen.

(Dag Hammarskjöld)

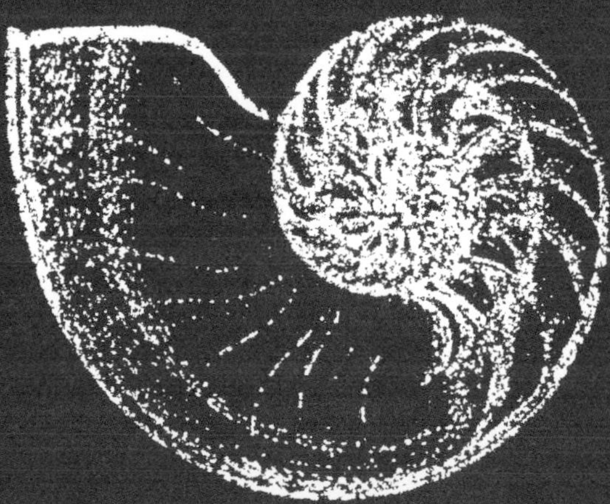

Die hohen Erwartungen vonseiten der Öffentlichkeit führen dazu, dass Gesundheitsfachleute viele Fragen beantworten müssen. Was für sie selbstverständlich ist, kann bei den Patienten und ihren Familien jedoch großes Erstaunen hervorrufen. Die klinische Realität ist für Patienten oft schwer zu ertragen, aber Aufklärung ist unverzichtbar. Die folgenden Fragen sind teils solche, die häufig gestellt werden und teils solche, die schwieriger zu beantworten sind. Es folgen Anmerkungen und mögliche Antworten.

Warum wird kein Scan gemacht?

Diese Frage wird häufig gestellt; die Patienten fühlen sich mit regelmäßigen Scans sicherer und wollen daher mehr, als aus klinischer Sicht erforderlich ist. Sie denken, dass ein Scan alles entdeckt. Oft müssen sie aufgeklärt werden, dass ein Tumor eine gewisse Größe haben muss, um im Scan erkennbar zu sein und dass Zellklumpen nicht erfasst werden.

> *Alle Behandlungen und Untersuchungen erfolgen auf der Grundlage klinischer Erkenntnisse. Auch der Zeitpunkt der Durchführung wird nach klinischen Erwägungen bestimmt.*
> *Das macht zum gegenwärtigen Zeitpunkt keinen Sinn.*
> *Der Arzt ist ein Experte. Er wird automatisch einen Scan veranlassen, wenn Ihre Behandlung dies erfordert.*
> *Es gibt andere gute Möglichkeiten, Ihre Krankheit zu kontrollieren, beispielsweise die Beobachtung Ihrer Symptome. Außerdem liefern auch die Blutuntersuchungen, die wir durchführen, wichtige Informationen.*

Seitdem die Chemo eingestellt wurde, ist kein Scan mehr gemacht worden. Wie kann der Krebs kontrolliert werden?

> *Wir wissen, dass die Behandlung Ihren Zustand verschlechtert. Wir machen grundsätzlich keinen Scan, wenn die Behandlung eingestellt wird. Es würde nichts nützen. Wir werden aber Ihre Symptome genau beobachten und die Medikation gegebenenfalls anpassen, um Ihre Lebensqualität zu erhalten. Wahrscheinlich werden Sie sich ohne die toxischen Substanzen viel besser fühlen und Ihr Leben mehr genießen können. Regelmäßige Krankenhausbesuche sind keine einfache Sache. Wir möchten Ihnen helfen, ein möglichst normales Leben zu führen. Das Gemeindepflegeteam wird gut auf Sie achten. Es ist wichtig, dass wir uns zu Hause um Sie kümmern, aber es stehen Ihnen jederzeit Ärzte und Pflegende zur Verfügung, wenn Sie Probleme haben.*

Das verstehe ich nicht. Ich hatte vor vier Wochen einen Arzttermin, das war zwei Wochen nach dem Scan. Mir wurde gesagt, der letzte Scan sei stabil. Was heiß das?

Dies ist etwas, was Patienten und ihre Familien nur schwer verstehen können.

Leider hat sich Ihr Krebs seit dem Scan vor sechs Wochen vergrößert. Er war zu dem Zeitpunkt noch nicht so groß, dass er entdeckt werden oder Symptome verursachen konnte.

Warum werden dann nicht regelmäßig Scans gemacht?

Weil es nichts nützen würde. Da der Tumor noch nicht groß genug war, hätten wir ihn auch nicht sehen können. Die Zeit zwischen den Scans wäre zu kurz gewesen, um die Scans vergleichen und die Wirkung der Behandlung beurteilen zu können.

Heutzutage sollte es doch möglich sein, etwas zu tun; gibt es denn nicht irgendeine Behandlung?

Leider gibt es Krankheiten, die wir auch heute noch nicht behandeln können. Die Technologie hat zwar Fortschritte gemacht und wir können Probleme früher erkennen und länger behandeln, aber manchmal verbessert eine Behandlung nichts, sondern macht alles nur noch schlimmer, und wir werden Ihnen keine Behandlung anbieten, von der wir glauben, dass sie Ihnen schadet. Ich weiß, dass das schwer zu verstehen ist, aber mir ist es wichtig, ehrlich zu Ihnen zu sein.

Und wenn ich die Behandlung selbst bezahle?

Das ist eine heikle Frage; es gibt bestimmte Chemotherapeutika für privat versicherte Patienten, aber nicht im staatlichen Gesundheitsdienst. Avastin ist so eins. Ein privat versicherter Patient mit der Diagnose Dickdarmkrebs würde beispielsweise früher behandelt als im staatlichen Gesundheitsdienst, obwohl das nicht sehr häufig vorkommt. Im Vereinigten Königreich werden alle Arzneimittel vom National Institute of Health and Clinical Excellence geprüft und bewertet, um den Nutzen zu maximieren [In Deutschland das Institut für Qualität und Wirtschaftlichkeit (IQWIG), Anm. der Hrsg.]. Zu dem Zeitpunkt, wenn Patienten diese Frage stellen, ist es in der Regel eher unwahrscheinlich, dass es eine Behandlung gibt, die ihnen besser hilft als die Behandlungsmöglichkeiten, über die der staatliche Gesundheitsdienst verfügt. Die Entscheidung, toxische Behandlungen selbst zu bezahlen, vielleicht sogar ins Ausland zu reisen, kann verhängnisvoll sein.

Nein. Die meisten Experten arbeiten im staatlichen Gesundheitsdienst. Auch diejenigen, die in einem Privatkrankenhaus arbeiten, haben während ihrer Tätigkeit im staatlichen Gesundheitsdienst ihre Erfahrungen gesammelt. Der staatliche Gesundheitsdienst hat viel mehr Erfahrung, Wissen und Unterstützung anzubieten. Wenn Sie eine schwere Krankheit haben, sind Sie hier genau richtig, bei den Experten. Alle angebotenen Behandlungsmöglichkeiten sind wissenschaftlich fundiert. Die meisten Behandlungsmöglichkeiten, über die in den Medien berichtet wird, befinden sich entweder ganz am Anfang der Erprobungsphase oder sind bei Ihrer Krankheit wirkungslos. Ihr Arzt hat jahrelange Erfahrung. Er ist medizinischer Experte für Ihre Krankheit; die Experten, die Sie unterstützen, sind in Ihrer Nähe. Wenn ich Ihre Krankheit hätte, würde ich mich im staatlichen Gesundheitsdienst behandeln lassen.

Was heißt unbekannter Primärtumor? Bedeutet das, Sie wissen nicht, was für eine Art Krebs ich habe? Können Sie das nicht feststellen?

30 Prozent aller Krebsarten werden als unbekannte Primärtumoren klassifiziert. Es liegt in der Natur dieser Krankheit, dass die Krebszellen mutieren und nicht mehr zu erkennen sind oder vielen anderen Zellarten sehr ähnlich sehen. Manche Primärtumoren sind auf dem Scan nicht sichtbar, obwohl die Metastasen größer werden und sich ausbreiten.

Ich weiß, es ist sehr schwer zu verstehen, aber wir wissen häufig nicht, wo der Krebs entstanden ist. Das ist überhaupt nichts Ungewöhnliches. Wir führen dann möglichst viele Tests durch und versuchen, es herauszufinden. Aber auch, wenn uns dies nicht gelingt, werden wir versuchen, Ihnen eine Behandlung anzubieten, die hilft. Wir werden unser Bestes tun. Wenn ich keine Antwort habe, werde ich jemanden finden, der sie hat. Doch manchmal ist die Antwort «Ich weiß es nicht» die ehrlichste. Wichtig ist, dass wir aufrichtig zu Ihnen sind und wir werden Sie stets umfassend informieren. Sie können jederzeit Fragen stellen. Wir werden immer alles tun, was in unserer Macht steht, damit es Ihnen besser geht.

Die Mutter meines Freundes hatte auch Krebs; sie hat eine Strahlentherapie bekommen. Warum bekomme ich keine?

Wenn es um Krebs geht, kann jeder eine Geschichte erzählen. Die Patienten wissen meistens nicht, dass Krebs nicht eine Krankheit ist, sondern ein paar Hundert verschiedene. Die histologischen Befunde (wenn verfügbar) und das Stadium der Krebserkrankung sind verlässliche Indikatoren für die Prognose.

Jeder Krebs verhält sich anders. Es gibt 300 verschiedene Krebsarten. Jede menschliche oder tierische Zelle kann sich in eine Krebszelle verwandeln. Brustkrebs mit Lungenkrebs zu vergleichen wäre etwa so, als würde man Bronchitis mit Diabetes vergleichen. Beide Krebsarten sind völlig verschieden. Es ist normal, dass Freunde von ihren Erfahrungen berichten, aber ein Vergleich mit anderen Menschen nützt Ihnen nichts. Jede Krebsart reagiert anders auf eine Behandlung. Ihr Arzt ist Experte für Ihre Krebsart. Er wird die Behandlung für Sie auswählen, die Ihnen nach seiner Ansicht am besten hilft. Jeder reagiert anders auf eine Behandlung. Wir wissen nicht, wie gut Sie darauf reagieren. Das ist individuell verschieden. Unsere Aufgabe ist es, Sie gut zu versorgen und das Beste für Sie zu tun. Wir werden Sie genau beobachten und Ihnen stets die Wahrheit sagen.

Warum können Sie den Krebs nicht einfach rausschneiden?

Das ist eine gute Frage und die erste, die sich auch die Ärzte stellen. Viele Krebsarten werden nur durch eine Operation geheilt. Manchmal hat der Krebs jedoch schon lebenswichtige Organe oder Blutgefäße infiltriert oder gestreut. Die Antwort hängt davon ab, ob die Frage sich auf einen Primär- oder Sekundärtumor bezieht.

Primärtumor

Ihr Krebs befindet sich an einer Stelle, wo er nicht entfernt werden kann. Eine Operation wäre zu gefährlich.
Oder – Es tut mir leid, aber um an den Krebs heranzukommen, müssten wir das umgebende Gewebe und/oder lebenswichtige Organ massiv verletzen. Eine Operation wäre ein zu großes Risiko.
Oder – Es tut mir leid, aber eine Operation wäre ein zu großes Risiko. Ihr Körper würde einer Narkose oder Operation nicht standhalten. Das Risiko wäre zu groß für Sie. Es dennoch zu versuchen, wäre gefährlich und unverantwortlich.

In einigen Fällen werden Sekundärtumoren ganz oder teilweise entfernt. Die Erwägung, ob dies möglich oder hilfreich ist, ist Teil einer guten Palliativpflege. Ein Beispiel wäre die Entfernung eines von einem Brust- oder Dickdarmkrebs ausgehenden isolierten Sekundärtumors.

Hat der Patient jedoch Metastasen oder eine kurze Lebenserwartung, ist eine Operation manchmal weder möglich noch hilfreich.

Sekundärtumor

> *Eine Operation wäre sinnlos, da der Krebs leider gestreut hat. Sie würde Ihre Situation nur verschlimmern, Sie würden sich nur sehr langsam von dieser ohnehin nutzlosen Operation erholen, denn der Krebs kann nicht vollständig entfernt werden.*

Hat mein Verhalten zu der Krankheit beigetragen? Bin ich krank geworden, weil ich geraucht habe?

Die Antwort auf diese Frage hängt davon ab, ob dies zutrifft oder nicht.

Verhaltensunabhängige Krebsarten

> *Nein. Sie hatten einfach großes Pech. Ihr Verhalten hat damit nichts zu tun, Sie hätten nichts anders machen können. Es ist wichtig, dass Sie auf Ihre Ernährung achten und sorgsam mit sich umgehen, damit Ihr Körper die besten Voraussetzungen hat, die Krankheit zu bekämpfen.*

Verhaltensabhängige Krebsarten – Rauchen

> *Würde Ihnen die Antwort wirklich helfen? Es ist bekannt, dass Rauchen der Gesundheit schadet, aber Schuldgefühle helfen Ihnen nicht weiter. Schuld und Reue sind wenig hilfreich. Meiden Sie sie lieber. Wir werden Ihre Krankheit jetzt behandeln und Ihnen helfen, so gut wir können.*

Besteht der Patient auf einer Antwort, sprechen Sie offen mit ihm. Vielleicht hat er Kinder, die er aufklären möchte.

> *Wir wissen, dass Rauchen das Krebsrisiko deutlich erhöht. Ja, wahrscheinlich ist Rauchen die Ursache Ihrer Krankheit. Aber deshalb sind Sie noch lange kein schlechter oder dummer Mensch, sondern ein abhängiger; das ist ein Unterschied. Als Sie mit dem Rauchen anfingen, wussten Sie noch nicht, was Sie heute wissen. Gehen Sie nachsichtig mit sich um. Sie haben eine schwere Zeit vor sich und da sind Selbstvorwürfe kontraproduktiv. Wir stehen Ihnen jederzeit für ein Gespräch zur Verfügung, wenn Sie wollen. Es*

gibt Millionen von Patienten in der gleichen Situation und viele Menschen, die helfen können.

Warum bekomme ich keine neue Leber, wie George Best?

Weil Ihr Fall völlig anders ist und eine Lebertransplantation Ihnen nicht helfen würde. Krebs ist etwas ganz anderes als ein alkoholbedingter Leberschaden. Krebs wirkt sich auf alle Organsysteme Ihres Körpers aus. Es tut mir leid, aber eine Lebertransplantation wäre in Ihrem Fall völlig sinnlos.

Warum werde ich im Stich gelassen? Ich bekomme keine Chemotherapie mehr, werde ausgemustert und kann sehen, wie ich allein zurechtkomme.

Wir können immer noch viel für Sie tun. Ihr Arzt wird Sie gegebenenfalls weiter beraten. Wir können einen Termin für Sie vereinbaren. Häufige Krankenhaustermine ohne notwendige Behandlung strengen Sie zu sehr an. Es ist nicht gut für Sie, in einer hektischen Klinik warten zu müssen. Die niedergelassenen Ärzte und Gemeindepflegenden sind jetzt für Sie zuständig. Sie sind in guten Händen. Ich weiß, dass das eine große Umstellung ist, wenn man sich an bestimmte Ärzte und Pflegepersonen gewöhnt hat, aber wir können immer noch sehr viel tun, um Ihnen zu helfen. Sie werden nicht im Stich gelassen. Vielen Menschen geht es deutlich besser ohne die toxischen Chemotherapien mit den vielen Nebenwirkungen und die häufigen Krankenhaustermine. Es ist eine Frage der Gewöhnung. Zugegeben, das Leben verändert sich drastisch, wenn es vorher nur um Krankenhaustermine gekreist ist. Aber jetzt können Sie ein normaleres Leben führen und sich mehr Ruhe gönnen.

Wenn ich nicht mehr behandelt werde, kann sich der Krebs doch ungehindert ausbreiten, oder?

Quälen Sie sich nicht mit solchen Vorstellungen, denn so ist es nicht. Wahrscheinlich werden Sie sich ohne die Behandlungen viel besser fühlen und wieder mehr Sie selbst sein. Ihr Körper kann sich ausruhen und muss nicht die Nebenwirkungen der Behandlungen ertragen. Es wäre falsch, eine Behandlung fortzusetzen, bei der es Ihnen schlechter geht und die obendrein nichts nützt. Wir wissen, dass Krebszellen sich verändern können, aber wir werden die Dinge genau beobachten und regelmäßig Ihre Medikamente anpassen, damit Sie eine möglichst gute Lebensqualität haben. Wir haben die Art der Unterstützung geändert, aber nicht aufgegeben.

Sie haben meinen Vater immer aufgenommen und ihm geholfen, warum nicht dieses Mal?

Leider hat sich die Situation Ihres Vaters verändert, die Krankheit ist fortgeschritten. Die Medikamente, die er früher bekommen hat, haben die Krankheit unter Kontrolle gehalten, aber jetzt helfen sie nicht mehr. Die Krankheit hat ihn zu sehr geschwächt. Es ist schwer zu akzeptieren, dass die gleiche Behandlung nicht mehr hilft, aber der Körper Ihres Vaters hat sich verändert. Er ist gebrechlicher geworden und die Organe arbeiten nicht mehr so gut wie früher. Ich weiß, das ist schwer zu verstehen, aber wir werden unser Bestes tun, damit es Ihrem Vater so lange wie möglich gut geht. Wir geben nicht auf, aber es ist unsere Pflicht, Ihnen ehrlich zu sagen, was machbar ist. Es wäre nicht richtig, Ihnen falsche Hoffnungen zu machen. Die Situation Ihres Vaters hat sich verändert. Vielleicht ist Ihnen in letzter Zeit aufgefallen, dass ihm vieles schwer fällt, dass er eine Woche vorher noch Dinge getan hat, die ihm jetzt Schwierigkeiten machen. Dies zeigt, dass sein Zustand sich verschlechtert hat und sein Körper schwächer wird. Wir werden ihm Medikamente geben, die ihn unterstützen.

Ich überlege, ob ich mich mit Menschen austauschen soll, die in der gleichen Situation sind wie ich. Glauben Sie, das würde mir helfen?

In diesem Punkt können wir helfen und Ihnen Unterstützungsgruppen nennen. Einige Patienten profitieren davon, andere nicht. Sie könnten dort Menschen treffen, die mit der Situation anscheinend besser zurechtkommen als Sie. Das ruft dann bei Ihnen vielleicht das Gefühl hervor, mit der Situation nicht so gut zurechtzukommen wie Sie sollten. Oder Sie selbst kommen gut mit der Situation zurecht und lernen jemanden kennen, bei dem das nicht so ist. Das könnte ein Rückschlag für Sie bedeuten. Die Menschen sind sehr verschieden, auch wenn Sie die gleiche Krebsart haben. Es kann sein, dass sie in einem anderen Stadium sind, anders behandelt werden oder anders auf die Behandlung reagieren. Solange Sie sich dessen bewusst sind, kann es durchaus helfen, mit jemandem zu sprechen, der weiß, wie man sich fühlt. Viele Patienten sind der Meinung, dass es eine Menge hilft, aber es macht sie auch traurig, wenn sie jemanden kennenlernen, dessen Zustand sich verschlechtert. Unterstützungsgruppen haben Vor- und Nachteile, die es sorgfältig abzuwägen gilt. Probieren Sie einfach aus, ob es Ihnen etwas bringt.

Viele Leute gehen zum Sterben ins Hospiz, nicht wahr?

Manche ja. Heute können Patienten auch für kurze Zeit ins Hospiz gehen, ihre Symptome behandeln lassen und dann nach Hause zurückkehren. Es ist nichts Ungewöhnliches mehr, dass Patienten regelmäßig ins Hospiz und wieder nach Hause gehen. Ja, einige sterben auch dort, aber Hospize sind sehr heitere Orte. Dort sind viele Experten, die Patienten haben mehr Ruhe und die Infektionsgefahr ist deutlich geringer als im Krankenhaus. Im Hospiz bemühen sich viele Experten darum, dass es Ihnen besser geht und Sie so schnell wie möglich nach Hause gehen können.

Wie viel Zeit bleibt mir noch?

Würde Ihnen die Antwort wirklich helfen? Was würde sie ändern? Eine genaue Voraussage ist schwer. Um ehrlich zu sein, ich weiß es nicht. Wenn Sie wirklich wissen wollen, wie viel Zeit Ihnen nach meiner Erfahrung ungefähr noch bleibt, kann ich es Ihnen sagen. Aber ich würde Ihnen lieber den Rat geben, Ihre Angelegenheiten zu regeln, das zu tun, wozu Sie Lust haben und ansonsten ein möglichst normales Leben zu führen.

Wenn ein Patient jedoch auf einer zeitlichen Festlegung besteht, ist es nur fair und professionell, ihn so umfassend wie möglich zu informieren und noch einmal darauf hinzuweisen, dass eine präzise Angabe nicht möglich ist. Gesundheitsfachleute wissen zwar nicht auf alles eine Antwort, aber sie wissen doch mehr als der Patient. Wiederholt der Patient die Frage, dann will er, dass der Gesundheitsexperte nach bestem Wissen und Gewissen antwortet.

Nach meiner Erfahrung haben Patienten mit Ihrer Krankheit und in Ihrer Situation bestenfalls zwei Jahre und schlimmstenfalls zwei Monate zu leben. Ich kann wirklich nicht sagen, an welchem Punkt Sie sich befinden. Ruhen Sie sich aus, wenn Sie müde sind und nehmen Sie regelmäßig kleine Mahlzeiten zu sich. Wir werden Sie genau beobachten und alles dafür tun, dass es Ihnen möglichst lange gut geht.

Sie haben doch Erfahrung damit. Bin ich normal?

Ja. Das Spektrum dessen, was normal ist, ist sehr weit. Jeder ist anders und deshalb ist meine Erfahrung auch nicht so groß. Ich sehe Sie jetzt zum ersten Mal. Meine Aufgabe ist es, Sie zu unterstützen, so wie Sie sind. Ein Vergleich mit anderen bringt Ihnen nichts.

Glauben Sie, ich habe noch Zeit, in Urlaub zu fahren?

Diese Frage stellen Patienten oder Angehörige in verschiedenen Stadien der Krankheit.

Der Angehörige stellt die Frage, die Patientin liegt im Sterben

> *Ihrer Mutter bleibt nicht mehr viel Zeit, ihr Zustand verändert sich, aber wie schnell lässt sich nicht immer vorhersagen. Wir werden unser Bestes tun, um Sie auf dem Laufenden zu halten. Wenn Sie unbedingt dabei sein wollen, wenn Ihre Mutter stirbt, dann sollten Sie hier bleiben. Ich kann Ihnen nicht sagen, wie lange Ihre Mutter noch lebt, aber wenn Sie später Schuldgefühle hätten, weil sie nicht hier waren, dann sollten Sie Ihren Urlaub absagen. Unser Arzt kann die entsprechenden Formulare ausfüllen, die Sie für Ihre Krankenversicherung brauchen.*
> *Wenn Sie damit leben können, dass Ihre Mutter in Ihrer Abwesenheit sterben könnte, dann rate ich Ihnen, mit Ihrer Mutter und (gegebenenfalls) den anderen Familienmitgliedern zu sprechen und in Urlaub zu fahren in dem Bewusstsein, dass Ihre Mutter in guten Händen ist. Ich werde Ihnen einige Kontaktnummern geben, falls Sie mit uns in Verbindung bleiben wollen. Wenn wir Sie während Ihres Urlaubs anrufen sollen, können wir das tun oder wir unterhalten uns nach Ihrer Rückkehr.*

Der Patient stellt die Frage

Die Antwort hängt zum einen vom Krankheitsstadium und zum anderen vom Zielort ab. Eine Reise vom Vereinigten Königreich in die USA, nach Afrika, Australien oder den Nahen Osten kann riskant sein, weil es häufig keine Vereinbarungen zwischen diesen Ländern und dem Vereinigten Königreich gibt, was die Durchführung oder Bezahlung der medizinischen Versorgung betrifft. Reisen innerhalb des Vereinigten Königreichs oder innerhalb von Europa stellen für Bürger des Vereinigten Königreichs dagegen kein Problem dar.

> *Wenn Sie im Land oder innerhalb von Europa bleiben und Ihr Arzt nichts gegen Ihre Reisepläne einzuwenden hat, sollten Sie die Reise auf jeden Fall machen. Wenn es nötig ist, mit Gesundheitsfachleuten an Ihrem Aufenthaltsort zu sprechen, können wir das gerne tun und wir können Ihnen auch ein Schreiben mitgeben, damit Sie wegen Ihrer Medikamente keine Schwierigkeiten mit dem Zoll haben. Fühlen Sie sich fit genug für die Reise? Vielleicht wird es nicht so wie beim letzten Mal; glauben Sie, Sie werden den Urlaub trotzdem genauso genießen?*

Muss ich jetzt sterben? (Frage eines sterbenden Patienten)

Es ist viel schlimmer geworden, nicht wahr? Ja, leider bleibt nicht mehr viel Zeit. (SCHWEIGEN SIE, lassen Sie Ihre Worte wirken.)

Die Patienten brauchen Zeit, um Ordnung in Ihre Gedanken und Gefühle zu bringen und ihre Emotion wahrzunehmen. Sie fragen, weil sie die Antwort wissen wollen. Wenn Sie sie nicht wissen wollen, fragen sie entweder nicht oder geben sich selbst die Antwort, die sie hören wollen, beispielsweise: «Muss ich jetzt sterben? Nein, ich weiß, alles kommt wieder in Ordnung, ich habe bloß einen schlechten Tag.»

Wie schlecht geht es Ihnen denn, wollen Sie darüber sprechen?

Ist mein Alter der Grund, dass ich nicht behandelt werde?

Manchmal sind das Alter eines Patienten und besonders seine anderen Krankheiten klinische Faktoren, aber insbesondere in der Onkologie wird die Behandlung häufig von der Leistungsfähigkeit des Patienten abhängig gemacht. Aktivität und Mobilität sind bessere Indikatoren als das Alter. Folgende Erklärungen sind möglich:

Im Alter funktionieren beispielsweise die Nieren nicht mehr so gut, die Behandlung würde Ihrem Körper schaden; und wenn wir Sie trotzdem behandeln würden, würde es Ihnen noch schlechter gehen und nützen würde es trotzdem nichts.
Nein. Das hat mit Ihrem Alter nichts zu tun. Diese Behandlung wirkt nicht bei Ihrer Krankheit (nicht in diesem Stadium Ihrer Krankheit).

Sie will nicht mehr essen. Besteht die Möglichkeit, dass sie verhungert?

Diese Frage stellen Familienmitglieder oft, wenn ihr Angehöriger nicht mehr normal essen kann. Sie glauben, dass der Patient verhungert und länger leben könnte, wenn er nur mehr essen würde. Dieses Problem sorgt häufig für Spannungen in der häuslichen Umgebung. Die Patienten fühlen sich oft schuldig, als Versager, sie sind verlegen und frustriert und schämen sich. Die ständigen Diskussionen wegen des Essens sind ermüdend und belastend. Die Familienmitglieder fühlen sich hilflos, weil sie glauben, dass Essen für Kranke besonders wichtig ist. Sie möchten, dass der Patient wieder in den Genuss der psychosozialen Vorzüge des Essens kommt. Da beide Seiten bei ihrer Haltung bleiben, geraten sie bald in einen Teufelskreis. Die folgenden Antworten können die Spannungen auflösen. Bedenken Sie, dass es in ethischer oder rechtlicher Hinsicht keinen Unterschied macht, ob Sie eine Behandlung, von der Sie wissen, dass sie wirkungslos ist, nicht beginnen beziehungsweise einstellen oder ob Sie eine Behandlung einstellen, die dem Patienten nicht mehr hilft. In der Palliativpflege gilt das Gleiche für künstliche Ernährung oder Hydration. Die folgenden Antworten beziehen sich auf verschiedene Krankheitsstadien.

Es ist normal, dass Sie keinen Appetit haben/an Gewicht verlieren. Das ist leider eine Begleiterscheinung der Krankheit. Die meisten Patienten können nicht so viel essen, um ihr Gewicht zu halten.

Ich rate Ihnen, sich nicht mehr zu wiegen. Es führt zu nichts. Essen Sie, was, wann, wo und so wenig oder so viel wie Sie wollen. Ihr Körper reagiert anders und das ständige Wiegen bringt nur Verdruss.

Ich weiß, dass Sie glauben, dies sei die einzige Möglichkeit zu helfen, aber wenn Sie ständig über das Thema Essen reden, tragen Sie möglicherweise dazu bei, dass es ihm schlechter geht.

Warten Sie, bis er Hunger hat, dann wird er Ihnen schon sagen, was er essen möchte.

Am besten sind kleine Mahlzeiten in regelmäßigen Abständen. Normale Portionen sind immer zu viel.

Achten Sie auf die Signale Ihres Körpers; wenn Sie glauben, dass etwas nicht gut für Sie ist, dann wird es sich auch bewahrheiten.

Die Krankheit verhindert, dass der Körper die Nährstoffe aufnimmt und verarbeitet. Sie führt dazu, dass Proteine und Muskeln nicht genutzt werden und deshalb werden Sie auch schwächer.

Er kann einfach nicht so viel essen, dass er wieder so gesund wird wie er war.

Appetit anregende Mittel und Nahrungsergänzungsmittel können den Appetit, das Gewicht und die Lebensqualität eines Patienten beeinflussen, aber sie können das Leben unheilbar kranker Menschen nicht verlängern.

Patienten, die aufgrund ihrer Krankheit bettlägerig sind, haben nicht oft Hunger. Wenn doch, reichen ihnen kleine Portionen Nahrung und Flüssigkeit.

Braucht er nicht einen Tropf (intravenöse Flüssigkeitszufuhr) oder irgendetwas in der Art?

Viele der obigen Antworten gelten auch für diese Frage.

> *Der Körper braucht jetzt nicht mehr so viel Flüssigkeit. Zu viel Flüssigkeit verkraftet er nicht. Viel Flüssigkeit belastet das System, verschlechtert seinen Zustand und kann Atemprobleme verursachen. Er hat kein Durstgefühl mehr wie früher. Er kann kleine Mengen Flüssigkeit bekommen, wenn er möchte und wenn er normal schlucken kann. Das Wichtigste ist, seinen Mund sauber und seine Lippen feucht zu halten. Das reicht, damit er sich wohl fühlt.*

Wenn er Morphium bekommt, stirbt er dann nicht schneller? Ist das der Anfang vom Ende?

Die Patienten und ihre Familien haben in der Regel schon etwas über Morphium gehört und haben nicht selten falsche Vorstellung, was die Abhängigkeit und die Beschleunigung des Todes betrifft. Morphium ist ein gutes Mittel. Es ist nach wie vor das Mittel der Wahl zur Schmerzbehandlung in der Palliativpflege. Sein Einsatz ist weit verbreitet, und wer es verordnet oder seine Anwendung empfiehlt, sollte sich gut damit auskennen. Viele Patienten haben schon verschiedene Kodeinpräparate ausprobiert, bevor sie Morphium bekommen. Die Umstellung auf Morphium ist daher eine sinnvolle und wirksame Maßnahme zur Schmerzkontrolle. Wenn die Patienten darüber aufgeklärt werden, dass sie bereits mit Opiaten in Berührung gekommen sind und ihr Körper an Morphium gewöhnt ist, reagieren sie deutlich entspannter.

Eine Abhängigkeit ist nicht zu erwarten, wenn Morphium zur Schmerzkontrolle eingesetzt wird; dieses Problem ist für Palliativpflegepatienten somit nicht relevant. Darauf sollte ebenso hingewiesen werden wie auf die Verwendung von Spritzenpumpen in der Sterbephase, eben weil der Patient stirbt. Dies sollte explizit erwähnt werden.

> *Wir benutzen eine Spritzenpumpe, weil Ihr Vater im Sterben liegt und seine Medikamente nicht mehr schlucken kann. Die Spritzenpumpe beschleunigt seinen Tod nicht, sondern lässt ihn sanfter sterben. Manchmal entsteht der Eindruck, dass Patienten sterben, weil eine Spritzenpumpe eingesetzt wurde; in Wirklichkeit hatte die Sterbephase schon vorher begonnen. Wir können Ihren Vater mit der Spritzenpumpe am besten unterstützen und ihm Schmerzen ersparen. Haben Sie sonst noch Fragen?*

Woran erkenne ich, dass er im Sterben liegt?

Sie werden die Veränderungen sehen können. Er wird immer öfter im Bett bleiben und immer weniger essen und trinken. Viele werden zum Schluss auch bewusstlos und haben einen friedlichen Tod. Auch die Atmung verändert sich in der Sterbephase. Machen Sie sich keine Sorgen darüber, die Ärzte und Pflegenden in Ihrer Nähe werden die Veränderungen bemerken und Ihnen während dieser Zeit zur Seite stehen.

Was wird passieren? Werde ich Schmerzen haben oder einfach einschlafen?

Sterben ist eigentlich ein friedlicher Prozess. Der Körper fährt seine Funktionen herunter und stellt sie schließlich ganz ein. Wahrscheinlich sind Sie zuletzt nicht mehr bei Bewusstsein. Wir werden Ihnen Medikamente geben, die Ihnen mit Sicherheit Schmerzen ersparen. Wir werden darauf achten, dass Sie weder Schmerzen noch Atemprobleme haben.

Woran werde ich letztendlich sterben?

Der Tod wird durch multiple Schäden verursacht. Der Krebs schränkt die Funktion lebenswichtiger Organe immer weiter ein. Ihr Körper wird immer schwächer, die Funktion Ihrer Organe wird heruntergefahren und schließlich ganz eingestellt. Das Ganze ist ein langsamer Prozess, bei dem wir Sie mit Medikamenten unterstützen werden.

Warum können Sie ihm nicht einfach etwas geben? Einen Hund würde man nicht so leiden lassen.

Der Vergleich von Menschen mit Tieren ist nicht hilfreich, aber darauf hinzuweisen, hilft genauso wenig. Diesen Gedanken haben viele Menschen, denn es schmerzt sie zu sehen, wie der geliebte Mensch sich verändert und leidet.

Ich weiß, dass die Situation schlimm für Sie ist. Sie machen eine schwere Zeit durch und ich kann verstehen, dass Sie ihn nicht leiden lassen wollen. Wir werden unser Bestes tun, damit er keine Schmerzen hat und nicht leiden muss. Das Gesetzt verbietet es, Mittel zu verabreichen, die das Leben verkürzen. Aber ich verspreche Ihnen, dass wir nichts tun werden, was sein Leiden verlängert. Wir werden dafür sorgen, dass er einen möglichst natürlichen und sanften Tod hat.

Wer muss verständigt werden, wenn er stirbt. Was müssen wir tun?

Wenn ein Patient im Krankenhaus stirbt, muss ein naher Verwandter den Totenschein abholen und den Tod eintragen lassen. Das von der Familie ausgewählte Bestattungsinstitut kann dann den Toten aus der Leichenhalle des Krankenhauses abholen. Bei einer Obduktion kann der Totenschein und der Leichnam erst danach abgeholt werden.

Stirbt der Patient zu Hause, stellt sein Arzt den Totenschein aus. Stirbt der Patient nachts oder am Wochenende, muss der ärztliche Notdienst den Tod bestätigen und dann kann der Tote vom Bestattungsinstitut abgeholt werden. Am nächsten Arbeitstag muss der Arzt des Patienten den Totenschein ausstellen. Im Vereinigten Königreich kann der ärztliche Notdienst den Tod nur bestätigen, aber nicht die Todesursache bescheinigen. Hat der Arzt seinen Patienten in den letzten 14 Tagen (28 Tage in Nordirland) seines Lebens nicht gesehen, sieht das Gesetz eine Obduktion vor. Dies wird durch eine gute Pflege in der Lebensendphase und professionelle Planung hoffentlich verhindert. Es gibt gute Broschüren, die die Angehörigen informieren, was sie bei einem Todesfall tun müssen; zusätzlich gibt es informative Webseiten, auf die die Gesundheitsfachleute sie hinweisen können.

Der Familie sollte gesagt werden, wie hilfreich und professionell Bestattungsunternehmer sind. Die meisten Leute denken, sie kommen mit dem Sarg zur Beerdigung und wissen eigentlich nichts über ihre wichtige Arbeit. Die Information beruhigt die Angehörigen und mindert den Stress in der Situation.

Ist eine Obduktion erforderlich, wird schon vorher mit der Familie des Patienten darüber gesprochen.

Stirbt ein Patient plötzlich oder wurde er während seiner letzten Krankheit nicht von einem Arzt behandelt, sieht das Gesetz eine Obduktion vor. In einem solchen Fall gehört die Leiche dem «Coroner». Der Coroner (Gerichtsmediziner) und seine Assistenten sind geschult im Umgang mit den Hinterbliebenen und informieren die Familie rücksichtsvoll und sachlich. Familien in einer solchen Situation sollte gesagt werden, wie professionell und hilfreich Gerichtsmediziner sind. Für viele Menschen ist dies völlig neu und sie machen ganz neue Erfahrungen in einer Zeit großer emotionaler Anspannung.

Wird der Verstorbene eingeäschert, muss der Totenschein von zwei Ärzten, von denen einer den Patienten während seiner Krankheit behandelt hat, unterschrieben werden. Den zweiten Teil muss ein Arzt ausfüllen, der den Patienten nicht gekannt und im klinischen Bereich nicht mit dem ersten Arzt zusammengearbeitet hat.

Ja, aber Sie wissen nicht, wie das ist. Sie haben so etwas bestimmt noch nie erlebt.

Die Patienten und ihre Familien können nicht wissen, was Gesundheitsfachleute erlebt haben und was nicht. Jeder Mensch ist ein Produkt seiner Erfahrungen. Gesundheitsfachleute müssen nicht über persönliche Dinge sprechen, es sei denn, sie wollen es.

> *Ich bin auch mit Krankheit und Tod in Berührung gekommen, aber ich bin hier, um mir einen Eindruck von Ihrer Situation zu verschaffen und zu helfen, so gut ich kann. Ich habe mich schon um viele Menschen in ähnlichen Situationen gekümmert und werde diese Erfahrungen nutzen, um Ihnen zu helfen, wann immer es geht. Gibt es jetzt etwas, was ich für Sie tun kann?*

14. Geben Sie auf sich Acht

Das Leben hört nicht auf, komisch zu sein, wenn jemand stirbt und es hört auch nicht auf, düster zu sein, wenn jemand lacht.

(George Bernard Shaw, irischer Dramatiker und Sozialist, 1856–1950)

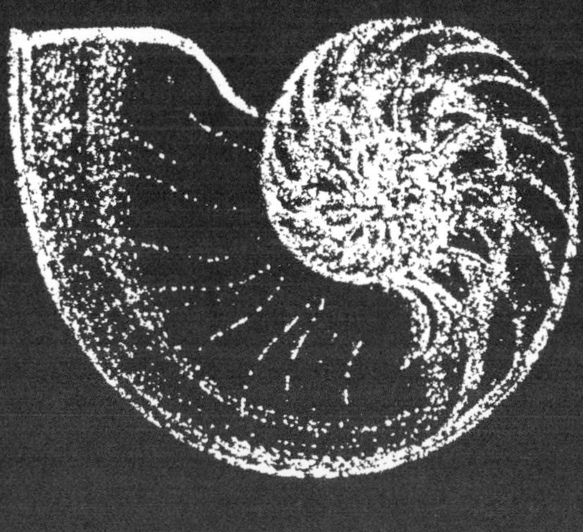

Die Arbeit mit Palliativpflegepatienten ist eine große Bereicherung und eine enorme emotionale Belastung. Es ist nicht möglich, sich persönlich einzubringen und die notwendige emotionale Unterstützung anzubieten, ohne einen Preis dafür zu zahlen. Für Gesundheitsfachleute geht es um die Frage, wie es ihnen am besten gelingt, mit Belastungen umzugehen.

14.1 Realistische Ziele

Gesundheitsfachleute sollten sich unbedingt realistische Ziele setzen. Die Wahrscheinlichkeit, einen «Burn out» zu erleiden, ist weitaus höher, wenn ihre Ziele unerreichbar sind. Palliativpflegepatienten haben erklärtermaßen lebensbedrohende Erkrankungen und die allermeisten von ihnen sterben. Alle werden im Verlauf ihres Lebens Krankheiten gehabt haben, die unbedeutend waren oder von selbst geheilt sind, aber sie werden nur einmal sterben. Dass Gesundheitsfachleute in der Lage sind, ihren Tod positiv zu beeinflussen, ist ein Privileg.

14.2 Schmerzlinderung statt Behandlung

Patienten, die im Sterben liegen, sterben. Einfluss darauf zu nehmen, wie sie sterben und den Patienten und ihren Familien eine positive Erfahrung zu ermöglichen, ist ein lohnendes und durchaus erreichbares Ziel. Dabei steht nicht mehr die Behandlung, sondern die Schmerzlinderung im Vordergrund, die heute stärker auf technische Möglichkeiten setzt als noch vor einigen Jahren. Es gibt viele Behandlungsmöglichkeiten, die sich palliativ nutzen lassen: Strahlentherapie, Chemotherapie, chirurgische Eingriffe und Anästhetika. Die Linderungsmaßnahmen decken sich mit den anderen Spezialgebieten.

14.3 Die Wissenschaft und die Kunst

Das klinische Wissen und die Kunst der Pflege existieren nebeneinander. Die Patienten erwarten zu Recht, dass die Fähigkeiten und das Wissen aus beiden Bereichen zur Anwendung kommen. Die Konzentration auf die klinischen Aspekte dient dem Nutzen der Patienten und dem Schutz der Gesundheitsfachleute. Damit Gesundheitsfachleute eine gute und gezielte Beratung anbieten können, müssen sie sich mit den klinischen Fakten vertraut machen und sie verstehen. Dieser Teil der klinischen Praxis erfordert so viel Konzentration, dass sie die damit verbundenen emotionalen Auswirkungen auf die Patienten manchmal ausblenden müssen. Die Einschätzung der klinischen Situation und der Prognose liefert in der Tat wichtige Anhaltspunkte über den künftigen Zustand der Patienten. Die Gesundheitsfachleute gewinnen so Zeit, die adäquate Unterstützung zu planen und die emotionalen Auswirkungen der schlechten Nachricht zu verarbeiten. Ob sie den Patienten kennen oder ob er nur ein Name auf dem Papier ist, es ist immer ein Mensch mit Beziehungen, die von Bedeutung sind.

14.4 Stark und gefühlsbetont

Gesundheitsfachleute sind meistens sensible Menschen, manche würden sie als «gefühlsbetont» bezeichnen, was jedoch nicht mit schwach verwechselt werden darf. Aber häufig sind sie auch «stark». Gefühlsbetont genug, um die Bedürfnisse anderer zu antizipieren und stark genug, um mit diesen Bedürfnissen umzugehen und ihnen zu entsprechen.

Alle Gesundheitsfachleute im Bereich der Gesundheitsversorgung haben Zeiten erlebt, in denen sie verletzt wurden, Fehler gemacht haben oder nicht mehr Herr ihrer Emotionen waren. Solche unangenehmen Erfahrungen setzen einen wichtigen Anpassungsprozess in Gang, in dessen Verlauf sie auf schmerzvolle Art etwas über ihre Arbeit und sich selbst lernen.

14.5 Anpassung an die Arbeit

Dieser Anpassungsprozess und die daraus gewonnenen Erkenntnisse kommen jedem Patienten zugute, mit dem die Gesundheitsfachleute danach zu tun haben. Gesundheitsfachleute, die sich diesem schmerzvollen Anpassungsprozess verweigern, bleiben in der Anfangsphase stecken und weil dies belastend ist, praktizieren sie ein Vermeidungsverhalten, beispielsweise ignorieren sie die Signale der Patienten, wechseln das Thema und beeinflussen das Gespräch. Fürsorge fordert ihren Tribut; ist er zu hoch, erfolgt eine normale menschliche Reaktion, der Selbstschutz. Doch diese Strategie verhindert persönliches und professionelles Wachstum.

Gesundheitsfachleute, die in der Gesundheitsversorgung arbeiten, haben meistens eine gute Selbstwahrnehmung. Man kann sich nicht vor sich selbst oder vor Teammitgliedern verstecken, mit denen man eng zusammenarbeitet. In einer emotional aufgeladenen Umgebung offenbaren sich persönliche Schwächen tagtäglich. Die Tatsache, dass Gesundheitsfachleute jeden Tag mit Leid und Mut konfrontiert werden, prägt sie nachhaltig. Ihre Selbstwahrnehmung wird positiv und diese Tendenz verstärkt sich. Die Arbeit wird mit der Zeit leichter. Sie bleibt immer traurig, aber sie wird insofern leichter, als Gesundheitsfachleute lernen, ihre Stärken und Schwächen besser einzuschätzen und vertrauensvoll und eng in einem gut eingespielten Team zusammenzuarbeiten.

Nur Amateure halten sich für unentbehrlich. Palliativpflege ist Teamarbeit. Es ist immer jemand da, um dem Patienten zu helfen. In der Palliativpflege müssen nicht alle Gesundheitsfachleute ständig erreichbar sein, denn spezialisierte Pflegefachpersonen der Palliativpflege sind nicht die zuständigen Betreuer.

Kommunikationsprobleme sind nicht so dringlich wie in anderen klinischen Settings. Gewöhnlich bleibt Gesundheitsfachleuten genug Zeit, um über Dinge nachzudenken, gegeneinander abzuwägen und mit anderen zu diskutieren, bevor sie reagieren. Sie können also Stress vermeiden, indem sie sich diese Möglichkeit merken und sich Zeit zum Nachdenken lassen. Zudem gibt es oft Kollegen, die über mehr Kenntnisse oder Fähigkeiten verfügen und helfen können. Zu erkennen, wann es nötig ist zu sagen «ich weiß es nicht» und um Hilfe zu bitten, ist eine gute Methode, Selbstschutz und Lernen miteinander zu verbinden.

14.6 Gesundheitsfachleute sind auch nur Menschen

Gesundheitsfachleute haben auch eine Familie und Probleme. Das Leben hält noch andere Verletzungen bereit und scheinbar kleine Dinge können Irritationen und Ängste auslösen; das ist normal. Gesundheitsfachleute haben natürlich ein Anrecht auf ihre Gefühle. Die Begleitung von Sterbenden macht niemandem zu einem Heiligen, aber es kann die Perspektive verändern! Beispielsweise wird ein Teenager, der seine Kopfschmerzen dramatisiert, wenig Mitgefühl von einem Elternteil bekommen, der sich tagsüber um Palliativpflegepatienten gekümmert hat. Das ist verständlich und, ungeachtet der Meinung des wehleidigen Teenagers, durchaus verständlich. Gesundheitsfachleute sollten nachsichtig mit sich umgehen, denn wenn zu den beruflichen auch noch häusliche Schwierigkeiten hinzukommen, kann leicht das Gefühl entstehen, ständig nur geben und die Bedürfnisse anderer erfüllen zu müssen.

Es ist wichtig für erschöpfte Gesundheitsfachleute, Hobbys zu pflegen und Spaß am Leben zu haben, um ihre «leeren Batterien» wieder aufzuladen. Dabei ist es völlig egal, welche Hobbys und Vergnügungen sie bevorzugen. Ob sie sich bei einem Glas Rotwein Seifenopern im Fernsehen anschauen, wandern, fluchen, lachen oder die Zeit mit Nichtstun verbringen, Gesundheitsfachleute, die hart arbeiten, sollten es unbedingt tun, denn sie wissen, was sie brauchen und haben zweifellos «auf die harte Tour» gelernt, die Arbeit Arbeit sein zu lassen und Privatperson zu sein.

Es dauert eine gewisse Zeit, von der Rolle der Physiotherapeutin in die Mutterrolle zu schlüpfen. Dabei kann die Heimfahrt helfen, ebenso wie Musik oder auch Stille. Jeder Tag braucht vielleicht eine andere Strategie. Manchmal hilft stundenlanger oberflächlicher Tratsch, an anderen Tagen wäre er schwer zu ertragen. Gesundheitsfachleute, die ihren eigenen Bedürfnissen und Instinkten folgen, werden die richtige Entscheidung treffen und Entscheidungen richten sich nach der Stimmung.

Gesundheitsfachleute sollten Nachsicht mit sich üben und sich selbst verzeihen. Wenn Gesundheitsfachleute zu Hause ihre Kinder anfahren, ist das normal, es ist okay, so ist das Leben – ihr Leben! Gesundheitsfachleute müssen sich die Gefühle der Patienten oder ihrer Familie nicht zu eigen machen, sie haben selbst genug davon und sie haben ihre eigenen Erfahrungen, was Verlust und Leid angeht.

14.7 Humor

Lachen ist gesund und verbindet. Selbst über makabre Dinge zu lachen kann helfen, Stress abzubauen. Das ist erlaubt! Im privaten Bereich, in Gesellschaft gleichgesinnter Gesundheitsfachleute ist Lachen eine der besten Möglichkeiten, mit emotionalen Belastungen in der Palliativpflege umzugehen. Es hilft, Humor zu verbreiten, Humor zu entwickeln und zu pflegen. Humor gehört zur menschlichen Natur und schützt.

Da Gesundheitsfachleute eine gute Selbstwahrnehmung haben, sollten sie jede Gelegenheit nutzen, Privatperson zu sein, alles zu tun, was sie stärkt und zu lachen, wann immer sich die Möglichkeit bietet.

15. Schlussbetrachtung

Wenn die Medizin alle Möglichkeiten ausgeschöpft hat, brauchen wir Geschichten, denn sie sind alles, was wir haben.

(Cicely Saunders 2009)

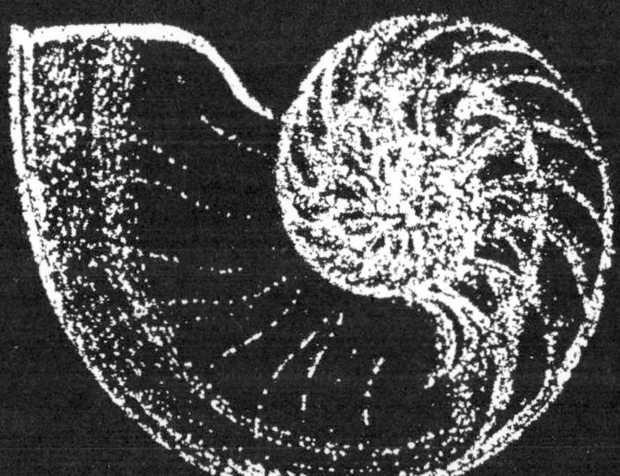

Als Autorin möchte ich mich zum Schluss persönlich zu Wort melden und mich direkt an die Leserinnen und Leser wenden. Ich hoffe sehr, dass es mir gelungen ist, Ihnen zu vermitteln, wie viel mir die Palliativpflege bedeutet. Damit renne ich vermutlich offene Türen ein, denn die Gesundheitsfachleute, die dieses Buch lesen, gehören natürlich zu denen, die mehr über dieses Thema wissen und aus eigenem Antrieb ihre Fähigkeiten verbessern wollen. Dies ist in der Gesundheitsversorgung der Weg, sich Wissen anzueignen.

Der Inhalt des Buches basiert auf eigenen Erfahrungen; dass sie so zahlreich sind, verleiht dem Buch aus meiner Sicht Glaubwürdigkeit; dass ich auf Theorien, Modelle und eine lange Literaturliste verzichte, macht es attraktiv. Es war mein Anliegen, das Besondere darzustellen und gleichzeitig zu zeigen, dass ich ein ganz normaler Mensch bin, eine normale spezialisierte Pflegefachperson, die eine Geschichte zu erzählen hat über die Menschen, die uns allen am Herzen liegen, unsere Patienten und ihre Familien.

Ich glaube fest daran, dass Freude und Erfolg in der Palliativpflege wesentlich davon abhängen, dass wir uns selbst treu bleiben und auf unser seelisches Wohlbefinden achten. Es wird immer neue Technologien und Medikamente, neue Systeme und Krankheiten geben, mit denen wir uns auseinanderzusetzen haben. Aber die Art und Weise, wie unsere Patienten sterben, bleibt immer die gleiche, egal was zu ihrem Tod geführt hat; sie sterben, wenn ihr Herz stillsteht und das Gehirn nicht mehr mit Sauerstoff versorgt. Wir haben es zu unserer Aufgabe gemacht, sie dabei zu begleiten.

Rücksichtsvolles Verhalten und gesunder Menschenverstand sind Eigenschaften, die genauso wertvoll sind wie akademisches Wissen. Ich möchte den Lesenden sagen, dass es in einer Umgebung stetig wachsender Anforderungen und Belastungen wichtiger ist denn je, die Bedeutung ihrer Arbeit darzustellen, sie zu erläutern und darüber zu informieren, was fürsorgliche Pflege ist und was sie anders macht.

Gesundheitsfachleute sind meistens starke, selbstbewusste Menschen, die sich von den Herausforderungen des modernen Lebens nicht so leicht einschüchtern lassen. Dramen und Seifenopern könnten niemals wiedergeben, was wir tagtäglich sehen und leisten.

Wir sind aufmerksame Fahnder, die Informationen sichten, wissen, wann es Zeit ist zu intervenieren und wie sie sich verhalten müssen, wenn es darum geht, das wohl wichtigste Gespräch im Leben eines Menschen zu führen. Das ist eine große Verantwortung. Allein unser Enthusiasmus und unser unermüdliches Streben nach Verbesserung geben uns die Kraft und das Selbstvertrauen, die wir brauchen, um weiterzumachen.

Es ist sehr wichtig, dass Patienten ihre Gefühle auf ihre Art und in ihrem Tempo zum Ausdruck bringen. Gesundheitsfachleute gehen oft so vor, dass sie das Problem einschätzen und sofort Ratschläge erteilen. Doch dabei verpassen sie den wichtigsten Teil des Gesprächs, denn die Gefühle der Patientinnen und Patienten und ihrer Familie geben Aufschluss darüber, wie viel sie wissen und was sie erwarten. Es sind gerade diese Informationen, die Gesundheitsfachleute in die Lage versetzen, den Bedürfnissen einer Vielzahl von unterschiedlichen Menschen gerecht zu werden.

Der Körper wird durch Medikamente geheilt, der Geist aber durch Geschichten. Danke, dass Sie meine gelesen haben.

15.1 Literatur

Saunders L. (2009). *Diagnosis – dispatches from the frontline of medical mysteries.* London: Icon Books. p. 251.

Anhang

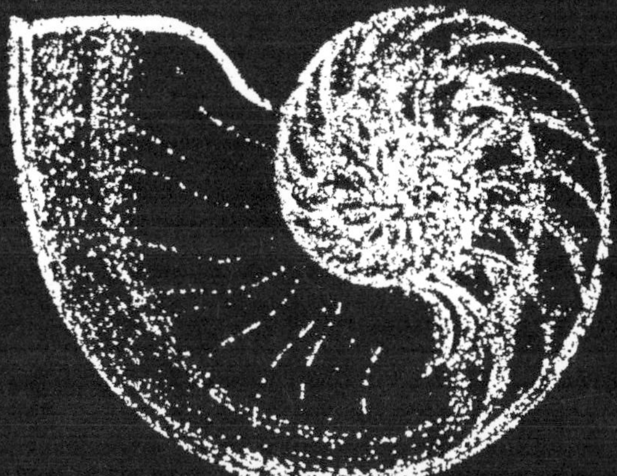

Interview mit Janet Dunphy

Was ist das Wichtigste, das Sie bei der Arbeit mit Palliativpatienten gelernt haben?

Sorgfältiges Beurteilen, bevor man irgendwelche Ziele setzt: Normale Reaktionen haben ein breites Spektrum. Zu beurteilen, *wer* eine Person ist und in welchem Zustand sie sich befindet, ist grundlegend für jede Form der Kommunikation. Jeder Mensch erfordert einen anderen Kommunikationsstil und ein anderes Kommunikationstempo. Wir alle sind so, wie uns das Leben geformt hat, wir alle nehmen unsere Erfahrungen in unseren nächsten Lebensabschnitt mit. Unterschiede zu respektieren und zu bewirken, dass sich jemand sicher genug fühlt, um sich zu öffnen, ist wirklich eine Kunst. Niemand von uns kann ein Mensch ohne Vergangenheit sein.

Gibt es jemanden, der Sie besonders beeindruckt hat?

Dr. Mary Kiely, die das Vorwort für dieses Buch geschrieben hat. Sie verkörpert ärztliche Freundschaft mehr als jede andere Fachkraft, mit der ich gearbeitet habe. Wie ich, hat sie ihre Leidenschaft und Begeisterung für Palliative Care nie verloren. Sie ist ebenso intelligent wie mitfühlend. Mary ist meine größte Lehrerin und der stärkste Einfluss in meiner Laufbahn, und ich weiß, sie ist und wird dies stets auch für viele andere sein.

Wie ist es, mit den Angehörigen von Patienten zu arbeiten?

Bereichernd. Es ist, als stünde ich oben neben einem dunklen Schacht, in den sie gefallen sind, und hätte die Leiter. Ich springe nicht zu ihnen hinunter, indem ich zu mitfühlend bin, ich kann mich um jemanden kümmern, dies zeigen und fortgehen, um jemand anderem zu helfen. Jeder Angehörige muss sich fühlen, als hätte ich einen Plan, einen Weg, es leichter zu machen, und dass man sich ganz fest darauf verlassen kann. Ich hoffe, alle Angehörigen fühlen sich, als seien sie die einzigen, für die ich sorge, und nicht, als sei ich eifrig dabei, viele von ihnen zu unterstützen. Darin liegt sowohl Kunst als auch Wissenschaft. Die Kunst, zu beeinflussen, wie sie sich fühlen, sowie das Wissen und die Fertigkeiten, ruhig zu sein und mit einem professionellen Plan zu unterstützen. Menschen durch die Stadien hindurch zu begleiten und durch Pläne zu unterstützen, ist ganz entscheidend. Ihnen zu zeigen, dass ich schon viel gesehen habe und dass sie zurechtkommen können, ist sehr wichtig in einer Zeit, in der sie sich hilflos fühlen.

Könnten Sie uns ein wenig in das Blythe House Hospice einführen?

Gern.

Blythe House Hospice

https://blythehousehospice.org.uk/
Das Blythe House Hospicecare befindet sich in Chapel-en-le-Frith (Derbyshire) und begleitet Patienten mit einer Krebserkrankung oder einer anderen lebensbegrenzenden Krankheit durch einen holistischen, personenzentrierten Ansatz. Die therapeutischen Interventionen beinhalten Schulung der Patienten und Angehörigen, Symptombekämpfung, Schmerzlinderung, Gesprächstherapie, Komplementärbehandlungen, Achtsamkeitstraining und vieles mehr.

Das Blythe House Hospice liegt im High Peak District von Derbyshire im Norden Englands. Es ist klein und ländlich, daraus ergeben sich besondere Herausforderungen: die Betroffenen müssen für Pflege, Behandlung und Unterstützung weite Wege zurücklegen. Unsere Dienstleistungen sind so gestaltet, dass sie diese Herausforderungen berücksichtigen und die Resilienz der Gemeinschaft stärken. Wir leisten gemeinnützige Arbeit und stellen keine Betten zur Verfügung.

Blythe House hat ein klares Leitbild mit umfassenden Richtlinien über den Zweck der Organisation, und zwar folgendes:
„Blythe House Hospice bietet Pflege auf höchstem Niveau für Menschen mit Krebs und anderen lebensbegrenzenden Krankheiten."

Die Werte, nach denen Blythe House agiert, sind folgende:

fürsorglich	Jede Person wird mit Freundlichkeit, Empathie, Mitgefühl und Respekt behandelt.
ehrgeizig	Wir lernen und entwickeln uns kontinuierlich. In allem, was wir tun, streben wir nach Spitzenleistung.
professionell	Durch Teamarbeit, eine geschulte und erfahrene Belegschaft und eine verantwortungsvolle Führung gewährleisten wir hohe Standards.

Wir bieten:

- einen Informations- und Unterstützungsdienst, an den man sich vor der Diagnose sowie jederzeit während der eigenen Erkrankung oder der eines an– und zugehörigen Menschen wenden kann
- Sprechstunden für Palliative Care, COPD, Herzinsuffizienz, div. Fachpflegebereiche, Stomapflege, Lymphödem-Sprechstunde sowie Akupunktur, Aromatherapie und Reiki.
- Selbsthilfegruppen für Betreuungspersonen, für Trauernde sowie für Menschen mit Prostata- und Brustkrebs
- Achtsamkeitsgruppen, Tage für Gesundheit und Wohlbefinden, Veranstaltungen rund ums Thema Sterben, offene Unterstützungssitzungen
- Beratung für Erwachsene vor und nach einem Trauerfall
- Beratung für Kinder und junge Menschen jeden Alters, die von einer lebensbegrenzenden Erkrankung betroffen sind
- Tagespflege unter Anwendung des Living-Well-Modells an zweien der Tage. Dieses Modell erhöht die Eigenständigkeit und bietet jedem Menschen während oder nach einer Tumortherapie Unterstützung. Es entstand aus der NHS Cancer Survivorship Agenda (http://www.ncin.org.uk/cancer_type_and_topic_specific_work/topic_specific_work/survivorship).
- geschulte ehrenamtlich Tätige, die hauptsächlich häuslich, aber auch im Hospiz arbeiten
- Hospice at Home, ein 24-Stunden-Dienst an sieben Tagen in der Woche. Es ist erwiesen, dass in Großbritannien 80 % der Menschen zuhause sterben möchten, aber nur 50 % dies auch können. Klinik- bzw. Notaufnahmen werden vermieden und Pflege und Versorgung bleiben dem häuslichen Bereich verbunden.

Was ist einzigartig am Blythe House Hospice?

Eine wirklich individuelle Pflege und Versorgung, die dennoch dem nationalen Programm und Bedürfnissen der Gemeinschaft entspricht. Klein, herzlich, hell und machtvoll. Wir sind Hüter des Geistes, nicht nur des Körpers, und Tumoren des Geistes gibt es nicht.

Was würden Sie eine junge Pflegeperson oder Gesundheitsfachkraft raten und vermitteln, die ihre Arbeit in der Palliative Care beginnt?

Realistisch sein und lernen, auszuhalten!

Seien Sie authentisch, die Leute merken schnell, ob wir es sind oder nicht. Seien Sie in deren Raum, nicht in Ihrem eigenen, vermitteln Sie jedem das Gefühl, er sei der Einzige, um den Sie sich kümmern. Hören Sie zu und beweisen Sie, dass Sie zugehört haben. Dass wir zwei Ohren und ein Mund haben, ist ein Zeichen dafür, dass wir doppelt so viel zuhören als sprechen sollten. Setzen Sie sich sehr realistische Ziele, alle Ihre Patienten werden sterben, das können Sie nicht ändern, aber stellen Sie sicher, dass das Erleben eines jeden Patienten besser ist, weil Sie daran beteiligt waren.

Tod und Sterben scheinen in der modernen „Westlichen" Gesellschaft an Bedeutung zu verlieren. Haben Sie ein Rezept gegen diesen Prozess?

Sprechen Sie stets davon, auf jeder Plattform. Vermeiden Sie Euphemismen für den Tod – mein Lieblingshassobjekt! Niemand stirbt, nur weil wir dieses Wort aussprechen. Das Wort zu meiden, blockiert die Kommunikation und – was noch wichtiger ist – es blockiert die Planung, die erfolgen muss. Die Gesellschaft erkennt im Ganzen nicht, dass es nur sehr wenig gibt, was wir wirklich heilen können, dass wir Krankheiten lediglich kontrollieren. Viele Ärzte sprechen nicht darüber und behandeln stattdessen lieber die Krankheit, ohne über den natürlichen Prozess zu diskutieren, der darin besteht, chronische Krankheiten anzusammeln und schließlich an einer davon zu sterben. Der Schlüsselbegriff lautet *natürlicher Prozess*. Alt zu werden ist ein Privileg, das vielen verwehrt bleibt, und sollte nicht von Scham oder Verleugnung begleitet sein, wie dies in unserer Prominenten-Gesellschaft so geläufig ist.

Wie haben Sie sich entschlossen, in der Palliative Care tätig zu werden?

Es sollte so sein, ich beschloss schon als Kind, Krankenpflege-Fachfrau zu werden. Die Ausbildung begann ich mit 18, ich ging an das Bett eines sterbenden Patienten und blieb dort. Ich hatte immer das Gefühl, dort sein zu müssen.

Wie sieht Ihr „normaler" Arbeitstag aus?

Als Geschäftsführerin ist er für mich facettenreich und voll gepackt. Ich bin verantwortlich für alle klinischen Dienste, 300 Ehrenamtliche, Finanzen, Verwaltung und das Generieren unserer gesamten Einnahmen, darunter vier Läden. Nur 20 % der 1,3 Millionen, die ich brauche, kommen von der Regierung. Ein normaler Tag umfasst alle Aufgaben, die es braucht, um die genannten Funktionen zu erfüllen, von Angesicht zu Angesicht, per E-Mail und Telefonat, Management, Leadership, lokale und regionale Sitzungen sowie die Leitung des Hauses selbst. Es ist eine enorme Aufgabe.

Welches waren die drei besten/schlechtesten Momente in Ihrem Arbeitsleben?

Die Besten haben alle mit Patienten zu tun. Ich könnte Hunderte nennen. Hier meine drei besten:

- ein Mann mit einer furchtbaren Lungenkrankheit, der unter stetem Luftschnappen 5 Minuten brauchte, um mir zu danken und mir zu sagen, dass er bei all seinen Behandlungen und schlechten Zeiten immer wusste, dass ich mich um ihn kümmere
- eine Postkarte von einem Arzt in einer Klinik, wo ich früher gearbeitet habe, auf der stand: *Der Tod ist ohne Sie nicht mehr derselbe.*
- die Begegnung mit einer Pflegenden, die sich noch an meinen Unterricht vor Jahren erinnerte. Als ich sie fragte, an was sie sich noch erinnere, nannte sie jeden Kernpunkt und versicherte mir, es habe ihre Haltung und Praxis geprägt.

Das Schlimmste:

- meine klinische Praxis hinter mir zu lassen und Geschäftsführerin zu werden. Eine Zeit lang fehlte mir etwas. Ich habe es stets vermieden, meine Patienten zu verlassen und hatte das Gefühl, nicht Managerin/Führungskraft sein zu sollen, aber nach so vielen Jahrzehnten des Lernens und Führens beschloss ich, es sollte jemand wie ich sein. Ich bedauere es nicht, aber es brauchte Zeit, um berufliche Belohnungen auf andere Weise zu bekommen.
- die Hand eines jungen Mannes nach einem Verkehrsunfall zu halten, ein Teil seines Gehirns lag auf dem Kissen, und ich sprach ihm stetig zu und er drückte meine Hand. Ich war 18.
- einer großen, wütenden Familie zu sagen, dass Mama (eine junge Frau) unerwartet im Sterben läge und wir sie nicht retten könnten.

In welchen Punkten unterscheidet sich britische von der deutschen bzw. schweizerischen Palliative Care?

- Palliative Care ist seit 30 Jahren fester Bestandteil des britischen Gesundheitsfürsorgesystems. Die Schweizerische Palliative Care ist natürlich viel jünger, etwa zehn Jahre alt, denke ich.
- Die Selbstbestimmtheit in Pflege und Versorgung am Lebensende beinhaltet in Großbritannien weder die Gesetzgebung zur Beihilfe zum Suizid noch die der Euthanasie. Die Diskussion in Großbritannien hält weiter an. Auf beiden Seiten gibt es verschiedene Wohlfahrtsorganisationen bzw. -gesellschaften, die in den Medien über ihre Wertvor-

stellungen diskutieren – oft nach einem öffentlich bekannten Fall von begleitetem Suizid. Zum Zeitpunkt der Abfassung dieses Textes gilt das Gesetz noch immer.

> ***Beihilfe zum Suizid*** *ist im* ***Vereinigten Königreich*** *derzeit illegal und Ärzte, die erwiesenermaßen einem* ***Suizid*** *assistieren, können gemäß dem* ***Suicide Act*** *von 1961 mit bis zu 14 Jahren Gefängnis bestraft werden.*

- Die Konzepte und Modelle beider Länder liegen ziemlich auf einer Linie, wobei die Schweizerischen Palliative-Care-Modelle – lobenswerterweise, finde ich – für die Pflege und Versorgung von Menschen mit chronischen Krankheiten planen. Britische Definitionen und Modelle beruhen auf lebensbegrenzenden Krankheiten.
- Gesundheitsfürsorge ist ein kostenfreies staatliches System für alle: der National Health Service. Natürlich kann man seine Pflege und Versorgung noch durch eine private Krankenversicherung aufstocken. Die meisten tun es nicht.
- Häusliche Hospizdienstleistungen gibt es in Großbritannien seit Jahrzehnten und sie nehmen gegenwärtig zu, da sich Pflege und Versorgung sowie der Schwerpunkt, an den bevorzugten Sterbeort zu kommen, mehr und mehr von der Klinik in die Kommune verlagern.

Was ist Ihrer Ansicht nach in Zukunft wichtig für die Palliative Care?

Dass wir als Gesellschaft den Tod als natürlichen Prozess herausstellen und zum Gespräch ermuntern, wobei wir uns einer klaren, professionellen Sprache bedienen. Tod und Beziehungen sollten aus meiner Sicht zur Kindererziehung gehören. Sterben und Geburt sollten gleichermaßen hervorgehoben werden. Wir *haben* eine Chance, es hinzubekommen, und jedes Leben hat Bedeutung.

Vielen Dank!

Giftschrank der Trauerbotschaften*

Jürgen Georg und Gabie Vef-Georg

Der Umgang mit trauernden Menschen, die einen schweren Verlust erlitten haben, fällt nicht leicht. Passende, tröstende und mitfühlende Worte zu finden ist eine Kunst, die geübt und gelernt werden will. Mitunter kann es schon hilfreich sein zu wissen, welche Äußerungen eher das Gegenteil von dem bewirken können, was ursprünglich beabsichtigt war.

Konfrontiert mit dem Tod, sind wir oft beklemmt und sprachlos. Diese Situation haben sicher schon viele erlebt. Wir wissen nicht, was wir sagen sollen, wir fürchten uns etwas Falsches zu sagen … zu Recht. Es wäre sehr schmerzhaft für die gerade von Tod und Verlust betroffenen Angehörigen, sich nicht hilfreiche, verletzende oder gar schädigende Aussagen anhören zu müssen, die Unverständnis bekunden. Eigentlich wollten wir doch trösten und mitfühlend sein. Besonders dann, wenn wir als Pflegende gefordert sind, professionell mit Tod und Sterben umzugehen. Daher sollten Pflegende lernen, zwischen helfenden und nicht hilfreichen „Giftschrank"-Botschaften zu unterscheiden. Die nicht hilfreichen Botschaften bleiben im Gespräch mit Angehörigen im Giftschrank, am besten man wirft den „Schlüssel" dazu gleich weg.

Alle Menschen, die noch nicht erlebt haben wie es ist, einen nahen Menschen zu verlieren, können nicht vollends nachempfinden was und wie man dann fühlt. Sie können nur versuchen nachzuspüren, zu verstehen und sich vorzustellen, wie es wäre, wenn sie es schon erlebt hätten. Anders gesagt, wenn es einen „Club" für Menschen gäbe, die bereits einen lieben Menschen verloren haben, dann kann in diesem Club erst Mitglied werden, wer diesen Verlust erlebt hat. Im Folgenden einige „Giftschrank"-Botschaften mit *Begründungen*, warum diese in selbigen gehören:

- „Ich weiß genau, wie Sie sich jetzt fühlen" – *fehlgeschlossene Solidarität*
- „Da wo der Verstorbene jetzt ist, geht es ihm gut" – *Beschönigung*
- „Der liebe Gott, gibt uns nur so viel zu, wie wir auch tragen können" – *Euphemismus*
- „Wir können nicht tiefer fallen als in Gottes Hand" – *wenig tröstende konfessionsgebundene Botschaft*

* Aktualisierte Fassung von Vef-Georg, G. & Georg, J. (2009)

- „Kopf hoch, das wird schon wieder“, „Es ist nicht so schlimm, wie es aussieht“ – *deplatzierte Durchhalteparole oder Beschwichtigungen*
- „Die Zeit heilt alle Wunden“ – *falsches Heilsversprechen*
- *„Auf Regen folgt Sonnenschein“ – falsche Unwetterwarnung*
- „Behalten Sie ihre/n Liebe/n so in Erinnerung wie vor dem Tod“ – *Anblick der/s Toten ist unerlässlich für die spätere Trauerarbeit*
- „Du musst loslassen“ – *Bindungen kappen, statt sich derer zu erinnern*
- „Haben Sie nicht gemerkt wie gefährdet er/sie ist“ – *falsche Schuldzuweisung*
- „Vielleicht nehmen sich das andere starke Raucher zur Warnung“ – *indirekte Schuldzuweisung, deplazierter Gesundheitsförderungseifer*
- „Dafür war er/sie selbst verantwortlich“, „Wenn er/sie dies oder jenes nicht getan hätte, dann wäre er/sie heute noch am Leben“. *Falsche indirekte Schuldzuweisung*
- „Fragen Sie den Arzt nach einer Beruhigungsspritze“ – *Medikalisierung einer natürlichen, psychischen Trauerreaktion; Sedativum führt zu einer Amnesie, die letzte Liebesdienste (z. B. Anblick der/s Toten) verunmöglicht*
- „Am besten gehen Sie nach der Beerdigung schnell in die Ferien und vergessen das hier schnell“ – *Vergessen ist ohne Erinnern nicht möglich*
- „Ach, das hab ich selbst schon durchgemacht! Ich sag Dir mal, was ich da unternommen habe.“ *Übertrumpfen von Schmerz*
- „Sind Sie die/der Wittwer …“ – *vorweggenommene Rollenveränderung von Ehefrauen/-männern.*

Neben diesen Äußerungen können auch folgende Verhaltensweisen verletzend und nicht hilfreich sein:

- Man hat sich nach der Lage/Gefühlen erkundigt, dann jedoch rasch das Thema gewechselt und/oder nur sein Leid geklagt.
- Man hat Sie nicht besucht, sich keine Zeit für Sie genommen oder ist ihnen sogar bewusst ausgewichen.
- Man hat Ihnen besserwisserisch allerlei „hilfreiche Lösungen“ für Ihr Problem aufgetischt.
- Man hat Sie ignoriert.
- Man hat gesagt, man wolle Ihnen helfen, ohne anschließend etwas zu tun oder hat Ihnen nur ungeduldig zugehört.

Entgegen diesen toxischen Botschaften gegenüber Menschen, die einen schweren Verlust erlitten haben, fasst Russ Harris (2013, S. 35–38) Reaktionen und Äußerungen zusammen, die Betroffene als hilfreich und unterstützend beschrieben haben:

- Man hat Sie umarmt, gedrückt oder in den Arm genommen.
- Man hat Ihre Hand gehalten.
- Man hat Ihnen den Arm um die Schultern gelegt.
- Man hat Ihren Schmerz nachempfunden: „Das ist bestimmt unheimlich schlimm für Dich, „ich kann mir kaum vorstellen, was Du gerade durchmachst", „ich spüre, wie sehr du leidest".
- Man hat gar nichts gesagt, sondern sich nur zu Ihnen gesetzt und Sie gewähren lassen.
- Nach einem besonders schweren Verlust hat man Sie im Arm gehalten, während Sie geweint haben oder sogar mit Ihnen geweint.
- Man hat Ihnen Unterstützung angeboten: „Kann ich etwas für Sie tun?"
- Man hat Sie gefragt, wie Sie sich fühlen.
- Man hat Ihnen die eigene Reaktion mitgeteilt: „Es tut mir so leid". „Ich bin so zornig". „Ich fühle mich hilflos", „Wenn ich bloß etwas tun könnte". Oder auch nur: „Ich weiß nicht, was ich sagen soll?"
- Man hat Raum für Ihren Schmerz geschaffen: „Möchtest Du darüber sprechen?" „Ist schon okay zu weinen" oder „Du musst nichts sagen. Ich kann auch einfach nur hier bei Dir sitzen".
- Man hat Sie vorbehaltlos unterstützt, z.B. indem man Ihnen Essen gekocht, sich um Ihre Kinder/Haustiere gekümmert oder Ihnen bei anderen alltäglichen Aufgaben geholfen hat.
- Man hat Ihnen aufrichtig zugehört, während Sie berichtet haben, was Sie durchmachen.
- Man hat etwas wie „Ich bin für Dich da" gesagt und es ehrlich gemeint und wirklich eingehalten.

Schwere Verluste können Menschen gehörig aus dem Gleis des Lebens werfen, verbale Entgleisungen sind dann nicht hilfreich. Die Kunst des rechten „Haltens auf Verlagen", der richtigen Weichenstellungen, des rechten Abbiegens und wieder ins Gleis Setzens will gelernt, geübt und ausgeübt werden. – Nächster Halt: „Weiterleben" – Ausstieg in Fahrrichtung rechts.

Literatur

Harris, R. (2013). *Wer vor dem Schmerz flieht, wird von ihm eingeholt. Unterstützung in schwierigen Zeiten.* München: Kösel.

Vef-Georg, G. & Georg, J. (2009). Giftschrank – Trauerbotschaften. In Georg, J. (Hrsg.), *Pflege 2010 – Huber Pflegekalender* (S. 186–187). Bern: Huber.

Was brauchen Menschen, die trauern?

*Elke Steudter**

Die Trauer als individuelle und existenzielle Erfahrung ist eine Herausforderung im Leben jedes Menschen. Was hilft beim Trauern? Wie können Fachpersonen Menschen, die trauern, unterstützen? Und welche Rolle haben wir als Gesellschaft, als Gemeinschaft?

Wenn die Tage kürzer werden und die Temperaturen sinken, weiss man, der Herbst ist da. Traditionellerweise erinnern Gedenktage in dieser Jahreszeit an die Verstorbenen. Damit rücken auch die Hinterbliebenen und die Trauernden vermehrt ins Zentrum der Aufmerksamkeit. Aber, der Trauer sollten wir nicht nur an diesen Tagen Beachtung schenken. Sie sollte mehr und mehr Teil der Gesellschaft werden. Denn einerseits sind alle Menschen im Laufe des Lebens von dieser Erfahrung betroffen. Andererseits fühlen sich noch immer viele Trauernde in dieser herausfordernden Zeit alleine gelassen.

Was brauchen Menschen, die trauern?

Trauern ist individuell. So lässt sich die Antwort auf die Frage, was Trauernde brauchen, nicht einfach beantworten. Im Laufe des Trauerprozesses können sich Bedürfnisse ändern. Und Gefühle können einen erst nach Monaten, gar Jahren übermannen. Dann, wenn man denkt, das Schlimmste sei vorbei (Terhorst, 2015). Das „richtige" Trauern gibt es demnach nicht. In der Regel zeigt sich die Trauer in verschiedenen Phasen, die sich wiederholen und ineinanderfliessen. Bei den meisten Menschen verläuft das Durchleben dieses Prozesses zwar schmerzhaft, aber ohne dass sie therapeutische Hilfe in Anspruch nehmen. Dennoch sollten Fachpersonen, die mit trauernden Menschen zu tun haben, erfassen, wie es den Betroffenen geht und die Situation ansprechen.

Immer wieder berichten Trauernde, dass sich ihr Umfeld zurückzieht, weil sie in der Trauer nicht stören wollen. In solchen Situationen fühlen sich die Hinterbliebenen oft nicht nur traurig, sondern auch ohne Unterstützung. Entsprechende Angebote sollten stets den individuellen Bedürfnissen und dem situativen und kulturellen Kontext der Trauer entsprechen. Dies setzt neben Fachwissen und Empathie auch die Fähigkeit voraus, auf Menschen zuzugehen und sich auf sie einzulassen.

„Du bist nicht mehr dort, wo du warst. Aber du bist überall, wo wir sind." (Victor Hugo, französischer Schriftsteller, 1802–1885).

Die Verbindung bewahren

Wie aber geht man mit dem Verlust eines nahestehenden Menschen um? Mit der Trauer, mit dem Neuen, dem bis dahin Unvorstellbaren? Nicht selten besteht die Vorstellung, man dürfe sich Verstorbenen nach einer angemessenen Zeit der Trauer nicht zu sehr verbunden fühlen, weil man damit nicht frei wird für das Leben. Inzwischen rückt man von dieser Vorstellung eher ab. Eine innere Bindung zu verstorbenen Menschen, die einem sehr nahestanden, die die eigene Biografie begleitet und geprägt haben, kann Trost und Halt bieten. Viele Trauernde berichten, dass sie Verstorbenen einen neuen Platz in ihrem Leben einräumen. Die Verbundenheit mit ihnen fortbesteht. In diesem Sinne ist Trauer auch ein Anpassungsprozess (Znoj, 2022): Vergangene Erlebnisse können in gegenwärtige und zukünftige einfliessen und so in etwas Neues führen.

Das Ganze der Trauer sehen

Trauer hat vielfältige Auswirkungen auf den Menschen. Eindrücklich hat uns dies die Corona-Pandemie gezeigt: Eine Zeit, in der sich sehr viele Menschen nicht von den sterbenden Angehörigen oder Freunden verabschieden konnten. Eine Zeit, die uns Rituale der Trauer, wie das Beisetzen von Verstorbenen oder das Beten in einer Gemeinschaft, verunmöglicht hat. Oder unter widrigen Umständen erleben liess. Die Verarbeitung dieser nicht selten traumatischen Erfahrungen hat begonnen. Es wird sich zeigen, was dies zukünftig für die Betroffenen und die Gesellschaft bedeutet.

Beim Trauern stehen in der Regel die emotionalen und psychosozialen Dimensionen im Vordergrund. Doch auch die Erkenntnis über die körperlichen Auswirkungen der Trauer hat an Bedeutung gewonnen (vgl. Pearce et al., 2022). Diese Vielschichtigkeit gilt es zu berücksichtigen. So könnten Angebote für Betroffene eruiert werden, die sich an ihre individuellen, situationsabhängigen und kulturellen Bedürfnisse richten.

Gemeinsam da sein

Es kann Hinterbliebenen helfen, dass wir als Gesellschaft der Trauer und den Trauernden gegenüber aufmerksamer sind. So sind Menschen in ihrem Leid getragen und können besser wieder zurück ins Leben finden. Eine Möglichkeit dazu bietet der Ansatz der Compassionate communities. Die Idee dieses Ansatzes geht zurück auf das WHO-Konzept der sogenannten gesunden Städte und Gemeinden aus den 1970er-Jahren. Im Zuge der Palliative-Care-Etablierung hat sich dies zur Idee einer sorgetragenden Gemeinschaft weiterentwickelt, in der sterbende Menschen bis zuletzt in ihrer vertrauten Umgebung und Gemeinschaft verbleiben können (Michel et al., 2021). Dieses Sorgetragen könnte auf die Angehörigen, auf die Hinterbliebenen übergehen. Und so können wir als Gemeinschaft, als Gesellschaft der Trauer neuen Raum geben.

Quellen

Michel, C., Felber, S. J., Affolter, B., Greusing, M.-H. & Eychmüller, S. (2021). Compassionate Cities: Stärkung der sozialen Ressourcen in den Gemeinden für ein gemeinsam getragenes Lebensende. *Praxis, 110*(15), 866–871. Verfügbar unter https://econtent.hogrefe.com/doi/full/10.1024/1661-8157/a003779

Pearce, C. & Komaromy, C. (2022). Recovering the body in grief: Physical absence and embodied presence. *Health, 26*(4), 393–410. Verfügbar unter https://journals.sagepub.com/doi/10.1177/1363459320931914

Terhorst, E. (2015). *Das erste Trauerjahr – Das Praxisbuch.* Herder Verlag.

Znoj, H. J. (2022). Trauer – ein fordernder Anpassungsprozess. *Pflegen: palliativ, 13*(54), 4–7.

* Dieser Text wurde bereits am 23. November 2022 im Blog der Careum-Gruppe publiziert. Abdruck und Nutzung mit freundlicher Genehmigung des Careum.

„Wachsam bleiben für das Unerwartete"…

Aufmerksamkeit als Haltung in Palliative Care

*Diana Staudacher**

> *Einem Menschen Aufmerksamkeit zu widmen, bedeutet, sich im eigenen Fühlen und Denken „unterbrechen" zu lassen, um sich als ganze Person auf die „Welt" eines anderen Menschen einzulassen. Dies ist die Grundlage vertieften Verstehens und bedürfnisorientierten Handelns. Zugleich ist Aufmerksamkeit ein ethisches Geschehen. Wer Aufmerksamkeit erhält, fühlt sich als Mensch gewürdigt.*

„Leidende Menschen benötigen nichts dringlicher als Mitmenschen, die fähig sind, ihnen ihre Aufmerksamkeit zuzuwenden. Diese Fähigkeit ist etwas sehr Seltenes und sehr Schwieriges. Die Wärme des Gefühls, die Bereitschaft des Herzens oder das Mitleiden reichen nicht aus" (Weil 1979, 58).

Aufmerksamkeit ist eine Haltung der größtmöglichen Offenheit für den Menschen, der mir gegenüber ist: „Von mir wird nichts gefordert als Aufmerksamkeit – eine so völlige Aufmerksamkeit, dass das eigene Ich sich auflöst" (Weil 2008, 162). Wer aufmerksam ist, kann von sich selbst absehen, um sich *einem anderen Menschen* zuzuwenden. Idealerweise ist diese Aufmerksamkeit „vollkommen" und „ungebrochen" – so, als existiere in diesem Moment nur dieser Mensch und *nichts anderes* auf der Welt.

Aufmerksam zu sein, bedeutet, im Augenblick befreit sein von eigenen Vorstellungen, Erwartungen, Vorurteilen, Denk- und Handlungsmustern. Dieses „Leer-Sein von sich selbst" ermöglicht, den Anderen „mit frischen Augen" zu sehen. Aufmerksamkeit ist somit eine spezifische

„Sehweise" – ein „aufmerksamer Blick, wobei die Seele sich jedes Inhalts entleert, um das Wesen, das sie betrachtet, in seiner ganzen Wahrheit in sich aufzunehmen. Eines solchen Blickes ist nur fähig, wer der Aufmerksamkeit fähig ist" (Weil 1979, 59).

Aufmerksamkeit wirkt wie eine „Unterbrechung". Sie beendet das selbstverständliche Verstehen, Begreifen und Erfassen. Nur dort, wo es keine festgefügte „Routine" gibt, ist Aufmerksamkeit möglich. Es geht nicht darum, den Anderen „begreifen" und mit eigenen Kategorien „erfassen" zu wollen: Aufmerksamkeit ist eine Art des „Wartens auf den Anderen", bis er sich *von sich aus* zeigt (Weil 1979, 57).

Die „größte aller Anstrengungen"

„Aufmerksamkeit ist eine Anstrengung, vielleicht die größte von allen" (Weil 1979, 55). Wer aufmerksam ist, kann etwas mit „seinem ganzen Selbst" erfassen (Weil 2008, 158). Der ganze Mensch ist beteiligt – mit Leib und Seele. Aufmerksamkeit ist eine *leibhafte* Erfahrung. Sie durchdringt die gesamte Person. Leitend ist dabei nicht der Wille, sondern die „Anteilnahme" am Erleben des Anderen: „Aufmerksamkeit entsteht aus einem Bedürfnis und aus innerer Anteilnahme" (Weil 1979, 55).

Es braucht eine „Kultur der Aufmerksamkeit". Sonst besteht die Gefahr, sich in der Flut von Außenwelt-Eindrücken zu verlieren. Aus dieser „Zerstreuung" gilt es sich immer wieder innerlich zu „sammeln". Ohne Aufmerksamkeit bleibt die Wahrnehmung oberflächlich. Dann gelingt es nicht, den Blick für die Bedürfnisse des Anderen zu vertiefen.

Aufmerksamkeit ist die Grundlage der Ethik (Weil 1979). Je mehr ich die Bedürfnisse, Nöte und Leiden eines anderen erkenne und mitfühle, desto weniger ist es möglich, ihn zu verletzen, ihm Gewalt zuzufügen oder Leid anzutun. An die Stelle moralischer Prinzipien und Normen tritt eine „Ethik der Aufmerksamkeit".

Es ist ein *Ereignis*, die Aufmerksamkeit eines anderen Menschen zu erfahren. Wer dies erlebt, fühlt sich als Person anerkannt und wertgeschätzt. Aufmerksamkeit hat eine belebende, stärkende Kraft. Sie *würdigt* den Menschen (Weil 1979).

Neurobiologie der „sozialen Aufmerksamkeit"

„Menschen werden ständig überflutet durch Informationen. Sie müssen diejenigen Signale herausfiltern, die sie für wichtig erachten und gleichzeitig Irrelevantes beiseitelassen" (Laferre & Tierney 2020). Das Gehirn gestaltet Aufmerksamkeit durch zwei Vorgänge: Fokussieren und Ausblenden. „Aufmerksamkeit bedeutet nicht nur, sich auf das zu konzentrieren, was von Moment zu Moment relevant ist. Genauso wichtig ist es, alles, was ablenken könnte, von sich fernzuhalten" (Gasper & McDonald 2014). Hierfür gibt es im Gehirn ein spezifisches Netzwerk – „einen Unterdrückungsmechanismus, der Bedeutung potenziell ablenkender Stimuli verringert" (Gasper & McDonald 2014). Was ablenken könnte, erhält dadurch keinen Zugang zum Arbeitsgedächtnis. Das Auswählen der Aufmerksamkeits-Ziele („target selection“) und das Ausblenden des Ablenkungspotentials („distractor suppression“) sind untrennbar miteinander verbunden. Prozesse des „Ausblendens“ wirken „klärend“ (Vine et al. 2015). Neurobiologische Studien zeigen, dass Aufmerksamkeit den Selbst-Fokus unterbricht, um sich möglichst vollkommen auf eine Aufgabe zu konzentrieren (Fergus & Wheeles 2018). Durch den Wechsel vom Innenfokus zum Außenfokus setzt idealerweise eine „selbstvergessene“ Wahrnehmung ein. Der Außenfokus lenkt das kognitive System in eine produktive, aufgabenorientierte „Vorwärtsrichtung“. Dies verhindert ein „Zurückgleiten“ in selbstbezogene, nicht aufgabenorientierte Prozesse (Wulf & Lewthwaite 2016). Auf das eigene „Selbst-Schema“ zurückzugreifen, würde sich hemmend auswirken – zu starke kognitive Kontrolle und unflexible, zeitlich verzögerte Prozesse wären die Folge.

„Soziale Aufmerksamkeit“ beschreibt, „wie die Gegenwart anderer Menschen die eigenen Aufmerksamkeitsprozesse beeinflusst“ (Birmingham et al. 2009). Aufmerksamkeit im sozialen Kontext ist einzigartig – „sie unterscheidet sich von der Aufmerksamkeit gegenüber nicht-sozialen Informationsquellen“ (Saley & Colombo 2016). Soziale Aufmerksamkeit legt die Grundlage dafür, wie Menschen einander wahrnehmen, einander begegnen und miteinander interagieren. Sie

- bildet die Basis einer Sensibilität für den anderen Menschen
- thematisiert das Wahrnehmen des Gesichtsausdrucks, den Blickkontakt, das Teilen von Emotionen, die Intensität sozialer Interaktionen und
- geht der Frage nach: Wie können wir einen Menschen in seiner Einzigartigkeit wahrnehmen, ohne ihn den eigenen Denkund Verstehensmustern zu unterwerfen? (Saley & Colombo 2016; Tomasello 2014)

Sensibilität für Unerwartetes

Der andere Mensch ist kein „Objekt“ der Wahrnehmung, sondern eine Person, die fühlt und denkt. „Die Fähigkeit, zwischen sozialen Wesen und unbeseelten Objekten zu unterscheiden, ist von herausragender Bedeutung“ (Simione & Di Giorgio 2015). Soziale Aufmerksamkeit beruht auf der Achtsamkeit gegenüber der Psyche des Anderen. Sie zielt darauf ab, einer Person in ihrer individuellen Erlebenswelt gerecht zu werden (Colonnesi 2019). Wie ist dies möglich? Wie kann das Gehirn Fremdes wahrnehmen, wenn es stets versucht, Anderes auf bereits Bekanntes zurückzuführen? (Summerfield & Egner 2009). Stets bezieht das Gehirn einströmende Informationen auf die eigene Lebenserfahrung. Es stützt sich auf bekannte Muster, um Neuartiges zu bewältigen. Kann es eine Sensibilität für Unbekanntes und Unerwartetes überhaupt geben? Tatsächlich lösen bisher unbekannte Sinnesreize eine „einschneidende" Wirkung im Gehirn aus. Dies kann soweit führen, dass die aktuelle Handlung sofort abbricht: Überraschendes führt dazu, dass Menschen ihre aktuelle Handlung unterbrechen: „Das Gehirn löst einen Stillstand des motorischen Systems aus" (Dutra et al. 2018). Dadurch werden Energie- und Aufmerksamkeits-Ressourcen frei, um sich in einer neuartigen Situation zu orientieren. Gehirngebiete für die „Entdeckung von Neuem" („novelty detection") kommunizieren stets mit dem Bewegungssystem. Dadurch kann der Mensch jederzeit „stillstehen", wenn eine unerwartete Situation eintritt. Das Gehirn bringt die Erregbarkeit von Zielmuskeln zum Erliegen (van den Wildenberg et al. 2010). Sogar das gesamte motorische System kann auf diese Weise zum Stillstand kommen (Wessel et al. 2013). Genau hier setzt soziale Aufmerksamkeit an. Sie beruht auf der Bereitschaft, sich „unterbrechen" zu lassen durch Signale, die ein anderer Mensch sendet. Hilferufe, der Ausdruck von Schmerz oder angstvolle Blicke eines Mitmenschen können das „SelbstSystem" vorübergehend „außer Kraft" setzen, um prosozial-helfend zu handeln (Decety et al. 2016). Wichtigster Signalgeber der sozialen Aufmerksamkeit ist das *Gesicht* des anderen Menschen (Simion & Di Giorgio 2015).

Das „sprechende" Gesicht

„Das Gesicht des Gegenübers ist mir nicht nur räumlich nahe. Entscheidend ist nicht nur die räumliche Nähe, der geringe Abstand. Diese Nähe bedeutet auch, dass ich unmittelbar gefordert bin. Ich muss antworten. Das Gesicht erfordert Respekt von mir. Doch trotz dieser Nähe besteht auch eine gewisse Distanz" (Gallagher 2014). Diese „Distanz" entsteht durch das „Unfassbare", das sich nicht den eigenen Kategorien und Vorstellungen unterwerfen lässt. Das Gesicht „entzieht sich dem Verstehen" (Levinas 1993). Im Gesicht kommt die Person zum Vorschein – in ihrer Verletzlichkeit, Vergänglichkeit und Sterblichkeit. „Ethik beginnt in der Begegnung von Angesicht zu Angesicht" (Gallagher 2014). Das Gesicht des anderen Menschen ist ethisch bedeutsam. Zugleich ist das Gesicht das bedeutsamste Ziel menschlicher Aufmerksamkeit – ein Leben lang.

Bereits zwei Tage nach der Geburt konzentriert sich die Aufmerksamkeit des Kindes in erster Linie auf Gesichter. Diese „visuelle Sensitivität für Gesichter" ist zentral für den Menschen (Gallagher 2014). Das Gesicht des Gegenübers bietet „Halt" und „Orientierung" in der Welt. Es bringt Emotionen zum

Ausdruck, die dabei helfen, eigene Gefühle zu regulieren. Das Gesicht des Gegenübers kann die eigenen Emotionen spiegeln, verstärken oder beruhigend abmildern. Seit den ersten Lebenstagen besteht das Bedürfnis, sich am Gesicht des Gegenübers orientieren zu können. Die „Interaktion der Gesichter“ führt zur „primären Intersubjektivität“: Das Ich bildet sich in der Interaktion mit dem anderen Menschen (Trevarthen & Aitken 2001). Dadurch entsteht das Erleben von Sinnhaftigkeit und Bedeutung: „In der Interaktion entsteht etwas, das über die beteiligten Personen hinausgeht – die Bedeutung“. Soziale Aufmerksamkeit ermöglicht diese Sinngebung im Dialog von Angesicht zu Angesicht (De Jeagher & Di Paolo 2007 stimmt die Angabe?). Es geht darum, den anderen Menschen nicht nur als Person zu *erkennen*, sondern ihn *anzuerkennen*. Dazu gehört auch, ihn nicht nur zu *beachten*, sondern ihn zu *achten* – ihm *Achtung* entgegenzubringen: „Jedes Gesicht eines anderen Menschen stellt eine Anforderung an mich. Es bittet mich, den anderen anzuerkennen. Ich kann dieses Gesicht nicht kognitiv erfassen und unter die Kontrolle meines Verstandes bringen. Das Gesicht eines anderen fordert eine Antwort von mir“ (Cole 1999, 196). Wie Studien zeigen, sind beim Anblick eines Gesichts nicht nur Gehirngebiete aktiv, die zur „Objekterkennung“ dienen. Stets hat das Gesicht auch einen „emotionalen Wert“: Wir „sehen mit Gefühl“ (Barrett & Bar 2009). Wahrnehmen und persönliches Wertschätzen sind nicht zweierlei – sie gehen Hand in Hand. Wir *fühlen*, was wir *sehen* (Gallagher 2014). Mitfühlen ist deshalb ethisch bedeutsam. Es bildet ein Schutzschild gegen Gewalt und Unmenschlichkeit: „Das Gesicht des anderen hält uns davor zurück, ihm Gewalt anzutun“ (Gallagher 2014). Zu Gewalt ist nur fähig, wer dem Gesicht des Gegenübers gleichgültig gegenübersteht – als wäre es leblos und unbeseelt. Wie bedeutsam „gefühlte“ Aufmerksamkeit ist, zeigt sich, wenn der emotionale Kontakt zum Gegenüber auf einmal abbricht. Dieses Geschehen hat der Entwicklungspsychologe Edward Tronick beschrieben (Tronick et al. 1978). Seine Forschungsarbeiten machen deutlich: soziale Aufmerksamkeit ist lebenswichtig.

Verlorene Aufmerksamkeit

Als „Still Face-Effekt“[1] bezeichnete Edward Tronick die Reaktion von Kindern, die vorübergehend keine mütterliche Aufmerksamkeit mehr erlebten. Die Erkenntnisse deuten an, wie bedeutsam das Gesicht als zentrales Element sozialer Aufmerksamkeit ist.

[1] Effekt des „leblosen Gesichts“

- Auf den plötzlichen Verlust mütterlicher Aufmerksamkeit reagierten die Kinder zunächst mit völliger Irritation. Der Verlust verletzte ihre Erwartungen. Sie erlebten eine dramatische Stresssituation (Weinberg et al. 2015)[2]. Dabei zeigten sie äußerste Anstrengungen, um wieder Aufmerksamkeit zu erhalten und den gewohnten emotionalen Dialog wiederherzustellen. Sie versuchten, wenigstens *körperliche* Nähe zu erhalten, nachdem *emotionale* Nähe momentan nicht möglich war (Weinberg et al. 2015).
- Als alle Versuche scheiterten, waren die Kinder emotional und körperlich erschöpft. Zurückgeworfen auf sich selbst hatten sie keine Möglichkeit der Emotionsregulation mehr. Sie waren emotional „aufgelöst".
- Die Kinder verloren ihre Handlungsfähigkeit. Sie zogen sich zurück und zeigten einen Gesichtsausdruck, den Edward Tronick als völlige Hoffnungslosigkeit beschrieb (Tronick et al. 1978). Durch den Verlust emotionaler Resonanz fehlte den Kindern der Rückhalt ihrer „Identität". Der Verlust von Aufmerksamkeit war auch ein Sinnverlust. Die Interaktion von Angesicht zu Angesicht diente bisher als Sinngebungsprozess. Emotionale Resonanz führt zu sozialem Sinn („participatory sense-making"; De Jeagher & Di Paolo 2007).

Der „Still Face-Effekt" macht deutlich, dass soziale Aufmerksamkeit ursprünglich eine vitale Funktion hat. Auch im späteren Leben wirkt es verletzend, von Mitmenschen keine Aufmerksamkeit zu erhalten. Umso wichtiger ist es, die „soziale Identität" des Menschen im Zusammenhang mit Aufmerksamkeit zu sehen (Cruwys 2014). Fehlende soziale Aufmerksamkeit kann Menschen krank machen. Sie kann zu Unmenschlichkeit in der Gesellschaft führen (Gruen 2002). Und auch die Pflege hätte ohne soziale Aufmerksamkeit keine Grundlage.

Die pflegerische Ethik der Aufmerksamkeit

Die Qualität der Pflege beruht „auf der Aufmerksamkeit, die wir anderen Menschen, unserer Umgebung und uns selbst entgegenbringen" (Piven et al. 2007). Pflegerische Aufmerksamkeit erfordert eine „innere Disziplin, die darin besteht, nichts als Routine zu betrachten". Es geht darum, „wachsam zu sein für das Unerwartete und Unvorhersehbare, um frühzeitig handeln zu können" (Piven et al. 2007). Aufmerksam zu pflegen, erfordert, „alle unsere Sinne zu

[2] Die Studie von Weinberg et al. (2015) bezieht sich auf das Verhalten von Kindern im Alter von zweieinhalb Jahren in der „Still Face"-Situation.

schärfen und unsere kognitiven Ressourcen einzusetzen. Dies geschieht, indem wir zuhören und auf Details achten. Dadurch sind wir handlungsfähig und können den Gang der Ereignisse beeinflussen" (Piven et al. 2007).

Pflegefachpersonen berichten, dass Aufmerksamkeit die Grundlage bildet, um Patient(inn)en bzw. Bewohnende zu verstehen. Sie achten darauf, „feinste Signale zu erkennen, bevor sie eine gefährliche Dimension annehmen". Gelebte Aufmerksamkeit ermöglicht ihnen, bestmöglich zu erkennen, was Patient(inn)en/Bewohnende durch Blicke, Gesten, Mimik, Haltung und Worte zum Ausdruck bringen (Piven et al. 2007). Wer Bedürfnisse oder Schmerzen nicht mehr mit Worten äußern kann, benötigt einen besonders aufmerksamen Blick.

Aufmerksamkeit ist in der Pflege kein Ziel, sondern die Voraussetzung des Denkens und Handelns. Fehlende Aufmerksamkeit ist mit Un-Caring gleichzusetzen und kann fatale Folgen haben (Haldorsdottir & Hamrin 1997).

Es ist wichtig, den Aufmerksamkeitshorizont nicht einzuschränken – dies würde die Sensibilität für bestimmte Reize verringern (Piven et al. 2007).

Die gefährlichsten „Feinde" der Aufmerksamkeit sind fehlende Zeitressourcen und mehrere gleichzeitige Anforderungen: „Wir sehen dann nicht wirklich, was uns vor Augen ist" (Piven 2007). Pflegefachpersonen empfehlen,

- stets mit „frischem" Blick zu beobachten
- sich selbst Fragen zu stellen: Was sagen mir meine Sinne? Was höre ich? Was sehe ich?
- sich zur Aufmerksamkeit zu verpflichten, um auf Bereiche zu achten, die oft unberücksichtigt bleiben
- das Unerwartete zu erwarten und stets wachsam zu sein
- zu klären: Was hält mich davon ab, aufmerksam zu sein? Wie müssen sich Arbeitsbedingungen verändern, damit ich aufmerksam sein kann?
- Aufmerksamkeit im Alltag vorzuleben und darin ein Vorbild zu sein
- eine Kultur der Aufmerksamkeit in der Institution zu verwirklichen
- Aufmerksamkeit im ethischen Sinn als Respekt für den Anderen zu verstehen (Piven 2007).

Pflegequalität beginnt mit der Qualität der Aufmerksamkeit. Gefragt ist eine stets wachsame Weise des Wahrnehmens. Das Wort „Aufmerksamkeit" kommt von „aufmerken" – aufhorchen und aufschauen. Es geht darum, das Eigene momentan auf sich beruhen zu lassen, um sich mit Augen und Ohren dem Anderem zuzuwenden. In diesen Sinn entspricht Aufmerksamkeit dem „Humanismus des anderen Menschen" (Levinas 2000).

Humanität beginnt, sobald das Ich „zurücktritt" und dem Anderen den „Vortritt" lässt: In der „Aufmerksamkeit für den Anderen, im Empfangen des Anderen und in seiner Anerkennung besteht das Gute" (Levinas 2006, 108).

Literatur

Gaspar, J. & McDonald, J. (2014). Suppression of salient objects prevents distraction in visual search. *Journal of neuroscience, 34* (16), 5658–5666.

Piven, N., Ammarell, N., Lekan-Rutledge, D., Utley-Smith, Q., Corazzini, K. & Anderson, R. (2007). Paying attention: A leap toward quality care. *National Institute of Health Open Access, 15* (1), 58–63.

Salley, B. & Colombo, J. (2016). Conceptualizing social attention in developmental research. *Social Development, 25* (4), 687–703.

Weiterführende Literatur

Birmingham, E. & Kingstone, A. (2009). Human social attention. A new look at past, present, and future investigations. *Annuals of the New York Academy of Sciences,* 1156, 118–140.

Colonnesi, C., Zeegers, M., Majdandžić, M., van Steensel, F. & Bögels, S. (2019). Fathers' and mothers' early Mind-Mindedness predicts social competence and behavior problems in childhood. *Journal of Abnormal Child Psychology,* 47, 1421–1435.

Cruwys, T., Haslam, A. & Dingle, G. (2014). Depression and social identity: An integrative review. *Personality and Social Psychology Review, 18*(3), 215–238.

Decety, J., Bartal, I., Uzefovsky, F., & Knafo-Noam, A. (2016). Empathy as a driver of prosocial behaviour: highly conserved neurobehavioural mechanisms across species. *Philosophical Transactions of the Royal Society London, Biological Sciences, 371*(1686), 1–11.

De Jaegher, H. & Di Paolo, E. (2007). Participatory sense-making: An enactive approach to social cognition. *Phenomenology and the Cognitive Sciences, 6*(4), 485–507.

Dutra, I., Waller, D. & Wessel, J. (2018). Perceptual surprise improves action stopping by non-selectively suppressing motor activity via a neural mechanism for motor inhibition. *Journal of Neuroscience, 38*(6), 1482–1492.

Fergus, T. & Wheeles, N. (2018). The attention training technique causally reduces self-focus following worry provocation and reduces cognitive anxiety among self-focused individuals. *Journal of Behavioural Therapy and Experimental Psychiatry, 12*(61), 66–71.

Gallagher, S. (2014). In your face. Transcendence in embodied interaction. *Frontiers in Human Neuroscience, 8* (7), 1–6.

Gaspar, J. & McDonald, J. (2014). Suppression of salient objects prevents distraction in visual search. *Journal of Neuroscience, 34*(16), 5658–5666.

Gruen, A. (2002). *Der Fremde in uns.* Klett Cotta.

Haldorsdottir, S. & Hamrin, E. (1997). Caring and uncaring encounters within nursing and health care from the cancer patient´s perspective. *Cancer Nursing, 20*(2), 120–128.

Laferre, A. & Tierney, A. (2020). Effects of auditory selective attention on neural phase: individual differences and short-term training. *Neuroimage,* 116717, 1–9.

Levinas, E. (2000). *Humanisme de l`autre homme.* Points.

Levinas, E. (2006). *Ethique et infini.* Points.

Piven, N., Ammarell, N., Lekan-Rutledge, D., Utley-Smith, Q., Corazzini, K. & Anderson, R. (2007). Paying attention: A leap toward quality care. *National Institute of Health Open Access, 15*(1), 58–63.

Sallwy, B. & Colombo, J. (2016). Conceptualizing social attention in developmental research. *Social Development, 25*(4), 687–703.

Simion, F. & Di Giorgi, E. (2015). Face perception and processing in early infancy: inborn predispositions and developmental changes. *Frontiers in Psychology, 6*, 969, 1–11.

Summerfield, C. & Egner, T. (2009). Expectation (and attention) in visual cognition. *Trends in Cognitive Science, 13*(9), 403–409.

Tomasello, M. (2014). *A natural history of human thinking.* Harvard University Press.

Tronick, E., Als, H., Adamson, L., Wise, S. & Brazelton, T. (1978). The infant's response to entrapment between contradictory messages in face-to-face interaction. *Journal of the American Academy of Child and Adolescent Psychiatry*, 17, 1–13.

Van den Wildenberg, W., Wylie, S., Forstmann, B., Burle, B., Hasbroucq, T. & Ridderinkhof, K. (2010). To head or to heed? Beyond the surface of selective action inhibition: A review. *Frontiers in Human Neuroscience, 4*, 222, 1–13.

Vine, S., Moore, L., & Wilson, M. (2016). An integrative framework of stress, attention, and visuomotor performance. *Frontiers in Psychology, 7*, 1671, 1–10.

Weil, S. (1979). *Zeugnis für das Gute.* Walter Verlag.

Weil, S. (2008). *La pesanteur et la grace.* Agora.

Weinberg, K., Beeghly, M., Olson, K. & Tronick, E. (2008). A still-face paradigm for young children: 2 ½ year-olds' reactions to maternal unavailability during the still-face. *Journal of Developmental Process, 3*(1), 4–22.

Wessel, J. & Aron, A. (2013). Unexpected events induce motor slowing via a brain mechanism for action stopping with global suppressive effects. *Journal of Neuroscience*, 33, 18481–18491.

Wessel, J. & Aron, A. (2015). It´s not too late: the onset of the frontocentral P3 indexes successful response inhibition in the stop signal paradigm. *Psychophysiology*, 52, 472–480.

Wulf, G. & Lewthwaite, R. (2016). Optimizing performance through intrinsic motivation and attention for learning: The OPTIMAL theory of motor learning. *Psychosomatic Bulletin & Review*, 23, 1382–1414.

* Aktualisierte Fassung von: Staudacher, D. (2020). «Wachsam bleiben für das Unerwartete»... Aufmerksamkeit als Haltung in Palliative Care. *NOVAcura, 4*, 1–4.

Die letzte Geborgenheit

Der erlebte Beziehungsraum des Geborgenseins in Palliative Care

*Diana Staudacher**

Einen Raum der Geborgenheit gestalten inmitten von Ungewissheit, Angst und Verlusterleben – das ist eine zentrale Aufgabe von Palliative Care. Was bleibt, wenn der erkrankte Körper keine „Heimat“ mehr bietet und das „Zuhause-Sein“ verloren geht? Geborgensein als Beziehungsraum des Anteilnehmens kann die Grenzen zwischen der „Welt der Erkrankten“ und der „Welt der Gesunden“ (Familie und Fachpersonen) überwinden.

Menschliches Leben „geschieht in der Weise eines Fortgehens und Zurückkehrens“ (Bollnow, 1960, 2). Die letzte Lebenszeit steht ganz im Zeichen des Fortgehens. Der sterbende Mensch „wird die diesseitige Welt unwiederbringlich verlieren. Der Tod wird die körperliche Existenz auslöschen“ (Probst, 2019). Das „Zuhausesein“ als Bezugspunkt löst sich in der letzten Lebenszeit immer mehr auf. Der eigene Körper bietet keine Heimat mehr. Er ist geschwächt und durch Krankheit gezeichnet (Ellingsen et al., 2014). Der „Zeitraum“ und der „Lebensraum“ engen sich immer mehr ein.

Schutz- und Haltgebendes gehen verloren. Unsicherheit und „Unheimlichkeit“ weiten sich immer mehr aus. Ein Gefühl der Ungeborgenheit und des Fremdseins setzt ein (Svenäus, 2011). Das Leben geht „in den Bereich des schlechthin Unbekannten über. […] Die Fremde ist der Bereich, wo sich der Mensch nicht mehr auskennt und wo er sich darum hilflos fühlt“ (Bollnow, 1960, S. 5). So kann das „bedrängende Erlebnis der Ungeborgenheit“ in der letzten Lebenszeit besonders schmerzhaft sein (Bollnow, 1953, S. 3). Doch gerade zu dieser Zeit braucht der Mensch

„einen Bezirk des Geschütztseins und Geborgenseins – einen Bereich, in dem er die ständige Aufmerksamkeit auf eine mögliche Bedrohung entlassen kann. Geborgenheit ist das Erleben eines Raums, der umfriedet und umhegt wird – ein schützender Ort der Unverletzlichkeit“ (Bollnow, 1960, S. 3).

Schwere Krankheit, chronischer Schmerz, ein seelisches Trauma oder Lebensbedrohung wirken wie ein gewaltsamer „Hausfriedensbruch“ (Bollnow,

1960, S. 5). Fremdes und Bedrohliches dringen in die unantastbare Schutzzone ein (Bollnow, 1960, S. 5). Der Innenraum ist nicht mehr abgeschirmt gegen den Außenraum: „Der Außenraum – das ist der Raum der Ungeborgenheit, der Gefahren und des Preisgegebenseins“ (Bollnow, 1960, S. 3). Wohin kann sich der Mensch dann zurückziehen? Wo findet er einen „unverletzlichen Bereich“? Wo findet er in der letzten Lebenszeit einen schützenden Ort?

Frühe Lebensräume des Geborgenseins

Lebensbedrohung, Krankheit, Schmerz, Trennung und Hilflosigkeit – diese Erlebnisse aktivieren ein angeborenes biologisches Verhalten – die Suche nach sozialer Nähe (Milberg, 2018). Die „Bindungstheorie“ („Attachment Theory“) beschreibt die tragende Bedeutung sozialer Nähe für alle Lebensprozesse – vom ersten bis zum letzten Lebenstag. Das Erleben sicherheitsgebender sozialer Nähe kann auf das „Angstsystem“ im Gehirn einwirken, um Verlust- und Vernichtungsängste zu beruhigen (Yoon & Kim, 2020).

Geborgensein ist ein Empfinden des „erlebten Raums“, das durch frühes Bindungserleben entsteht. Wer sich „geborgen“ fühlt hat zu Beginn des Lebens bindungsbezogene Schlüsselerfahrungen verinnerlicht. Dazu zählen

- Gehalten-, Getragen-, Gestützt-, und Aufgefangenwerden bilden die Basis der Integrität des Selbst, des körperlichen und seelischen Heil-Seins (Cascio et al., 2019).
- geteilte biologische Rhythmen, die sicherheitsgebend wirken (Feldman, 2015).
- emotionale Abstimmung und empathisches Verstandenwerden: Gefühle miteinander teilen, Beruhigt-, Getröstet- und Aufgerichtetwerden (Decety & Meyer, 2008). Dadurch entsteht ein Gefühl des Anerkanntseins und der persönlichen Würde.
- Berührung als Grundlage des Selbstempfindens (Bremner & Spence, 2017). Berührt zu werden formt unser Selbstempfinden und ist der Ausgangspunkt der Entstehung eines stabilen Selbst (Gentsch et al., 2016). Berührung wirkt emotionsregulierend, schmerzlindernd und reduziert Stress.

Geborgenheit beruht somit auf einer verinnerlichten Erfahrung: eingebettet sein in einen schützenden, nährenden Lebensraum. Sich geborgen zu fühlen, hat tiefe biologische Wurzeln. Sie liegen in der frühen Lebenszeit – als Kind und Mutter ein gemeinsames biologisches System bildeten (Feldman, 2015). Geborgenheit als „Lebensgefühl“ verdankt sich dem Erleben „eines bergenden und schützenden Menschen“ (Bollnow, 1955, S. 21).

Erinnerte Sicherheit

Geborgenheit als verinnerlichte frühe Bindungserfahrung ist gespeichert in Form von „Security Priming“ (Gilath & Karantzas, 2019). Dabei handelt es sich um „mentale Repräsentationen, die im Gedächtnis aktiviert werden. Sie lösen ein Gefühl der Sicherheit aus, das vergleichbar ist mit der gespürten Anwesenheit einer Bindungsperson, die Sicherheit und Trost vermittelt“ (Gilath & Karantzas, 2019). Wie Studien zeigen, trägt „Security Priming“ zur Emotionsregulation bei, reduziert Stress und befreit von Angst. Dadurch kann ein positives Grundgefühl entstehen. Zudem erhöht sich die Energiemobilisation und aktives Coping ist möglich (Gillath & Karantzas, 2020). Mithilfe von „Security Priming“ gelingt es, nach belastenden Situationen in ein physiologisches und psychisches Gleichgewicht zurückzukehren.

Vor diesem Hintergrund zeigt sich, wie bedeutsam soziale Nähe in palliativen Situationen ist. Die Anwesenheit von Angehörigen und Fachpersonen geht im wahrsten Sinne des Wortes „unter die Haut“ (Pietromonaco et al., 2013). Bereits der Anblick einer Bezugsperson wirkt als „Sicherheitssignal“ auf einen schmerzleidenden Menschen.

Er spürt ein Nachlassen der Schmerzintensität (Eisenberger et al., 2011). Angespannte, unsichere und verletzliche Situationen verlieren dadurch ihre „Unheimlichkeit“. Wer die Hand eines nahestehenden Menschen hält, empfindet deutlich weniger Schmerz (Goldstein et al., 2018). Hält eine fremde Fachperson die Hand, tritt derselbe Effekt ein – allerdings in geringerem Maße. Soziale Zuwendung in belastenden Situationen hat eine tiefgreifende physiologische Wirkung. Der Organismus kann von einem Zustand erschöpfender Selbstregulation in einen energiebewahrenden Zustand der „sozialen Lastenteilung“ übergehen („social loadsharing“; Coan & Sbarra, 2015).

„Loadsharing“ geschieht, „wenn ein Mensch dem Anderen beisteht, und zwar so als wäre dieser er selbst“ (Hasselmo et al., 2012). Durch Nähe und Zuwendung entsteht ein Raum des empathischen Miteinanderteilens von Emotionen, Körperzuständen, Rhythmen – die Grundlage tiefer seelischer Sicherheit (Feldman, 2015).

Persönliches „Für-den-Anderen-Sein“

Ein „letzter, in allen Zerstörungen unzerstörbarer Halt“ kann am Ende des Lebens fehlen (Bollnow, 1955, S. 16). Infolge schwerer, lebensverkürzender Krankheit verlieren bisherige Sicherheitsmuster oft ihre Kraft. In dieser Zeit kommt Palliative Care eine spezifische Aufgabe zu: einen bergenden Raum zu gestalten, der den Bedürfnissen nach einem „letzten Geborgensein“ entspricht. Wenn der erkrankte Körper keine „Heimat“ mehr bietet und das irdische „Zuhause-Sein“ endet, kommt dem mitmenschlichen Beziehungsraum höchste Priorität zu. Menschen in palliativen Situationen erleben Geborgenheit

- *durch Miteinander-Teilen:* Nahestehende und Helfende lassen sich auf die Situation des erkrankten Menschen ein. Sie tragen seine Ängste mit und teilen seine Emotionen (Milberg & Friedrichsen, 2017) mit ihm und tragen sie mit. Dies befreit den betroffenen Menschen aus seiner emotionalen Isolation. Miteinander-Teilen schützt vor der am meisten gefürchteten Erfahrung: Allein zu sein, wenn etwas Unerträgliches eintritt, das die eigene Bewältigungskraft übersteigt (Milberg & Friedrichsen, 2017).
- *durch „Containing“:* Geborgenheit entsteht durch die aufnehmende Haltung von Angehörigen und Fachpersonen. Sie fangen überwältigende Ängste und Emotionen auf – und halten sie stellvertretend aus (Crepaldi, 2018). Gemeinsames Durchstehen von Empfindungen ist eine Schlüsselerfahrung. Dadurch wird es möglich, seelisch Unerträgliches gemeinsam zu bewältigen.
- *durch Einbezogensein in die „Welt der Gesunden“:* „Mit den Menschen, die gesund sind, kann ich darüber nicht sprechen. Sie sind nicht in derselben Situation. Sie denken an etwas völlig anderes ...“ (Bolmsjö et al., 2018). Diese Erfahrung ist besonders leidvoll. Menschen in palliativen Situationen erleben häufig eine Trennung in die „Welt der Gesunden“ und die „Welt der Erkrankten“. Die Gesunden scheinen auf ihre „eigene Welt“ fixiert. Sie können sich kaum vorstellen, was ein schwerkranker Mensch empfindet, der Abschied von der Welt nehmen muss (Penson et al., 2004). Der Beziehungsraum der Geborgenheit überwindet das Trennende. Intensive Anteilnahme der „Gesunden“ an der Lebenswelt des
- „Erkrankten“ ist heilsam. Beide begegnen einander auf Augenhöhe. Sie sind miteinander verbunden durch ihre Verletzlichkeit, ihre Sterblichkeit und ihr Gefährdetsein.
- *durch erlebte Achtung und Wertschätzung als Persönlichkeit* – auch und gerade inmitten der Schwäche, der Angewiesenheit, der verlorenen Selbständigkeit – und mit den deutlich sichtbaren Spuren, die die Krankheit hinterlässt (Milberg et al., 2012).
- *durch „Einander ergänzen“:* Sich auf Angehörige und Fachpersonen stützen dürfen, die „zur Seite stehen“ oder „zur Hand sind“, löst Geborgenheit aus. Nahestehende und Helfende übernehmen Tätigkeiten,

die der erkrankte Mensch aus eigener Kraft nicht mehr leisten kann (Milberg et al., 2012). „Einander ergänzen" und „eine Einheit bilden" machen zeitweise Integrität wieder fühlbar. Der Rückhalt durch Nahestehende ist existenziell. Ohne sie bricht das Sicherheitsgefühl zusammen: „Wenn meine Frau und meine Kinder mich verlassen würden … Das wäre das Schlimmste, was passieren könnte. […] Sie werden immer für mich da sein, solange ich noch lebe. Das gibt mir ein Gefühl der Sicherheit" (Milberg et al., 2012).

Gefühlte Geborgenheit ist die Erfahrung des persönlichen „Für-Seins": „Andere Menschen sind *für mich* da" (Milberg et al., 2012). Dieses „Für-Sein" ermöglicht Personen in palliativen Situationen, von einem erschöpfenden Zustand der Selbstregulation überzugehen in einen energiebewahrenden, beruhigenden Zustand des „inneren Friedens" (Milberg et al., 2012). Geborgenheit ist möglich, weil Menschen „transpersonal" leben können: „Sie sehen über sich selbst hinaus und existieren *für andere*" (Schoonmaker, 2009). Das Phänomen der Geborgenheit macht bewusst, „dass wir unser Leben nicht aus eigner Kraft zu führen vermöchten", wenn Andere uns nicht „tragend" entgegenkommen (Bollnow, 1954, S. 8).

Der Lebenskreis schließt sich

„Ich würde ihr dieses Leiden gerne abnehmen. Und ich würde es auf mich nehmen – an ihrer Stelle", berichtet eine Angehörige (Milberg et al., 2012). Sich an die Stelle des anderen zu setzen, Anteil zu nehmen und sich in das Fühlen eines Familienmitglieds hineinzuversetzen – das macht die Grenzen zwischen „Ich" und „Du" durchlässig. Oft ist die Identifikation „so stark, dass zwei Individuen fast miteinander verschmelzen – zu einem Wir" (Milberg & Friedrichsen, 2017). Familien werden dann zu einem einzigen

„Körper". Nicht mehr der „einzelne" Andere ist im Blick, sondern das Miteinander-verbunden-sein (Milberg et al., 2012). Geborgenheit beruht auf Gefühlsgemeinschaft. Leidet der Patient, zieht dies alle anderen in Mitleidenschaft. Fühlt sich der Patient sicher, überträgt sich dies auf die gesamte Familie (Milberg et al., 2012).

Idealerweise sind „die letzten Monate, Wochen und Stunden eine Zeit des intensivsten Miteianderseins vor der endgültigen Trennung" (Clément-Hryniewicz, 2009). Geborgensein kann dann eine „Brücke" bilden – einen Übergang zwischen zwei „Zeiten". Es geht darum, die hochintensiven Bedürfnisse nach Nähe zu erfüllen.

Falls die gelingt, wirkt Geborgenheit wie ein „Schutzschild“ für den Moment des Abschieds und der Trennung. Mit der „letzten Geborgenheit“ schließt sich der Kreis, der mit der Geburt begonnen hat. Geborgensein am Ende des Lebens ist das „letzte Glied“ in der Kette. Begonnen hat alles mit der ersten mütterlichen Zuwendung des „Aufder-Welt-seins“ (Abiven, 1995). Die „letzte Geborgenheit“ macht das „Aus-der-Welt-gehen“ erträglich. Sie ermöglicht dem sterbenden Menschen, sich gehalten, getragen und geschützt zu fühlen – wie zu Beginn des Lebens (Clément-Hryniewicz, 2009).

Unverlierbare spirituelle Geborgenheit

Der Verlust der menschlichen Bindung am Lebensende verstärkt das Bedürfnis nach unverlierbarer, „ewiger“ Geborgenheit. Dadurch erhält die „spirituelle Bindung“ einen hohen Stellenwert in palliativen Situationen.

Stärker als menschliche Bindungspersonen kann „Gott eine besonders intensive Quelle der Sicherheit sein“ (Cherniak et al., 2021). Die „Nähe Gottes“ kann unverbrüchliche, letzte Geborgenheit bedeuten (Granqvist, 2007) Betroffene beschreiben die „Nähe Gottes“ als „einen heiligen Ort der Gegenwart Gottes in mir selbst. Ich habe dieses Paradies in mir gefunden“ (Penman, 2018). Diese Erfahrung wirkt dem Gefühl der „Heimatlosigkeit“ im eigenen Körper entgegen. „Die Erfahrung, dass Gott in uns lebt – sogar in schlechten Zeiten“ wirkt als Schutz gegen emotionale Isolation und einem Verlust des Selbstwertgefühls. Durch die „Nähe Gottes“ fühlen sich Menschen „angenommen“ und nicht allein gelassen (Penman, 2018). „Ich bin niemals allein. Gott ist mit mir“, bekennt eine Patientin (Dobratz, 2002). Spirituelle Geborgenheit als Erleben der Anwesenheit Gottes mitten in der Krankheit, im Verlust bietet einen unverbrüchlichen Schutzraum. Es ist ein Raum des „inneren Friedens“ und der Integrität in einer Zeit der Verluste und der Erschöpfung. Während menschliche Bindungen an ihr Ende kommen, bleibt die „Nähe Gottes“ unverlierbar.

„Ich werde bei Ihnen bleiben …“

„Mein letztes Geschenk an die Patientin war ein Versprechen: Ich werde hier bei Ihnen bleiben …“ (Penson et al., 2004). Wie Fachpersonen berichten, löst der Übergang ins „Unbekannte“ starke Verlassenheitsängste aus. Besonders leidvoll sind diese Ängste, wenn Menschen spirituelle „Ungeborgenheit“ erleben. Eine lebensbegrenzende Krankheit kann die Gottesbeziehung tiefgreifend verändern (Ritter, 2008). Das Gottesbild aus „glücklichen Tagen" trägt dann nicht mehr. Dadurch entsteht eine unerträgliche innere Leere. Umso wichtiger ist dann das Erleben menschlichen Mitseins: Ein Mensch, der mich nicht aufgibt, der nicht wegsieht, nicht weghört, nicht wegläuft, der Stand hält – wie schlimm es auch immer kommen mag.

Dies ist eine „Gegenerfahrung" zur schmerzhaften spirituellen Verlassenheit (Ritter, 2008). Bei Fachpersonen setzt „Anteilnehmen … viel Kraft und Kontaktqualität voraus. Der wirklich empathische Blick in das Auge des leidenden Menschen ist Begegnung im Leiden. Beide erfahren es. Beide ringen damit. Der nicht akut Verletzte stärkt die Bewältigung und schützt den Verletzten vor Verzweiflung" (Butollo, 1997, S. 23–24).

Es ist nicht einfach für Fachpersonen, „sich mit der emotionalen Verletzlichkeit des Patienten und mit unserer eigenen Verletzlichkeit zu konfrontieren" (Penson et al., 2004). Das Gesicht eines sterbenden Menschen kann wie ein Spiegel wirken: Ich könnte das sein. Dieser Gedanke löst tiefliegende Ängste aus. Eine unbewusste „psychische Abwehr" setzt ein, um sich selbst zu schützen (Hirschberger et al., 2005). Wie kann es Fachpersonen gelingen, die eigenen Ängste zu überwinden, um Ruhe auszustrahlen und Geborgenheit zu geben? Verinnerlichtes Bindungserleben kann stützend wirken. Auch die eigene spirituelle Geborgenheit kann zum Tragen kommen: „Von allen Seiten umgibst du mich und hältst deine Hand über mir" (Psalm 139,5).

Literatur

Bollnow, O. (1955). *Neue Geborgenheit: Das Problem einer Überwindung des Existentialismus.* Stuttgart: Kohlhammer.

Milberg, A. & Friedrichsen, M. (2017). Attachment figures when death is approaching: a study applying attachment theory to adult patients' and family members' experiences during palliative home care. *Supportive Care in Cancer, 25*(7), 2267–2274.

Penman, J. (2107). Finding paradise within: How spirituality protects palliative care clients and caregivers from depression. *Journal of Holistic Nursing, 20*(19), 1–12.

Weiterführende Literatur

Abiven, M. (1995) The Crisis of Dying. *European Journal of Palliative Care, 2*(1), 25–32.

Bollnow, O. F. (1953). Das Problem einer Überwindung des Existentialismus. *Universitas, 8*(5), 461–471.

Bollnow, O. F. (1955). Neue Geborgenheit: Das Problem einer Überwindung des Existentialismus. Kohlhammer.

Bollnow, O. F. (1960). Der erlebte Raum. *Universitas, 15*(8), 397–412.

Bollnow, O. F. (1963). *Mensch und Raum.* Kohlhammer.

Bollnow, O.F. (1955). *Neue Geborgenheit: Das Problem einer Überwindung des Existentialismus.* Kohlhammer.

Bolmsjö, I., Tengland, P.-A. & Rämgård, M. (2018). Existential loneliness: An attempt at an analysis of the concept and the phenomenon. *Nursing Ethics, 26*(5),1310–1325.

Butollo, W. (1997). *Traumatherapie.* Psychosozial Verlag.

Clément-Hryniewicz, N. (2009). La tendresse, un lien entre les patients et leurs proches en fin de vie. *Le Journal des Psychologues, 8*(271), 51–54.

Coan, J. & Sbarra, D. (2015). Social Baseline Theory: The social regulation of risk and effort. *Current Opinion in Psychology, 1*, 87–91.

Crepaldi, G. (2018). *Containing.* Psychosozial Verlag.

Decety, J. & Meyer, M. (2008). From emotion resonance to empathic understanding: a social developmental neuroscience account. *Developmental Psychology, 20*(4), 1053–1080.

Dobratz, M. (2002). The pattern of the becoming-self in death and dying. *Nursing Science Quarterly, 15*(2), 137–142.

Eisenberger, N. (2011). Eisenberger, N. (2011). Eisenberger, N.I. (2011). Why rejection hurts: What social neuroscience has revealed about the brain's response to social rejection. In J. Decety & J.T. Cacioppo (Eds.), *The Oxford Handbook of Social Neuroscience* (pp. 586–598) Oxford: Oxford University Press.

Ellingsen, S., Roxberg, A., Kristoffersen, K., Rosland, J. & Alsvag, H. (2014). Being in transit and in transition: the experience of time at the place, when living with severe incurable disease. A phenomenological study. *Scandinavian Journal of Caring Sciences, 28*(3), 458–468.

Feldman, R. (2015) Sensitive periods in human social development: New insights from research on oxytocin, synchrony, and high-risk parenting. *Development and Psychopathology, 27*, 369–395.

Gentsch, A., Crucianelli, L., Jenkinson, P.¨& Fotopolou, E. (2016). The touched self. Affective touch and body awareness in health and disease. In H. Olausson, J. Wessberg, I. Morrison, F. McGlone (Eds.), *Affective touch and the neurophysiology of CT afferents* (pp. 355–384). New York: Springer.

Gillath, O., Karantzas, G. (2019). Attachment security priming: a systematic review. *Current Opinion in Psychology, 25*, 86–95.

Goldstein, P., Weissman-Fogel, I., Dumas, G. & Shamay-Tsoory, S. (2018). Brain-to-brain coupling during handholding is associated with pain reduction. *Procedures of the National Academy of Sciences USA, 115*(11), 2528–2537.

Granqvist, Pehr. (2005). Building a bridge between attachment and religious coping: Test of moderators and mediators. *Mental Health, Religion & Culture, 8*, 35–47.

Hasselmo, K., Coan, J. & Beckes, L. (2012). Die Social Baseline-Theorie und die soziale Regulierung von Emotionen. In: K.-H. Brisch, *Bindungen – Paare, Sexualität, Kinder.* (S.n). Klett-Cotta.

Hirschberger, G., Florian, V. & Mikulincer, M. (2005). Fear and compassion: A terror management analysis of emotional reactions to physical disability. *Rehabilitation Psychology, 50*(3), 246–257.

Milberg, A. & Friedrichsen, M. (2017). Attachment figures when death is approaching: a study applying attachment theory to adult patients' and family members' experiences during palliative home care. *Supportive Care in Cancer, 25*(7), 2267–2274.

Penson, R., Schapira, L., D aniels, K., Chabner, B. & Lynch, T. (2004). Cancer as metaphor. *The Oncologist, 9,* 708–716.

Penman, J. (2107). Finding paradise within: How spirituality protects palliative care clients and caregivers from depression. *Journal of Holistic Nursing, 20*(19), 1–12.

Pietromonaco, P., Uchino, B. & Dunkel Schetter, C. (2013). Close relationship processes and health: implications of attachment theory for health and disease. *Health Psychology, 32*(5), 499–513.

Svenaeus, F., (2000). Das Unheimliche – towards a phenomenology of illness. *Medicine, Health Care and Philosophy, 3*(1), 3–16.

Svenaeus, F. (2011). Illness as unhomelike being-in-the-world. *Medicine, Health Care and Philosophy, 14*(3), 333–343.

* Aktualisierte Fassung von: Staudacher, D. (2021). Die letzte Geborgenheit. Der erlebte Beziehungsraum des Geborgenseins in Palliative Care. *NOVAcura, 4,* 1–4.

„Sie ist immer noch bei uns …"

Das „Continuing Bonds"-Modell: Wie Angehörige einem Verlust durch „Andenken" begegnen

*Diana Staudacher**

Die Verbindung nach dem Verlust eines Angehörigen bewusst nicht abbrechen lassen und sich nicht „lösen" – dieses Phänomen steht im Zentrum des „Continuing Bonds"[1]-Modells. Es kann emotional von großer Bedeutung sein, mit dem verstorbenen Familienmitglied innerlich in Verbindung zu bleiben – über Jahre und Jahrzehnte hinweg: „Vergangen, aber nicht vergessen …"

„Es gibt etwas, das stärker ist als der Tod. Das ist die Gegenwart der Abwesenden in der Erinnerung der Lebenden" (D'Ormesson, 2017).

Bricht die Beziehung zu einem nahestehenden Menschen tatsächlich ab, wenn er nicht mehr lebt? „Der Tod bedeutet den Verlust der sichtbaren, körperlichen Anwesenheit. Es muss aber nicht sein, dass dadurch auch die Beziehung endet, die wir mit der verstorbenen Person geteilt haben. Zwar ändert sich diese Beziehung, doch das Verbundensein kann andauern – auch über den Tod hinaus. In veränderter Weise können Beziehungen auch nach dem Tod weitergehen, ohne dass beide Beziehungspartner anwesend sind" (Root & Exline, 2012). Angehörige verstorbener Menschen berichten häufig,

- dass sie auch noch nach Jahren „in Gedanken" mit der verstorbenen Person sprechen und einen inneren Dialog mit ihr führen: „Was würdest Du jetzt machen? Was meinst Du dazu?"
- dass sie der verstorbenen Person von sich erzählen: „Ich berichte ihm, wie meine Woche war, wie der Tag war …"
- dass sie das Zimmer der verstorbenen Person intakt lassen und Orte aufsuchen, die für die verstorbene Person besonders bedeutsam waren: „Dort fühle ich mich ihr nahe …"
- dass sie die verstorbene Person in Entscheidungen des Alltags einbeziehen, beispielsweise in Bezug auf Handlungen oder Aktivitäten (Foster et al., 2011; Root & Exline, 2011).

[1] „Continuing Bonds" = anhaltende Bindungen

Die Beziehung zur verstorbenen Person geht für viele zurückbleibende Angehörige auch nach dem Verlust weiter. Sie ist ein bleibender Teil des Alltags und „entwickelt sich in der Gegenwart. Das ist ein aktiver Prozess im Hier und Jetzt – nicht etwas, das zur Vergangenheit gehört. Die Beziehung ist nicht abgeschlossen" (Bailey, 2015). Die verstorbene Person in Gedanken „am Leben zu erhalten", ist für Angehörige auch eine Art und Weise, den Menschen zu „ehren" und ihn zu würdigen. Sie empfinden es als schmerzhaft und nachlässig, wenn das soziale Umfeld die verstorbene Person mehr und mehr vergisst und aus dem Alltagsleben „auslöscht". Denn erst dadurch ereignet sich ihrer Ansicht nach der „Tod" eines Menschen – wenn „nicht nur die Erinnerung aufhört, sondern auch die Lebensverbindung …" (Bailey et al., 2014).

Das „Du im Ich"

Wo verläuft die Grenze zwischen Ich und Du in einer Beziehung? Traditionelle Trauermodelle gehen meistens davon aus, dass das menschliche Gehirn zwischen Ich und Du genau unterscheidet. Demnach gibt es jederzeit klar getrennte Vorstellungen von Ich und Du: „Ich-Repräsentanzen" und „Du-Repräsentanzen". Inzwischen zeigen jedoch die Kognitionswissenschaften, „dass in Beziehungen überwiegend *Wir-Repräsentanzen* entstehen. Es gibt eine *gemeinsame* Repräsentanz, keine scharfe Trennung zwischen Ich und Du" (Hirsch, 2018). Dies hat weitreichende Folgen für das Verständnis von Trauer. Standen sich zwei Menschen sehr nahe, unterscheidet das Gehirn oft nicht zwischen dem „trauernde Ich" und der „verstorbenen Person". Das Beziehungserleben von Paaren und Eltern-Kind-Beziehungen ist im Gehirn als „Wir-Erfahrung" („we-experiences") gespeichert. Systeme, die zwischen „Ich" und „Anderen" differenzieren, sind nicht beteiligt (Gallotti & Frith, 2013). Dies gilt für Alltagserfahrungen, die sich im Zusammenleben ereignen. Sie sind als „Wir-Erfahrung" gespeichert. Vor diesem Hintergrund wird verständlich, was nach dem Verlust eines nahen Menschen passiert. Die zurückbleibende Person kann fast nur auf „Wir-Repräsentanzen" zurückgreifen. Somit hat sie keine Möglichkeit, zwischen „Ich-Repräsentanzen" und „Du-Repräsentanzen" zu unterscheiden. Sie ist nicht in der Lage, sich von „Du-Repräsentanzen" loszulösen und zu stabilen „Ich-Repräsentanzen" zurückzukehren (Hirsch, 2018). Genau diese „Loslösung" von den „Du-Repräsentanzen" gilt jedoch als Hauptaufgabe der „Trauerarbeit" im traditionellen Verständnis. Im Sinne der Theorie von Sigmund Freud endet der Trauerprozess, wenn die zurückbleibende Person ihre Verbundenheit mit dem verstorbenen Menschen „auflöst" (Freud, 1917). Gelingt dies nicht, ist von einer „Störung" des Trauerprozesses die Rede („Komplizierte

Trauer“; Shear & Shair, 2005). Hält das Gefühl des Verbundenseins mit der verstorbenen Person an, gilt dies als „Fehlanpassung“.

Inzwischen wird deutlich, dass traditionelle Trauermodelle den zentralen Stellenwert menschlicher Bindung unterschätzen. Sogar John Bowlby, der Begründer der „Bindungstheorie“, war nicht bereit, bleibendes Verbundensein als „natürlich“ zu akzeptieren. Er notierte die Aussage einer Klientin nach dem Verlust ihres Partners: „Es ist, als wären zwei Personen eine einzige Person. Wir sind immer noch zusammen. Er ist hier – in mir, in meinem Inneren“ (Bowlby, 1988, S. 99). John Bowlby sah darin „Anzeichen einer Konfusion zwischen dem Selbst und der verstorbenen Person“. Erst das „Continuing Bonds“-Modell konnte ein bleibendes „Wir-Erleben“ verständlich machen.

Was sind „Continuing Bonds“?

„Wir wollten aufzeigen, dass es nicht pathologisch, sondern normal ist, die Verbindung mit verstorbenen Menschen aufrechtzuerhalten“, betonte Dennis Klass (2006). Er war maßgeblich beteiligt an der Entstehung des „Continuing Bonds“-Modells (Klass et al., 1996). Erstmals gilt „Ablösen“ nicht mehr als Ziel des Trauerprozesses. Das Aufrechterhalten der Verbindung mit der verstorbenen Person kann heilsam und tröstlich sein. Es wirkt wie ein Schutzschild und trägt dazu bei, den Verlust zu ertragen, ohne emotional überwältigt zu werden. „Continuing Bond“ ist allgemein definiert als „das Vorhandensein einer inneren Beziehung mit der verstorbenen Person“ (Stroebe & Schut, 2005). Mehrere spezifische Bedingungen müssen erfüllt sein, damit von „Continuing Bonds“ die Rede sein kann (Root & Exline, 2014):

- Die trauernde Person ist sich der Realität des Verlustes vollkommen bewusst. „Continuing Bonds“ bedeutet nicht, den Tod einer Person zu leugnen. Es geht nicht darum, die Konfrontation mit dem Verlust zu vermeiden.
- Es handelt sich um eine *innerliche*, erinnerungsbasierte Verbindung und eine *psychische* Nähe. Visuelle „Bereavement Hallucinations“ (Trauer-Halluzinationen) sind nicht gemeint.
- Das Weiterführen der Beziehung ist für die zurückbleibende Person eine stützende und sicherheitsgebende Erfahrung. Konfliktbeladene, spannungsreiche, mit Schuldgefühlen behaftete Beziehungen lassen keine sicherheitsgebenden Repräsentanzen zu.
- Die Beziehung mit der verstorbenen Person entwickelt sich in der Gegenwart, ist dynamisch und verändert sich. Es handelt sich nicht um ein reines Erinnern, das sich auf die Vergangenheit bezieht.[2]

Unverbrüchliche „Wir-Identität“

Wer bin ich ohne Dich? Diese Frage ist nach dem Verlust einer nahestehenden Person nur schwer zu beantworten:

„In engen Beziehungen sind die Fähigkeiten, Vorstellungen und Identitäten des Anderen bis zu einem gewissen Grad ins eigene Selbst integriert“ (Aron et al., 2013). Wie Studien zeigen, ist das Verlusterleben umso schmerzhafter, je bedeutsamer die verstorbene Person für die Selbstidentität des zurückbleibenden Menschen ist (Boelen et al., 2009). Der bleibende Einfluss des verstorbenen Partners auf die Selbst-Identität gilt als wichtiger Faktor im Trauerprozess. Falls es überhaupt zu einer De-Integration des Du aus der Ich-Identität kommt, dauert dies sehr lange Zeit.

Eine Selbst-Identität, die frei ist vom Einfluss des Du, ist somit – wenn überhaupt – erst Jahre oder Jahrzehnte nach dem Verlust zugänglich. Somit ist das „subjektive Gefühl der Verbundenheit zwischen Ich und Anderem“ ein zentraler Aspekt von „Continuing Bonds“. Das Modell macht verständlich, warum das Aufrechterhalten der Verbindung vor einem schmerzhaften Verlusterleben bis zu einem gewissen Grad schützen kann (Hirsch, 2018).

In einer erfüllenden Beziehung entwickelt sich ein starkes „emotionales Feedback-System“ (Hirsch, 2018). Sobald eine belastende Situation eintritt, wird es aktiv. Auch Jahre nach einem Verlust wirkt es weiterhin beruhigend, tröstend und sicherheitsgebend. Die zurückbleibende Person hat dieses System „verinnerlicht“. Es ist Teil der „Wir-Repräsentanzen“ (Hirsch, 2018). Eine Studie zeigte, dass Angehörige mehr als zwei Jahre nach dem Verlust täglich positive Gefühle erlebten, sobald sie die innere Nähe der verstorbenen Person spüren konnten (Field & Friedrichs, 2004). Zu Tageszeiten, an denen das Verbundensein weniger fühlbar war, ließ das positive emotionale Empfinden nach. Auch nach zweijähriger Trennung konnten sich die zurückbleibenden Personen auf das verinnerlichte „partnerschaftliche Regulationssystem“ stützen. Die sicherheitsgebenden „Wir-Repräsentanzen“ bildeten eine „haltende Umwelt“ (Field, 2004). Die überlebenden Personen konnten ihrer Lebenssituation auf geschützte Weise begegnen (Root & Exline, 2014). Der verstorbene Mensch ist für sie noch immer „psychisch nah, obwohl er physisch fern ist“ (Buck et al., 2021). Das innere Verbundensein mit der verstorbenen Person bleibt ein lebendiger, wertvoller Teil des gegenwärtigen Erlebens. „Continuing Bonds“ bilden eine „Tiefenschicht“ des menschlichen Lebens – eine Art

[2] „Continung Bonds“ ist ein Erklärungsmodell, keine Therapieprogramm. Das Modell nimmt nicht für sich in Anspruch, dass „Continuing Bonds“ der bestmögliche Weg ist, um einen Verlust zu bewältigen (Klass, 2006).

„Schutzraum“ im eigenen Inneren: „Die Erinnerung ist meine Heimat. Sie kann mich schützen. […] In der Erinnerung bist du nicht allein. Du bist von Menschen umgeben. Viele von ihnen sind nicht mehr auf der Welt. Aber sie sind gegenwärtig in deiner Erinnerung. Sie leben. […] Und wenn du sie brauchst, dann sind sie für dich da. Die Gegenwart der Toten ist auch eine Gegenwart“ (Wiesel, 2009).

Im Licht der Vergangenheit

„Menschen, die Continuing Bonds erleben, gehören Familien, Gemeinschaften und Kulturen an. Soziale und kulturelle Muster haben einen Einfluss darauf, welche Formen des Trauerns akzeptabel sind. Von diesen Mustern hängt es ab, wie zurückbleibende Menschen Continuing Bonds erfahren. Trauer ist nicht nur ein innerseelisches Erleben. Sie geschieht im Rahmen der Gemeinschaft“ (Root & Exline, 2013).

Je nach Kultur finden „Continuing Bonds“ mehr oder weniger soziale Anerkennung. Trauernde Menschen machen immer wieder die Erfahrung, dass die Gesellschaft von ihnen erwartet, „einen Schlussstrich unter die Vergangenheit zu ziehen. Sie sollen „realistisch“ sein, „vorwärtsschauen“ und „bald wieder zur Tagesordnung übergehen“. Kritik und Zurückweisung von Seiten der Gesellschaft können das Erleben von „Continuing Bonds“ stark beeinträchtigen (Root & Exline, 2013). In einer Kultur, die durch ein „Übermaß des Vergessens“ und eine „oberflächliche Erinnerung“ geprägt ist, besteht oft wenig Verständnis für „Continuing Bonds“ (Ricoeur, 2004). Auf persönliche Art mit einem Verlust umzugehen, gehört jedoch zur Würde des Menschen (Attig, 2004). „Continuing Bonds“ sind nicht nur privat bedeutsam. Sie betreffen auch die Art und Weise „wie Gesellschaften sich erinnern“:

- „Wir sind Erinnerung“ (Schacter, 2007). Erinnerung verleiht dem Menschen und der Gesellschaft Identität (Weedon & Jordan, 2012).
- Erinnerung verbindet die Gegenwart mit der Vergangenheit und der Zukunft. „Die momentane Gegenwart und die Zukunft beruhen immer auf der unmittelbaren Vergangenheit. Es gibt keine Gegenwart und keine Zukunft, ohne die Vergangenheit zu berücksichtigen“ (Weedon & Jordan, 2012). Die Erfahrungen der Vergangenheit führen und leiten den Menschen in die Zukunft.
- Andenken bedeutet: den Menschen „in würdiger Erinnerung“ behalten, ihn nicht dem Vergessen preisgeben. Erinnern ist ein aktives Geschehen – ein Aufbewahren gegen den Lauf der Zeit und gegen das Vergessen, Verschweigen und Verdrängen (Benjamin, 1980).

- In früheren Jahrhunderten galt Erinnerung als lebenserhaltende, vitalisierende und schöpferische Kraft (Yates, 2014). Das „Continuing Bonds“-Modell bringt diese schöpferische Dimension des Erinnerns zum Tragen.

Trauermodelle sind immer auch ein Spiegel der Gesellschaft. „Continuing Bonds“ ist ein einzigartig „humanes“ Modell (Foster & Gilmer, 2013). Es würdigt die vitalisierende Kraft menschlicher Beziehungen. Zugleich bringt es die „geheime Verkettung des Ehemaligen und Künftigen” zum Tragen. Wie kein anderes Trauermodell ist es hoffnungsvoll – für den einzelnen Menschen und die Gesellschaft: „Finsternis” gibt es nur, „wenn die Vergangenheit aufgehört hat, ihr Licht auf die Zukunft zu werfen” (Kosellek, 1983, S. 47).

Literatur

Bailey, L., Bell, J. & Kennedy, D. (2015). Continuing social presence of the dead: exploring suicide bereavement through online memorialization. *New Review of Hypermedia and Multimedia, 21*(1–2), 72–86.

Hirsch, P. (2019). Mind and mourning: The primacy of “we” in complicated grief. *Death Studies, 43*(9), 591–599.

Root, B. & Exline, J. (2013). The role of continuing bonds in coping with grief: overview and future directions. *Death Studies, 38*(1–5), 1–8.

Weiterführende Literatur

Aron, A., Lewandowsky, G., Mashek, B. & Aron, E. (2013). The self-expansion model of motivation and cognition in close relationships. In J. Simpson, L. Campbell, *Oxford Handbook of Close Relationships.* Oxford University Press.

Bailey, L., Bell, J. & Kennedy, D. (2015). Continuing social presence of the dead: exploring suicide bereavement through online memorialization. *New Review of Hypermedia and Multimedia, 21*(1–2), 72–86.

Blustein, F. (2014). *Forgiveness and remembrance: Remembering wrongdoing in personal and public life.* Oxford University Press.

Boelen, P. (2017). Self-identity after bereavement: Reduced self-clarity and loss-centrality in emotional problems after the death of a loved one. *Journal of Nervous and Mental Diseases, 205*(5), 405–408.

Bowlby, J. (1980). *Loss, sadness and depression.* Basic Books.

Brinkmann, S. (2019). A society of sorrow: the constitution of society through grief. *Journal of Social Theory, 20*(2), 207–221.

Brinkmann, S. (2018a). The grieving animal: Grief as a foundational emotion. *Theory & Psychology, 28,* 193–207.

Brinkman, S. (2018b). General psychological implications of the human capacity for grief. *Integrative Psychological and Behavioural Science, 52*(2). 1–14.

Dekel, R., Shorer, S. & Nuttman-Schwarz, O. (2020). Living with spousal loss: Continuing bonds and boundaries in remarried widows´ marital relationships, *Family Process, 4*, 1–15.

D` Ormesson, J. (2017). „Il y a quelque chose de plus fort que la mort, c'est la présence des absents, dans la mémoire des vivants“. Jean D` Ormesson nous quitte a 92 ans. *Un Monde Litteraire.* Verfügbar unter https://www.letemps.ch/opinions/jean-dormesson-disparition-dun-sourire-malicieux

Field, N., Gao, B. & Paderna, L. (2005). Continuing bonds in bereavement: An attachment theory-based perspective. *Death Studies, 29*, 277–299.

Foster, T.L., Gilmer, M.J. Davies, B., Dietrich M.S., Barrera, M., Fairclough, D.L., Vannatta, K. & Gerhard, C.A. (2011) Comparison of continuing bonds reported by parents and siblings after a child's death from cancer. *Death Studies, 35*(5), 420–440.

Freud, S. (1917). Mourning and melancholia. In: J. Strachey, *The standard edition of the complete psychological works of Sigmund Freud.* Hogarth Press.

Gallotti, M. & Frith, C. (2013). Social cognition in the we-mode. *Trends in Cognitive Sciences, 17*, 160–165.

Hirsch, P. (2019). Mind and mourning: The primacy of "we" in complicated grief. *Death Studies, 43*(9), 591–599.

Kosminsky, P., (2017). Working with continuing bonds from an attachment theoretical perspective. In Klass, D., Staffan, C., *Continuing Bonds.* Taylor & Francis.

Klass, D., Silverman, P. & Nickman, S. (1996). *Continuing bonds: New understandings of grief.* Taylor & Francis.

Klass, D. (2006). Continuing conversation about continuing bonds. *Death Studies, 30*(9), 843–858.

Marcel, G. (1939). La fidélité créatrice. *Revue Internationale de Philosophie, 2*(5), 90–115.

Ricoeur, P. (2004). *La Mémoire, l'histoire, l'oubli.* Seuil.

Root, B. & Exline, J. (2013). The role of continuing bonds in coping with grief: overview and future directions. *Death Studies, 38*(1–5), 1–8.

Shear, K. & Shair, H. (2005). Attachment, loss, and complicated grief. *Developmental Psychobiology, 47*(3), 235–267.

Stroebe, M. & Schut, H. (2005). To continue or relinquish bonds. *Death Studies, 29*, 477–494.

Tronick, E. (2007). *The Neurobehavioral and Social-Emotional Development.* Norton.

Wiesel, E. (1997). *Ethics and Memory.* De Gruyter.

Zahavi, D. (2015). You, me and we: The sharing of emotional experiences. *Journal of Consciousness Studies, 22*, 84–101.

* Aktualisierte Fassung von: Staudacher, D. (2021). «Sie ist immer noch bei uns…». Das „Continuing Bonds“-Modell: Wie Angehörige einem Verlust durch „Andenken“ begegnen. *NOVAcura, 8*, 1–4.

„Es ist ein Geschenk, getröstet zu werden"

Trösten als ethisches Geschehen im Kontext von Palliative Care

*Diana Staudacher**

Trösten ist eine soziale Antwort auf menschliches Leiden. Die heilsame soziale Kraft des Tröstens bleibt oft im Verborgenen. Trost zu erleben, ist für leidende Menschen ein Akt der Anerkennung. Sie fühlen sich emotional verstanden in der Schwere ihrer Notsituation.

„Trost löscht das Leiden nicht aus und ist kein Ausweg aus der Trauer. Getröstet zu werden, bedeutet, mitten im Leiden und in der Trauer bleiben zu können – aber sich nicht mehr bedroht zu fühlen – weil es eine Erfahrung der Nähe gibt. Es ist, wie wenn auf einmal der Stachel aus der Wunde gezogen wird. Denn die schlimmste Erfahrung ist das Alleinsein. Wenn du mitten in der Dunkelheit auf einmal jemanden hast, an den du dich wenden kannst – der dir Heimat bietet … Dann bist du nicht mehr in der Dunkelheit. Denn die einzige Dunkelheit – das ist das Verlassensein" (Söderberg et al. 1999, 370).

Tröstende Gesten, Blicke und Worte erfüllen den „leeren Raum", der durch Verlust entsteht. Niemals kann Trost das Verlorene ersetzen (Foessel 2017). Doch der tröstende Mensch *schenkt* dem Betroffenen seine Anwesenheit, sein *Mit-Sein im Leiden*. Wer tröstet, ist bereit, die emotionale Welt des Betroffenen zu teilen. Dadurch befreit er den leidenden Menschen aus seinem emotionalen Verlassensein (Foessel 2017). Trösten bedeutet, Leiden zu teilen – eine Gemeinschaft des Leidens zu bilden. Durch Trösten bleibt das Leiden nicht länger „privat". Der leidende Mensch ist Teil einer Gemeinschaft (Foessel 2017). Trösten hat somit eine starke soziale Kraft. Es ist eine *humane* Antwort auf menschliches Leiden. In einer Kultur der „Autonomie" und der „Selbständigkeit" geschieht tröstendes Handeln fast im Verborgenen (Foessel 2017).

Trösten ist ein ethisches Geschehen. Es bezieht sich auf das ethische „Gebot", das vom „Antlitz" eines leidenden Menschen ausgeht: „Lasse mich nicht allein in meinem Leiden" (Levinas 1987). Wer tröstet, macht sich selbst verwundbar – und lässt sich ein auf Verzweiflung, Schmerz und Unsicherheit. Verlust, Krankheit und Leiden verletzen und verändern einen Menschen. Sie machen ihn zu einem Anderen (Foessel 2017). Es fällt schwer, diesem erlittenen Anderssein ins Gesicht zu blicken. Trösten bildet eine Brücke – zwischen dem Menschsein *vor* und *nach* dem erlittenen Ereignis (Foessel 2017). Ohne Trost wäre diese Brücke kaum sichtbar. Oft steht zunächst nur ein Abgrund vor Augen. Trösten bedeutet, einen Menschen aufzufangen, bevor er fällt. Dieses „Aufgefangen-werden“ ist mit einer einzigartigen Möglichkeit verbunden: durch einen anderen Menschen *erkannt* und „im Innersten“ *verstanden* zu werden (Bollas 2012).

Vor Selbst-Verlust schützen

„Aufgehoben“, „aufgerichtet“, „getragen“ und „aufgefangen“ werden – so beschrieben leidende Menschen das Erleben des Trostes (Talseth et al. 2003; Norberg 2001; Söderberg et al. 1999). Trost zu erfahren, schützt vor Haltlosigkeit – vor dem Abgleiten in Verzweiflung, Angst und Unsicherheit. In Leidenssituationen kann Trost lebenswichtig sein: Nichts ist schmerzhafter, als „nicht gehört, nicht erkannt und nicht bedacht zu werden“ (Bachtin 1984, 287). Trost zu erleben, ist für leidende Menschen ein Akt der Anerkennung. Sie fühlen sich emotional verstanden in der Schwere ihrer Notsituation: „Du spürst, wenn Menschen wirklich *dich* meinen und dir auf Augenhöhe begegnen. Ich sehe es, wenn es wirklich um mich geht – an der Art wie [die Fachpersonen] antworten. Ich bedeute ihnen etwas …“ (Talseth et al. 2003, 617). „Ungetröstet“ zu sein und allein zu bleiben, heißt, sich „wertlos“ und „bedeutungslos“ zu fühlen. Tröstende Nähe bedeutet, „sich als Mensch wertgeschätzt zu fühlen“ und dadurch „als Person zu wachsen“ (Talseth et al. 2003, 619). Trost scheint das Selbstwertempfinden zurückzubringen, das durch Leiden, Verlust und Krankheit verletzt oder gebrochen wurde. Trost zu erfahren, kann bedrohte oder verlorene Identität wiederherstellen. Verluste sind fast immer mit „Selbst-Verlust“ verbunden. Trosterleben kann das erschütterte Selbst stärken. Wenn haltende Lebensstrukturen zerbrechen, kann Trost existenziellen Halt geben (Söderberg et al. 1999). Ohne die Zuwendung eines anderen Menschen wäre es nicht möglich, sich „wieder aufzurichten“, „wieder aufzustehen“ oder „weiterzugehen“.

Trost braucht oft keine Worte. „Mit den Weinenden zu weinen“, kann tröstlich sein (Foessel 2015). Weinen ist die Sprache unsagbarer Emotionen. Mit einem Menschen zu weinen oder gemeinsam zu schweigen, kann Gefühlsgemeinschaft stiften. Blicke und Gesten bereiten diese emotionale Einheit vor. Tröstende Gesten können ein Gefühl der Integrität und des Schutzes vermitteln. Dadurch erfährt der Körper eine „Außenstruktur“, die ein leidender Mensch sich aus eigener Kraft nicht geben könnte (Sachsse 2018).

Die Gegenwart eines tröstenden Menschen kann ein „Geschenk“ sein (Söderberg 1999). Es bewahrt den leidenden Menschen vor einem Selbst-Verlust. „Geteilte Gegenwart“ stützt die verletzte oder bedrohte Selbstidentität. Trost ist ein schützendes soziales Geschehen – es kann wiederaufrichten und stabilisieren.

Menschen haben eine „soziale Identität“ (Cruwys et al. 2014). Getröstet zu werden, ist eine identitätsstärkende soziale Erfahrung, um bedrohte Identität zu bewahren. Damit dies gelingt, ist es wichtig,

- die Körpersprache des leidenden Menschen zu lesen
- sich auf seine emotionale Welt einzulassen
- emotionale Resonanz zu verleihen und das Gefühl zu vermitteln: „Hier werde ich verstanden“ (Sebanz et al. 2006).
- Trösten beginnt damit, Erlittenes anzuerkennen (Foessel 2017). Somit hat Trösten nichts mit „Hinwegtrösten“ zu tun. Ebenso besteht keine Gemeinsamkeit zwischen Trösten und „Sinn verleihen“. Jedes menschliche Leiden ist *sinnlos* (Levinas 1993). Leiden ist das *Sinnwidrige*, das sich allen Sinnkategorien entzieht. Für das Leiden eines Menschen eine Erklärung zu finden, würde sein Leiden rechtfertigen. Das Leiden eines Menschen zu rechtfertigen, wäre unmenschlich und unethisch. Die einzige humane Antwort auf das Leiden ist Da-Sein *für* den Leidenden – ihn nicht sich selbst überlassen (Levinas 1993).

Ins Leiden „hinabsteigen“

„Sich auf das Leiden des Anderen einlassen“, „emotional verfügbar sein“ und „vollkommen präsent sein für die Betroffenen“ – darin sehen Pflegefachpersonen die Grundlage tröstender Zuwendung (Söderberg et al. 1999). Trösten zu können, beruht auf Einfühlsamkeit: Offensein für die Emotionen der Betroffenen, im eigenen Inneren frei sein, um Leidvolles auffangen und aufnehmen zu können. Hohe Sensibilität ist gefragt, aber auch Kontrolle der eigenen Gefühle. Dennoch kann es Situationen geben, die Pflegende stark erschüttern: „Ich konnte niemanden trösten, weil ich immerzu selbst weinen musste“ (Söderberg 1999, 366). Trösten setzt voraus, sich selbst nicht vor der Konfrontation mit Leiden, Schmerz und Not schützen zu müssen: Selbstschutz macht es unmöglich „für den anderen da zu sein“ und ihm Aufmerksamkeit zu schenken (Söderberg et al. 1999).

Trösten ist aus Sicht der Pflegfachpersonen eine „hinabsteigende“ Bewegung. Es geht darum, sich in die „Tiefe“ des Leidens „hineinzubegeben“ und dort zu bleiben: „Das ist das einzige, was ich machen kann, *da sein* – so viel wie möglich. Die Situation teilen, wenn das Leben eines Menschen schwierig ist …“ (Norberg et al. 2001).

Trösten umkreist die emotionale „Wunde“ der Betroffenen. Inwieweit kann diese Wunde bedeckt bleiben? Ab wann ist es zu schmerzhaft, diese Wunde „aufzudecken“? Es ist wichtig, zunächst einen „Raum“ für den leidenden Menschen zu bereiten – eine Sphäre, in der er sich *absolut* angenommen, anerkannt und „beheimatet“ fühlen (Söderberg et al. 1999) kann. Dann ist es den Betroffenen möglich, die enorme innere Anspannung zu lösen und emotional „aufzutauen“: „Er begann zu sprechen und erzählte seine Geschichte. Härte und Verzweiflung waren zu spüren … Das hat sich aufgelöst. Es war wie weggeschmolzen … durch das Trösten“ (Norberg et al. 2001).

Trösten bedeutet für Pflegende, gemeinsam mit den Betroffenen dem Negativen ins Auge zu schauen. Es setzt innere Stärke voraus, sich dem Leiden eines anderen Menschen auszusetzen. Wer sich selbst schützen und distanzieren muss, kann nicht trösten. Wie kann es gelingen, dass Menschen sich mitten im Leiden *stark und geschützt* fühlen? Pflegende vermuten, dass es wichtig ist, stellvertretend *für* die Patientin, den Patienten zu hoffen. Wer selbst verzweifelt ist, kann keinen Trost spenden.

Der Mensch – ein tröstendes Wesen

„Sorge und Bekümmernis um andere Menschen macht unsere Menschlichkeit aus. Ab wann ist dieses Verhalten in der menschlichen Entwicklung sichtbar?“ (Davidov et al. 2013). Bereits mit sechs Monaten zeigen Kinder untereinander ein Verhalten, das auf den Ausdruck von Traurigkeit, Schmerz und Leiden abgestimmt ist (Decety et al. 2016). Dabei ist ihr Verhalten am anderen orientiert, ohne dass sie selbst stressbelastet sind. „Zwischen ein und zwei Jahren bringen Kinder tröstendes Verhalten zum Ausdruck. Dies kann so weit gehen, dass sie die Aufmerksamkeit von Lieblingsspielzeugen abwenden“ (Decety et al. 2016). Bereits früh in der Entwicklung zeigen Kinder Sorge um das Wohl der anderen. Sie bringen spontane Anteilnahme und Prosozialität zum Ausdruck – „in einer Weise, die sich noch nicht auf kognitive Konstruktionen, Sozialisation oder Erfahrung zurückführen lässt“ (Decety et al. 2016). Wie Studien nachweisen, ist die Motivation dieses Verhaltens nicht selbstbezogen. Es geht den Kindern lediglich darum, einer bedürftigen Person zu helfen. Das frühe prosoziale Verhalten „widerspiegelt eine biologische Veranlagung, empathischer Motivation zu folgen. Im Alter von zwei Jahren sind Kinder besonders reaktionsstark gegenüber dem Ausdruck von Leiden und Kummer – sowohl bei der Mutter als auch bei unbekannten Personen. Ihr prosoziales Handeln umfasst verschiedene Ausdrucksformen, beispielsweise Miteinanderteilen, Helfen und Personen in Not trösten“ (Decety et al. 2016).

Im Erwachsenenalter verhindern Stressituationen, empathisch-tröstend auf andere Menschen einzugehen. Wer selbst stressbelastet ist, reagiert beim Anblick fremden Leids mit hoher emotionaler Erregung. Das Stresshormon Cortisol wird freigesetzt. Die Folge ist ein selbstschützendes Verhalten, das tröstendes Handeln unmöglich macht (Decety et al. 2016).

Anders als Kinder reagieren Erwachsene auf fremdes Leiden in „sozialisierter Weise“ (Telzer et al. 2012). Sie haben gelernt, dass sich andere Menschen in soziale Kategorien einteilen lassen. Zugleich haben sie die Normen und Stereotypen ihrer Kultur verinnerlicht (Apfelbaum et al. 2008). Vieles weist darauf hin, dass Menschen von Natur aus „tröstende Wesen“ sind. In der „Sozialisation“ scheint spontanes Trösten jedoch mehr in „kulturell normiertes Verhalten“ überzugehen.

Die Ethik des Tröstens

„Menschen haben ein grundsätzliches Bedürfnis eine gemeinsam geteilte Wirklichkeit mit anderen zu erleben“ (Echterhoff et al. 2009, 496). Dies gilt ganz besonders in Situationen des Leidens und Verlustes.

In einer individualistischen und rationalen Kultur gelten „Selbstbewältigung“, „Trauerarbeit“ und „Resilienz“ als wertvoll (Foessel 2015). In gemeinschaftsorientierten („soziozentrierten“) Kulturen zeigt sich jedoch ein anderes Bild (Harris 2008). Nicht das private „Bewältigen“ und „Rationalisieren“ steht dort im Vordergrund, sondern das heilende Eingebettetsein in die Gemeinschaft. Wer Verlust oder Leid erlebt, soll den Trost der Gemeinschaft erhalten (Foessel 2015). Es geht darum, dass der leidende Mensch soziale „Antwortlichkeit“ erlebt: „Geteilte Wirklichkeit“ im Leiden ist das Ziel (Shteynberg 2018).

Wie ein Blick in die neurobiologische Forschung zeigt, wirkt soziale Zuwendung in Verlust- und Grenzsituationen persönlichkeitsstärkend und sicherheitsgebend. Die Anwesenheit eines anderen Menschen wirkt auf das Gehirn wie ein „Sicherheitssignal“ (Eisenberger 2011). Beispielsweise sinkt dann die Schmerzempfindlichkeit und die Aktivität angstbezogener Gehirngebiete lässt nach (Eisenberger 2011). Soziale Zuwendung ist ein *natürlicher* Schutz vor Schmerz und Leiden.

Die „verborgene“ Kultur des Tröstens kann im Kontext von Palliative Care wichtig sein. Es ist eine Kultur, die Leiden und Verlust, Vergänglichkeit und Tod in die soziale Zuwendung aufnimmt. Es geht darum, das persönlich *Unerträgliche* miteinander zu durchleben und dadurch *erträglich* zu machen (Redfield

1992). Palliative Care kann die Wegbereiterin einer solchen Kultur des gemeinsam geteilten Leidens sein (Nyholm & Koskinen 2015). Gemeinsam geteiltes Leiden ist „das Verbindende der menschlichen Subjektivität“ und somit das „höchste ethische Prinzip“ (Levinas 1993).

Literatur

Fœssel, M. (2017). *Le temps de la consolation.* Paris: Points. Norberg, A., Bergsten, M. & Lundman, B. (2001). A model of consolation. *Nursing Ethics, 8*(6), 544–53.

Söderberg, A., Gilje, F. & Norberg, A. (1999). Transforming desolation into consolation: The meaning of being in situations of ethical difficulty in intensive care. *Nursing Ethics, 6*(5), 357–73.

Weiterführende Literatur

Apfelbaum, E. & Shteynberg, G. (2013). The power of shared experience simultaneous observation with similar others facilitates social learning. *Social Psychological and Personality Science, 4*, 738–744.

Bakhtin, M. (1986). *Speech genres and other late essays.* University of Texas Press

Bollas, C. (2012). *Catch them before they fall: The psychoanalysis of breakdown.* Routledge.

Cruwys, T., Haslam, K, Dingle, G. (2014). Depression and social identity: An integrative review. *Personality and Social Psychology Review, 18*(3), 215–238.

Davidov, M., Zahn-Waxler, C., Roth-Hanania, R. & Knafo, A. (2013). Concern for others in the first year of life: Theory, evidence, and avenues for research. *Child Development Perspectives, 7*(2), 126–131.

Decety, J., Bartal, I., Uzefovsky, F. & Knafo-Noam, A. (2016). Empathy as a driver of prosocial behaviour: Highly conserved neurobehavioural mechanisms across species. *Philosophical Transactions of the Royal Society B: Biological Sciences.* 371. 20150077. 10.1098/rstb.2015.0077.

Harris, D. (2009). The paradox of expressing speechless terror: Ritual liminality in the creative arts therapics' treatment of posttraumatic distress. *The Arts in Psychotherpy, 32*(2), 94104

Echterhoff, G., Higgins, E. & Levine, J. (2009). Shared reality: Experiencing commonality with others' inner states about the world. *Perspectives on Psychological Sciences, 4*(5), 496–521.

Eisenberger, N. (2011). Why rejection hurts: What social neuroscience has revealed about the brain's response to social rejection. In J. Decety & J. T. Cacioppo (Eds.), *The Oxford Handbook of Social Neuroscience* (pp. 586–598). Oxford University Press.

Foessel, M. (2017). *Le temps de la consolation.* Points.

Levinas, E. (1987). *Humanisme de l`autre homme.* Fata Morgana.

Levinas, E. (1993). *Totalité et infini. Essai sur l'extériorité.* Livre de Poche.

Norberg, A., Bergsten, M. & Lundman, B. (2001). A model of consolation. *Nursing Ethics, 8*(6), 544–553.

Nyholm, L. & Koskinen, C. (2017). Understanding and safeguarding patient dignity in intensive care. *Nursing Ethics, 24*(4), 408–418.

Sachsse, U. (2018). *Traumazentrierte Psychotherapie.* Schattauer.

Söderberg, A., Gilje, F. & Norberg, A. (1999). Transforming desolation into consolation: The meaning of being in situations of ethical difficulty in intensive care. *Nursing Ethics, 6*(5), 357–373.

Shteynberg, G. (2018) A Collective Perspective: Shared Attention and the Mind. *Current Opinion in Psychology, 23*, 93–97.

Shteynberg, G., Hirsh, J,, Apfelbaum, E., Larsen J. Galinsky, A. & Roese, N. (2014). Feeling more together: Group attention intensifies emotion. *Emotion, 14*, 1102–1114.

Talseth, A., Gilje, F. & Norberg, A. (2003). Struggling to become ready for consolation: experiences of suicidal patients. *Nursing Ethics, 10*(6), 614–623.

* Aktualisierte Fassung von: Staudacher, D. (2020). «Es ist ein Geschenk getröstet zu werden». Trösten als ethisches Geschehen im Kontext von Palliative Care. *NOVAcura, 3*, 1–3.

„In Tränen aufgelöst ..."

Zur physiologischen und sozialen Funktion des Weinens aus Ausdruckssprache des Menschen

*Diana Staudacher**

> *„Menschen beginnen zu weinen, wenn sozialer Schmerz die Grenze des Erträglichen erreicht. Tränen sind Zeichen seelischer Verletzung und Erschütterung. Häufig weinen Menschen „im Verborgenen" Der „weinende Mensch" im sozialen Schmerz benötigt ebenso viel Aufmerksamkeit wie eine Person, die körperlich leidet.*

Die ganze Last des inneren Schmerzes und der Seele" wird sichtbar, wenn ein Mensch weint (Lichtenberg 1775). Tränen sind „Worte", die Menschen nicht mehr äußern können, weil sie „im Innersten erschüttert", „zuinnerst bewegt", „bis ins Innerste berührt" oder „vollkommen ergriffen" sind (Menninghaus et al. 2015). „Weinen – das bedeutet immer, das Unsagbare sagbar machen" (Chrétien 2014).

Tränen sind Ausdruck der Erschütterung des „innersten Selbst" – „ausgelöst durch Emotionen von äußerster Intensität" (Vingerhoets & Cornelius 2001). Weinen ist stets in ein Beziehungsgeschehen eingebettet (Millingst et al. 2016). Menschen beginnen zu weinen, wenn sich ein lebenstragendes Beziehungsgeschehen auf einmal verändert – und zwar so stark, dass die Unversehrtheit des „innersten Selbst" gefährdet ist: „Im Zentrum einer jeden Person ist ein unerreichbarer Kern – er ist unantastbar und muss unbedingt bewahrt bleiben" (Winnicott 1963). Tränen machen sichtbar, dass dieser „unerreichbare Kern" berührt, erschüttert oder verletzt wurde. Weinen ist ein Zeichen für die Verwundung der Persönlichkeit.

Menschen weinen, wenn etwas zerbricht, das *ein Teil ihres „innersten Selbst"* ist (Zickfeld et al. 2017). Sie sind „in Tränen aufgelöst", wenn sie etwas verlieren, mit dem sie sich *identifiziert* haben: Zwischen Ich und Anderem besteht keine Grenze mehr. Beide sind miteinander verschmolzen. Der Verlust des Anderen ist dann ein Selbstverlust.

Menschen können auch „vor Glück" weinen: Etwas hat sich erfüllt, in das sie „ihre gesamte Persönlichkeit hineingegeben" haben. Sie erkennen ihre eigenen

Emotionen, Sehnsüchte, Wünsche und Werte im Spiegel des Anderen. So können sie mit dem Anderen verschmelzen und sind erfüllt „von Glück“ (Zickfeld et al. 2017). Tränen sind eine „starke biologische Reaktion“ (Bellieni 2019). Sie entstehen durch extreme „Intensivierung“ des Fühlens (Zickfeld et al. 2017). Tränen „brechen hervor“, wenn der sympathische Zweig des Nervensystems die Grenze der Belastbarkeit erreicht (Gračanin et al. 2018). Sobald Tränen abströmen, verändert sich der physiologische Zustand. Langsam beginnt der Übergang von extremer Anspannung (Sympathikus) in beruhigende Entspannung (Parasympathicus) (Rottenberg et al. 2008).

Tränen zeigen eine energetische Grenze an: Der Organismus hat alle Ressourcen des „aktiven Copings“ ausgeschöpft (Gračanin et al. 2018). Deshalb muss er jetzt zu „passivem Coping“ Zuflucht nehmen. „Passives Coping“ beruht auf dem sozialen Unterstützungssystem (Sachsse 2018).

Das Gesicht eines weinenden Menschen hat soziale Signalwirkung (Hasson et al. 2008). Es löst in der wahrnehmenden Person Mitempfinden aus und aktiviert Gehirngebiete für helfendes Handeln (Decety et al. 2010). So entsteht ein „spezifisches Empfinden der Nähe und der emphatischen Sorge (empathic concern). „[...] Wir identifizieren uns mit der leidenden Person. Vielleicht fühlen wir, dass auch wir in eine solche Situation geraten könnten. Oder wir spüren, dass das Leiden ein Aspekt unseres Menschseins ist, das wir alle miteinander teilen. Eine starke Intensivierung des Gemeinschaftsgefühls entsteht“ (Zickfeld 2017). Der „soziale Sinn“ des Weinens ist mitmenschliche Zuwendung. Sie schützt den weinenden Menschen in einer Situation emotionaler Erschöpfung.

Ein „stiller“ Schrei nach Zuwendung

Als biologischer Ursprung des Weinens gelten „Distress Vocalisations“ in frühester Kindheit (Vingerhoeds & Bylsma 2016). Diese Hilferufe sind Teil des „Panik-Systems“. Es wird aktiv beim Verlust sozialer Nähe. Das Rufen bewirkt eine starke Kontraktion der Augenmuskulatur. Dadurch werden die Tränendrüsen stimuliert und sondern Flüssigkeit ab (Gračanin 2019). „Distress Vocalisations“ lassen sich als „akustische Nabelschnur“ bezeichnen (Ostwald 1972). Die Hilferufe lösen bei Bezugspersonen reflexartige Zuwendung aus. Halten, Tragen und Körperkontakt stellen die verlorene soziale Nähe wieder her. Diese „akustische“ Form des Weinens „war ursprünglich eine Frage von Leben und Tod. Solange ein Kind sich noch nicht selbst helfen konnte, vermittelte Weinen die Bedürftigkeit des Kindes und rief sorgendes Verhalten hervor“ (Gračanin et al. 2018). „Distress Vocalisations“ reichen zurück bis zu den Anfängen der menschlichen Entwicklungsgeschichte. Während 200 Millionen Jahren haben sie sich zum Schutz des Überlebens tief ins Nervensystem eingeprägt (Bornstein et al. 2017).

Im dritten bis vierten Lebensjahr verliert das Rufen seine biologische Notwendigkeit. Kinder können sich nun selbständig bewegen und von sich aus soziale Nähe herstellen. Dadurch „reicht eine *rein visuelle* Variante des Weinens aus. Der stimmliche Anteil geht verloren“ (Gračanin et al. 2018). Das Gesicht mit tränenerfüllten Augen wird dadurch zum zentralen biologischen Signal: „Das Gesicht vermittelt ein breites Spektrum an nonverbalen Informationen. Tränen in den Augen tragen dazu bei, den seelischen Zustand eines Menschen zu erfassen und den Grad seiner emotionalen Betroffenheit zu erkennen“ (Gračanin et al. 2018). Wie Studien zeigen, sind Tränen unverzichtbar, um die seelische Not eines Menschen wahrzunehmen. Sind Tränen auf Fotos wegretouchiert, fällt es schwer, den psychischen Schmerz einer Person sicher zu erfassen (Gračanin et al. 2018). Die biologische „Entwicklungsgeschichte“ des Weinens zeigt einen zentralen Zusammenhang auf: Tränen sind eine Funktion des angeborenen Bindungssystems. Sie dienen dazu, lebensnotwendige soziale Nähe zu sichern. Bindung ist das zentrale Lebensbedürfnis des Menschen: Mitmenschliche Nähe, Wärme, Körperkontakt und Berührung beruhigen das Paniksystem. Bei sozialer Nähe setzt das Gehirn Endoopioide frei – körpereigene „Beruhigungsmittel“, die das Empfinden von Angst und Schmerz verringern. Bis heute ist Weinen ein „Ruf“ nach menschlicher Nähe, um sozialen Schmerz zu lindern (Hasson et al. 2008).

Physiologie des Weinens

„Das menschlichste und universellste Heilmittel ist das Weinen“ (Menninger et al. 1964). Seit Jahrtausenden schreiben Menschen dem Weinen eine „entlastende“, „reinigende“ Wirkung zu. Weinen gilt als „angeborener Heilungsmechanismus“ (Solter 1995). In unterschiedlichsten Kulturen bestätigen Menschen, dass sie sich „nach dem Weinen besser fühlen“ (Cornelius 2001). Worauf beruht diese „therapeutische“ Wirkung? Unmittelbar vor Beginn des Weinens zeigen Menschen eine erhöhte Herzfrequenz und einen massiv gesteigerten Sympatikotonus. Dies sind Zeichen starker psychophysischer Aktivierung („peak emotion“). Sobald das Weinen einsetzt, beginnt ein Wechsel vom sympathischen zum parasympathischen Zustand. Aus Anspannung wir Entspannung. Dies deutet an, dass Weinen in physiologischer Hinsicht (Bylsma 2019):

- Teil eines Homöostase-Prozesses ist, um das biologische Gleichgewicht zu erhalten
- der physiologischen Regulation dient

- einen Schutzmechanismus in Stresssituationen darstellt[1].

Somit ist Weinen ein lebenserhaltender Regulationsprozess. Dies steht im Kontrast zu der Ansicht, Weinen sei „ein Versagen der Emotionsregulation“ (Gross, 2013).

„Leiden, das sich nicht in Tränen äußern kann, wird bald andere Organe zum Weinen bringen“, vermutete der Psychiater Henry Maudsley (1835–1918). Studien bestätigen diese These. Den Ausdruck von Gefühlen zurückzuhalten, „stellt ein Risiko für die körperliche und seelische Gesundheit dar“ (Patel 2019). „Repression of emotion“ – das willentliche Zurückhalten des Emotionsausdrucks – setzt den Körper einer dauerhaften Anspannung aus. Homöostase Prozesse kommen zum Erliegen. Steigender Blutdruck, kardiovaskuläre Erkrankungen, ein beeinträchtigtes Immunsystem, erhöhte Anfälligkeit für onkologische Erkrankungen und Depression sind die Folge (Chapman 2013; Larsen et al.; Cote 2005). Wie Menschen Emotionen regulieren, hat entscheidende Folgen für die Gesundheit. Als Indikator eines langen, gesunden Lebens ist der Umgang mit Emotionen aussagekräftiger als Faktoren wie körperliche Aktivität und Essverhalten (Patel, 2019). Diese Erkenntnisse verdienen Beachtung in einem Kulturkreis der „beherrschten“ Emotionen. Wie eng Emotionsausdruck, soziale Nähe und Gesundheit miteinander verbunden sind, ist bisher noch zu wenig im öffentlichen Bewusstsein (Coan & Maresh 2014).

Gefahren der Ich-Erschöpfung

Emotionen ständig unter Kontrolle zu halten, kostet den Organismus enorme Mengen an Energie (Coan & Maresh 2014). Selbstregulation ist nicht unbegrenzt möglich. Es ist nur eine Frage der Zeit, bis ein Zustand der „Ich-Erschöpfung“ eintritt. Das menschliche Gehirn ist nicht auf dauerhafte Selbstregulation ausgerichtet (Coan & Maresh 2014). Es setzt als Basiszustand soziale Nähe voraus. Das Erleben von Nähe entlastet den Organismus von ständiger Wachsamkeit und anhaltenden Kontrollprozessen. Soziale Nähe ermöglicht das physikalische Phänomen des „Load-sharing“ (Lastenverteilung) (Hasselmo et al. 2012).

„Loadsharing“ beruht auf Bezogenheit und „geschieht, wenn ein Mensch einem anderen beisteht – und zwar so, als wäre dieser Andere er selbst. Dabei kann es sich um Wachsamkeit für den Anderen handeln oder um Beistand. Dadurch

[1] Dem „Abwischen“ der Tränen kommt ebenfalls eine „therapeutische“ Wirkung zu. Durch sanftes Berühren der Gesichtshaut beim Abwischen der Tränen setzt das Gehirn Endorphine frei, die einen beruhigenden Massageeffekt auslösen (Field 2014; Morhenn et al. 2012).

wird die Umwelt weniger bedrohlich“ (Hasselmo et al. 2014). Soziale Nähe wirkt der „Ich-Erschöpfung“ entgegen. Sie ermöglicht, wertvolle Energie zu bewahren oder wiederaufzubauen. In diesem Sinn ist Weinen ein Übergang von der *internen* emotionalen Selbstregulation zur *externen* Regulation durch soziale Nähe. Dies ist ein Schutz, um den Organismus zu entlasten. Weinen ist somit kein Zeichen der Schwäche. Es ist eine lebensbewahrende Schutzreaktion. Aus biologischer Sicht tritt Schwäche bei permanenter, erzwungener Selbstkontrolle ein. Das Phänomen des Weinens zeigt, wie zentral soziale Nähe für den Organismus ist. Nähe ermöglicht Schonung und Schutz bei drohender Erschöpfung. Weinen erinnert daran, dass in der Biologie andere Maßstäbe gelten. Das Individuum ist kein Maßstab. Lebensprozesse setzen immer Beziehung voraus – ein Ökosystem, um seelisch und körperlich überleben zu können (Hasselmo et al. 2014).

„Hör auf zu weinen!“:

Die Folgen emotionaler Gewalt

„Hör auf zu weinen!“, ist ein Befehl, den Menschen in ihrer Kindheit häufig hören (Pauw et al. 2019). Dieser Satz klingt ein Leben lang nach. Menschen schämen sich dafür, zu weinen und Emotionen zu zeigen. Von Kindheit an sollen leidvolle Gefühle und Erfahrungen *„beherrscht“* und *„zum Schweigen gebracht“* werden (Gruen 2009). Dies ist eine Form der emotionalen *Gewalt*. Sie richtet sie sich gegen alles, „was dem Menschen eigen ist und ihn als Individuum ausmacht. Dies verhindert die Entfaltung eines eigenen Selbst und dadurch die Entwicklung wahrer Selbstbestimmung und Verantwortung. Die Anerkennung für die eigene Individualität wird dadurch verneint“ (Gruen 2009). Wer versucht, die eigenen Emotionen zu beherrschen, wird oft auch danach streben, andere Menschen zu beherrschen. Zugleich verliert er das, was seine Menschlichkeit ausmacht – seine Fähigkeit, mitzufühlen. Unmenschlichkeit wird oft gleichgesetzt mit Gewalt und Grausamkeit. Doch Unmenschlichkeit beginnt „im Verborgenen“ – wenn Menschen unempfindlich und gleichgültig gegenüber Mitmenschen werden (Gruen 1997). Weinen galt jahrhundertelang als Zeichen der Menschlichkeit (Chrétien 2014). Menschsein bedeutet, Schmerz zu empfinden und verwundbar zu sein. Der weinende Mensch im sozialen Schmerz hat in der Forschungsliteratur wenig Aufmerksamkeit erhalten. Im Vordergrund stand stets der körperliche Schmerz. Fühlen, Trauern und Leiden gelten weitgehend als „Privatsache“. Diese Privatisierung ist gefährlich. Menschen werden alleingelassen mit etwas, das sie gemeinsam miteinander teilen sollten.

„Loadsharing“ begrenzt sich oft auf den familiären Kreis. Dies führt zur Erschöpfung der Familiensysteme. Kultur und Gesellschaft sind ursprünglich entstanden, um Verletzlichkeit und Leiden gemeinsam zu tragen (Bauman, 2003). Deshalb ist „Loadsharing“ ein öffentlicher, *politischer* und *kultureller* Auftrag.

Heilsame soziale Nähe

„Das Bedürfnis nach Gemeinschaft“ ist zentral für das Phänomen des Weinens. Das Miteinanderteilen einer verletzlichen Situation wirkt verbindend. Zwischen dem weinenden Menschen und seinem Gegenüber kann „ein soziales Band entstehen“ (Gamiel 2017). Wer einen leidenden Menschen sieht, aktiviert dieselben Gehirngebiete, als *wäre er selbst* von Leiden betroffen. Das System der „Spiegelneuronen“ ermöglicht, im eigenen Körper zu fühlen, was in einem anderen Menschen vor sich geht (Betti & Agliotti 2016). „Soziale Beziehungen setzen voraus, dass Menschen innerlich nachvollziehen können, was ein anderer Mensch momentan empfindet. Die Fähigkeit, das emotionale Erleben eines anderen in sich selbst nachzufühlen, ist mit prosozialem Verhalten verbunden“ (Eisenberg & Morris 2001). Durch Identifikation wird fassbar, was für den weinenden Menschen momentan hilfreich wäre (Becker et al. 2017). Die Resonanz des Fühlens überbrückt die bisherige Kluft zwischen Ich und Anderem (Kesner & Horacek 2017). Wer die Situation des Anderen in sich selbst nachempfinden kann, ist in der Lage, helfend zu handeln – auch gegenüber fremden und unbekannten Personen (Batson et al. 2003). Grundlegend für helfendes Handeln ist die Fähigkeit, den Körper des weinenden Menschen *wie eine Sprache* zu verstehen. Ein solches Modell haben Pia Kontos und Garry Nagle für die Ethik der Pflege beschrieben (Kontos & Nagle 2006):

- Der Körper ist Ausdruck des Personseins. Somit kann das Personsein nie verloren gehen – auch nicht bei kognitiver oder sprachlicher Beeinträchtigung.
- Der Körper spricht: Die Beobachtung des Körperausdrucks ist leitend.
- Gelingt es, die körperliche Erfahrung und die psychische Empfindung des betroffenen Menschen in sich selbst nachzuempfinden und sie sich innerlich zu vergegenwärtigen? Diese Vorstellungs- und Einfühlungskraft kann verbindend wirken, emotionale Nähe ermöglichen und „Loadsharing“ eröffnen.
- Die Fähigkeit, sich selbst von der betroffenen Person erschüttern zu lassen und sich in der betroffenen Person wiederzuerkennen, ermöglicht das Miteinanderteilen einer leidvollen Situation (Kontos & Nagle 2006).

Dies sind Prinzipien einer Ethik, die auf der *Verletzlichkeit* des Körpers und der Psyche beruhen. Es geht um *Sensibilität für die Verletzbarkeit* eines Menschen: Handle so, dass Du keine seelische oder körperliche Verletzung zufügst! Erkenne die „Verletzungsverhältnisse“, in denen ein Mensch lebt (Straub 2010)! Leitend für diese Ethik ist das Wachsamsein für die Sprache des Körpers – und des Gesichts: „Auf das Gesicht zu reagieren, seine Bedeutung zu verstehen – das heißt, wach zu sein für das, was an einem Leben gefährdet ist. Es bedeutet wach zu sein für die Gefährdetheit des Lebens an sich“ (Butler 2016).

Literatur

Bylsma, L., Gracanin, A. & Vingerhoets, A. (2019). The neurobiology of human crying. *Clinical Autonomic Research*, *29*, 63–73.

Gračanin, A., Bylsma, L. & Vingerhoets, A. (2018). Why only humans shed emotional tears: evolutionary and cultural perspectives. *Human Nature*, https ://doi.org/10.1007/s12110-018-9312-8

Rottenberg, J., Bylsma, L. & Vingerhoets, A. (2008). Is crying beneficial? (2008). *Psychology Faculty Publications*, 1816, https:// scholarcommons.usf.edu/psy_facpub/1816

Weiterführende Literatur

Batson, C., Lishner, D., Carpenter, A., Dulin, L., Harjusola-Webb, S., Stocks, E., Gale, S., Hassan, O., Sampat, B. (2003). "As you would have them do unto you": Does imagining yourself in the other's place stimulate moral action? *Personality & Social Psychology Bulletin*, *29*(9),119–201.

Becker, W., Conroy, S., Djurdjevic, E., & Gross, M. (2018). Crying Is in the Eyes of the Beholder: An Attribution Theory Framework of Crying at Work. *Emotion Review*, *10*(2), 125–137.

Betti, V. & Aglioti, S. (2016). Dynamic construction of the neural networks underpinning empathy for pain. *Neuroscience and Biobehavioral Review*, 63, 191–206.

Bellieni, C. (2017). Meaning and importance of weeping. *New Ideas in Psychology*, *47*, 72–76.

Bornstein, M., Putnick, D., Rigo, P., Venuti, P. (2016). Neurobiology of culturally common maternal responses to infant cry. *PNAS*, *114*(45), 9465–9473.

Butler, J. (2016). *Precarious Life*. Verso Books.

Bylsma, L., Gračanin, A. & Vingerhoets, A. (2019). The neurobiology of human crying. *Clinical Autonomic Research*, 29, 63–73.

Chrétien, J.-L. (2004). *Promesses furtives*. Minuit.

Coan, J. & Maresh, E. (2014). Social baseline theory and the social regulation of emotion. In J. J. Gross (Ed.), *Handbook of emotion regulation* (pp. 221–236). The Guilford Press.

Cornelius, R. (2001). Crying and catharsis. In A. Vingerhoets, R. Cornelius (eds.), *Adult crying: A biopsychosocial approach* (pp.199–212) Hove: Brunner-Routledge.

Cote, L. & Bornstein, M. (2005). Child and mother play in cultures of origin, acculturating cultures, and cultures of destination. *International Journal of Behavioral Development, 29*(6), 479–488.

Decety J. (2010). The neurodevelopment of empathy in humans. *Developmental Neuroscience, 32*(4), 257–267.

Eisenberg, N. & Morris, A. (2001). The origins and social significance of empathy-related responding: A review of empathy and moral development: Implications for caring and justice by M. L. Hoffman. *Social Justice Research, 14*(1), 95–120.

Gamliel, T. (2017). "She who mourns will cry": Emotion and expertise in Yemeni-Israeli wailing. *Journal of Anthropological Research, 66*, 485–503.

Gračanin, A., Bylsma, L. & Vingerhoets, A. (2018). Why only humans shed emotional tears: evolutionary and cultural perspectives. *Human Nature*, 29, 104–133.

Gross, J. (2013). The emerging field of emotion regulation: an integrative review. *Review of General Psychology, 2*, 271–299.

Gross, J. & John, O. (2003). Individual differences in two emotion regulation processes: implications for affect, relationships, and well-being. Journal of Personality and Social Psychology, 85, 348–362.

Millingst, A., Hepper, E., Hart, C., Swift, L. & Row, A. (2016). Holding back the tears: Individual differences in adult crying proneness reflect attachment orientation and attitudes to crying. *Frontiers of Psychology, 6*(7), 1003.

Ostwald, P. (1972). The sounds of infancy. *Developmental Medicine and Child Neurology, 14*, 350–361.

Patel, J. & Patel, P. (2019). Consequences of repression of emotion: Physical health and general well-being. *International Journal of Practice and Research, 1*(3), 16–21.

Pauw, L., Sauter, D., van Kleef, G. & Fischer, A. (2019). Stop crying! The impact of situational demands on interpersonal emotion regulation. *Cognition and Emotion, 33*(8), 1587–1598.

Rottenberg, J., Bylsma, L. M., & Vingerhoets, A. J. J. M. (2008). Is Crying Beneficial? *Current Directions in Psychological Science, 17*(6), 400–404.

Sachsse, U. (2018). *Traumazentrierte Psychotherapie.* Schattauer.

Soltis, J. (2004). The signal functions of early infant crying. *Behavioral and Brain Sciences, 27*, 443–490.

Straub, J. (2014). Verletzungsverhältnisse. Erlebnisgründe, unbewusste Tradierungen und Gewalt in der sozialen Praxis. *Zeitschrift für Pädagogik, 60*(1), 74–95.

Vingerhoets, A. & Bylsma, L. (2016). The riddle of human emotional crying: A challenge for emotion researchers. *Emotion Review, 8*(3), 207–217.

Vingerhoets, A., Van de Ven, Y., Van der Velden, J. (2016). The social impact of emotional tears. *Motivation and Emotion, 40*(3), 455–463.

Winnicott, D. W. (1963). Communicating and Not Communicating Leading to a Study of Certain Opposites, in L.Caldwell & H. Taylor Robinson (eds), *The Collected Works of D. W. Winnicott: Volume 6, 1960–1963.* Oxford Academic.

Zickfeld, J., Schubert, T., Seibt, B., & Fiske, A. (2017). Empathic concern is part of a more general communal emotion. *Frontiers in Psychology, 8*(723), 1–16.

* Aktualisierte Fassung von: Staudacher, D. (2020). «In Tränen aufgelöst». Zur physiologischen und sozialen Funktion des Weinens als Ausdruckssprache des Menschen *NOVAcura, 7*, 1–4.

Nachwort zur deutschsprachigen Ausgabe

Am Ende des Lebens vollzieht sich ein Wandel in der zwischenmenschlichen Kommunikation – das zeigt Janet Dunphy mit ihrem Buch auf eindrückliche Weise. Vieles, was wichtig erschien, worüber es Wochen oder Monate zuvor noch einen Bedarf des Redens gegeben hätte, wird plötzlich nichtig und klein. Ganz im Sinne Reinhard Meys. Zu Reden braucht es nicht mehr viel. Die Kommunikation verlagert sich vielmehr auf eine andere Ebene. Gefühle, Momente, Berührungen werden immer wichtiger und reichen aus, um zu zeigen, dass man da ist, um das Unbegreifliche, das kommen wird, allmählich in Empfang zu nehmen. Als meine Mutter im Sterben lag, redeten wir anfangs noch viel, über dies und das. Wir plauderten geradezu, obwohl wir beide wussten, dass sie nicht mehr lange zu leben hätte. Dann ließ der Drang des Plauderns irgendwann nach, als der Tod näher rückte und die körperlichen Symptome stärker wurden. Dann sagte ich irgendwann zu ihr, „ich habe dich lieb", und sie zu mir „ich dich auch." Das war sehr schön, und war an Worten im Prinzip mehr, als es in diesem so schmerzhaften Moment bedurft hätte. Dennoch werde ich das immer bei mir tragen.

Janet Dunphy zeigt durch ihre Erfahrung in der Palliativpflege, dass man die professionelle Kommunikation mit Sterbenden erlernen kann. Oftmals gelingt genau das den Beschäftigten im Gesundheitswesen nicht! Viel zu oft werden Patienten wie Fälle und nicht wie Menschen behandelt. Eigentlich sollten alle Beteiligten, seien es Ärzte, Pflegende oder Angehörige anderer Berufsgruppen, regelmäßig an Schulungen zum Umgang mit Sterbenden teilnehmen – das geschieht leider viel zu selten. Dunphy geht sensibel und empathisch auf die Bedürfnisse sterbender Menschen und deren Angehörigen ein. Sie gibt Antworten auf Fragen, die man sich bei einer tödlichen Diagnose wie Krebs stellen mag, so lange man es noch vermag. Und sie sagt, dass in Grunde alles, was dann geschieht völlig in Ordnung ist. Ihr Buch steht einer leider allzu oft vorherrschenden Empathielosigkeit entgegen. An einer Stelle im Buch heißt es: „Eine Körperhaltung, die Offenheit signalisiert, eine ruhige Stimme und ein freundliches Gesicht sagen mehr als Worte es je sagen könnten." Mit solchen Tipps führt einen dieses Buch ganz direkt und unkompliziert an den richtigen Umgang mit Betroffenen heran. Auch ist schnell zu sehen, dass nicht jeder oder jede dazu in der Lage ist, eine solche Haltung einzunehmen. Dann muss man offen und ehrlich mit sich selbst klären, ob die Palliativversorgung das richtige

Arbeitsumfeld ist. Die zahlreichen Praxisbeispiele im Buch vermitteln einen Eindruck davon, wie schwer es sein kann als Angehöriger, Patient oder Pflegender in der Situation des Sterbens richtig zu handeln. Im Regelfall hat man sich ja auf diesen Moment nicht vorbereiten können. Umso schöner ist es, dass man beim Lesen das Gefühl hat, immer eine Lösung bereitgelegt zu bekommen. Dieser lösungsorientierte Ansatz schafft eine gewisse Leichtigkeit. Der Umfang des Buches ist sehr gut zu bewältigen, man wird in keinster Weise erschlagen, sondern stößt vielmehr sehr schnell auf die für einen relevanten Inhalte und kann sich schon bald einen Begriff vom professionellen Umgang mit Sterbenden machen.

Pflegende müssen bei ihrer Arbeit in kürzester Zeit Beziehungen aufbauen, und die andere Person einschätzen können, da sie ansonsten ihrer Arbeit nicht gerecht werden. Wenn es ihnen in der Begegnung mit Sterbenden nicht gelingt, Beziehungsarbeit zu leisten, stehen sie vor einem größeren Problem, denn immer wird es Menschen geben, die sie in ihren letzten Tagen begleiten dürfen. Meine Mutter war im Krankenhaus eine sehr offene Patientin, sie sagte ganz klar, was sie brauchte, sie war ruhig und freundlich. Einige der Pflegenden und Ärzte konnten das in ihrer Arbeit aufgreifen, anderen gelang es überhaupt nicht. Sie arbeiteten nach Schema F und waren ganz offensichtlich nicht bereit, ihre Patientin in ihrer Situation wahrzunehmen. Das machte uns große Angst und wir wollten so schnell wie möglich fort von dort. Es gelang uns auch, und meine Mutter konnte friedlich zuhause sterben, unterstützt von einem spezialisierten ambulanten Palliativpflegeteam, die immer wussten, was zu tun war. Pflegefachpersonen, die besser ausgebildet sind, die vielleicht auch eine Spezialisierung in Palliative Care haben, machen solche Fehler nicht!

Janet Dunphy legt mit ihrem Buch dar, welche Skills Pflegende brauchen, um im Alltag zu überstehen. Selbstvertrauen und Reflektiertheit sind dabei zwei sehr wichtige Eigenschaften. Es ist zu befürchten, dass auch beim Assessment häufig Fehler gemacht werden. Daher ist die Kenntnis der richtigen Assessment-Instrumente so wichtig, um Arbeit zu erleichtern, und um die richtigen Fragen stellen zu können.

Vor allem aber ist es schön, dass dieses Buch einen lehrt, dass in der palliativen Versorgung Menschen mit Menschen zusammenkommen und alle für sich auch diese Menschen bleiben sollen. Pflegende dürfen weinen und lachen und ebenso dürfen es die Sterbenden und deren Angehörige. Gute pflegerische Arbeit kann hier anknüpfen und Brücken schaffen, damit sich keiner in seinen letzten Stunden verloren und verlassen fühlt. Wäre meine Mutter damals im Krankenhaus alleine gewesen – wäre an Kommunikation sicherlich vieles verloren gegangen. Doch viele haben nicht das Glück, Angehörige zu haben, die die Kommunikation für sie übernehmen können. Von denjenigen, die in der

Pandemie alleine sterben mussten, ganz zu schweigen. Die Professionalität der Pflegenden war hier noch einmal vor ganz besondere Herausforderungen gestellt. Janet Dunphys „Kommunikation mit Sterbenden“ leistet einen wertvollen Beitrag dazu, die palliative Versorgung zu stärken. „Einander verstehen, erfordert Kommunikation“ heißt es in einem Zitat und dies gelingt mit dem vorliegenden Praxisleitfaden gezielt, durchdacht und planvoll, sodass sich schließlich eine würdevolle Versorgung am Lebensende daraus entwickeln kann.

Stuttgart im Februar 2023
Swantje Kubillus

Über die Autorin

Janet Dunphy machte 1980 ihr Examen als Pflegefachperson. Sie hat über 25 Jahre als spezialisierte Pflegefachperson in der Palliativpflege gearbeitet, geforscht und gelehrt.

Ihre klinischen Erfahrungen sammelte sie im staatlichen Gesundheitsdienst sowie im ehrenamtlichen Bereich, und sie war im Krankenhaus und in der Gemeinde tätig.

Janet Dunphy interessiert sich für die zukünftige Arbeit und Ausbildung im Bereich der Palliativpflege; ihre Schwerpunktthemen sind Kommunikation und Ethik.

Über die Herausgeberin

Swantje Kubillus ist Lehrerin für Gesundheit und Pflege in Stuttgart. Nach ihrer Ausbildung zur Pflegefachfrau hat sie Pflegemanagement (B. Sc.), Public Health (M. Sc.) und später Germanistik und Politik (B. Sc.) studiert. Nach Tätigkeiten an verschiedenen Hochschulen ist sie in den Lehrerberuf gewechselt. Sie arbeitet freiberuflich als Autorin und Publizistin, unter anderem für die Stuttgarter Zeitung.
Kontakt: s.kubillus@freenet.de

Deutschsprachiges Adressen- und Linkverzeichnis

Kontaktadressen und Hilfsorganisationen

Deutschland

Deutsche Gesellschaft für Palliativmedizin
Aachener Str. 5
10713 Berlin
Telefon: +49 030 3010100-0
E-Mail: dgp@dgpalliativmedizin.de
Internet: https://www.dgpalliativmedizin.de

Deutscher Hospiz- und Palliativverband e.V.
Aachener Str. 5
10713 Berlin
Telefon: +49 030 8200758-0
E-Mail: info@dhpv.de
Internet: https://www.dhpv.de

Deutsche Stiftung Patientenschutz
Geschäftsstelle Dortmund
Europaplatz 7
44269 Dortmund
Telefon: +49 0231 7380730
E-Mail: info@stiftung-patientenschutz.de
Internet: https://www.stiftung-patientenschutz.de

Informationsbüro München
Baldestraße 9
80469 München
Telefon: +49 089 2020810
E-Mail: info@stiftung-patientenschutz.de
Internet: https://www.stiftung-patientenschutz.de

Informationsbüro Berlin
Chausseestraße 10
10115 Berlin
Telefon: +49 030 28444840
E-Mail: info@stiftung-patientenschutz.de
Internet: https://www.stiftung-patientenschutz.de

Wegweiser für Hospiz- und Palliativmedizin
Internet: https://www.wegweiser-hospiz-palliativmedizin.de/

Österreich

Österreichische Palliativgesellschaft (OPG)
Währinger Gürtel 18–20
1090 Wien
Telefon: +43 1 40 40 02 75 20
E-Mail: office@palliativ.at
Internet: https://www.palliativ.at/

Hospiz Österreich
Ungargasse 3/1/18
1030 Wien
Tel.: +43 (0)1 803 98 68
E-Mail: catrin.neumueller@hospiz.at
Internet: https://www.hospiz.at

Hospiz- und Palliativführer Österreich
Herausgegeben von der Österreichischen Krebshilfe
Tuchlauben 19/10
1010 Wien
Internet: https://www.hospiz.at/publikationen/hospiz-und-palliativfuehrer/
[Zugriffsdatum: 2. Mai 2023]

Schweiz

Arbeitsgemeinschaft Elisabeth Kübler-Ross
Elektronisches Verzeichnis aller Hospize und Palliativeinrichtungen in der Schweiz
Internet: https://www.hospiz.org

Schweizerische Gesellschaft für Palliative Medizin, Pflege und Begleitung
Kochergasse 6
3011 Bern
Telefon: +41 31 310 02 90
E-Mail: info@palliative.ch
Internet: https://www.palliative.ch/ mit Link zu allen Sektionen

Krebsliga Schweiz
Effingerstr. 40
Postfach
3001 Bern
Telefon: +41 31 389 91 00
E-Mail: helpline@krebsliga.ch
Internet: https://www.krebsliga.ch

Internetadressen

Seminarangebote

https://campus.aau.at/
http://www.mediacon.de
http://www.coentsch.ch/angebot
http://www.krebsliga.ch
http://www.swisshospice.ch
http://www.uni-bremen.de/weiterbildung
http://www.weiterbildung-palliative.ch

Beratung und Patientenverfügung

Deutschland
Broschüren zum Thema Patientenverfügung und Betreuungsrecht.
Erhältlich beim Bundesministerium der Justiz: www.bmj.de
Wegweiser Hospiz und Palliativmedizin:
https://www.wegweiser-hospiz-und-palliativmedizin.de

Österreich
Patientenverfügung: https://www.hospiz.at
Informationen über Hospizeinrichtungen: https://www.caritas.at

Schweiz
Vernetzungen in der Palliative Care: www.coentsch.ch
Palliative Pflege und Betreuung zu hause: www.schrittweise.ch/
Schulung und Beratung in Palliative Care und Hospizarbeit:
https://www.swisshospice.ch

Weiterführende Informationen

Das Informationsnetz für Krebspatienten und Angehörige:
https://www.ccc-netzwerk.de
Deutsches Krebsforschungszentrum, Krebsinformationsdienst:
https://www.krebsinformationsdienst.de
Fachwissen Palliative Care, Firma Braun: www.bbraun.de/
Hospiz und Palliativmedizin Gütersloh: www.hospiz-und-palliativmedizin.de

Informationen zu Palliative Care Schweiz: https://www.palliative.ch
https://www.pallnetz.ch/

Allgemeine Information: https://www.caritas-wien.at/
Arbeitsgemeinschaft hämato-onkologischer Pflegepersonen: https://www.ahop.at/
Dachverband für Hospiz und Palliativeinrichungen: https://www.hospiz.at
Österreichische Palliativgesellschaft: https://www.palliativ.at

Arbeitsgemeinschaft Elisabeth Kübler Koss: https://www.hospiz.org
Europäische Organisation für Palliative Care: https://www.eapcnet.eu

Stand: 4. Mai 2023

Palliative Care im Hogrefe Verlag

Aebi, R. & Mösli, P. (2020). *Interprofessionelle Spiritual Care.* Hogrefe.

Baldwin, M. A. & Woodhouse, J. (2014). *Palliative-Care-Konzepte.* Hogrefe.

Bally, K., Büche, D., Fusi-Schmidhauser, T., Pautex, S. & Vayne-Bossert, P. (Hrsg.). (2021). *Handbuch Palliativmedizin* (4. Aufl.). Hogrefe.

Bergsträsser, E. (2014). *Palliative Care bei Kindern.* Hogrefe.

Berndt-Scholz, O. (2013). *Hypnotherapie bei chronischen Schmerzerkrankungen.* Hogrefe.

Bolton, G. (2013). *Kunst und Kreativität in der Palliative Care.* Huber.

Booth, S. & Bruera, E. (Hrsg.). (2012). *Palliative Care von Menschen mit Hirntumoren und Hirnmetastasen.* Huber.

Brown, E., Chambers, E. J. & Eggelin, C. (2012). *Nephro-Palliative-Care. Praxishandbuch zur palliativen Versorgung von Menschen mit Nierenerkrankungen.* Huber.

Davy, J. & Ellis, S. (2010). *Palliativ pflegen. Sterbende verstehen, beraten und begleiten* (3. Aufl.). Huber.

Dibelius, O., Offermanns, P. & Schmidt, S. (Hrsg.). (2016). *Palliative Care für Menschen mit Demenz.* Hogrefe.

Döbrich, R. (2023). *Chronische Schmerzen – ein gutes Leben jetzt erst recht.* Hogrefe.

Dunphy, J. (2024). *Kommunikation mit Sterbenden. Praxishandbuch zur Palliative Care-Kommunikation* (3. Aufl.). Hogrefe.

Durigon, M. & Guénanten, M. (2013). *Thanatopraxie. Praxishandbuch für Thanatopraktiker und Bestatter.* Huber.

Eychmüller, S. (2019). *Palliativmedizin Essentials* (2. Aufl.). Hogrefe.

Gerhard, C. (2011). *Neuro-Palliative Care. Interdisziplinäres Praxishandbuch zur palliativen Versorgung von Menschen mit neurologischen Erkrankungen.* Huber.

Gerhard, C. (2017). *Palliativdienst. Handbuch zur Integration palliativer Kultur und Praxis im Krankenhaus.* Hogrefe.

Fischer, T. (2012). *Schmerzeinschätzung bei Menschen mit schwerer Demenz (BISAD).* Huber.

Fringer, A. (Hrsg.). (2016). *Palliative Versorgung in der Langzeitpflege. Entwicklungen, Möglichkeiten und Qualität.* Hogrefe.

Galgut, C. (2022). *Cancer Survivorship. Wie man Krebserkrankungen überleben und die Langzeitfolgen bewältigen kann.* Hogrefe.

Gnass, I. & Sirsch, I. (2023). *Die Komplexität des Schmerzes.* Hogrefe.

Heimerl, K & Millius, S. (2023). *Total Pain in der Palliativen Geriatrie.* Hogrefe.

Heller, B. & Heller, A. (2018). *Spiritualität und Spiritual Care. Orientierung und Impulse* (2. Aufl.). Hogrefe.

Hinse, H. & Möhl, K.-H. (2019). *Wer bis zuletzt lacht, lacht am besten. Humor am Krankenbett und in der Palliative Care* (3. Aufl.). Hogrefe.

Ewers, A., Schüßler, N., Gnass, I., Nestler, N. & Sirsch, E. (2020). *Kompendium Schmerz.* Hogrefe.

Handel, E. (2009). *Praxishandbuch ZOPA.* Hogrefe.

Jevon, P. (2013). *Pflege von sterbenden und verstorbenen Menschen.* Huber.

Johnson, M. & Lehman, R. (2013). *Kardio-Palliative Care. Praxishandbuch zur palliativen Versorgung von Menschen mit kardiologischen Erkrankungen.* Huber.

Kolcaba, K. (2014). *Pflegekonzept Comfort. Theorie und Praxis der Förderung von Wohlbefinden, Trost und Entspannung in der Pflege.* Hogrefe.

Kostrzewa, S. & Gerhard, C. (2010). *Hospizliche Altenpflege. Palliative Versorgungskonzepte in Altenpflegeheimen entwickeln, etablieren und evaluieren.* Huber.

Kostrzewa, S. (2020). *Menschen mit geistiger Behinderung palliativ pflegen und begleiten* (2. Aufl.). Hogrefe.

Kostrzewa, S. (2023). *Palliative Pflege von Menschen mit Demenz* (3. Aufl.). Hogrefe.

Kostrzewa, S. & Kutzner, M. (2022). *Was wir noch tun können! Basale Stimulation in der Sterbebegleitung* (6. Aufl.). Hogrefe.

Layer, M. (Hrsg.). (2014). *Rhythmische Einreibungen nach Wegman/Hauschka.* Hogrefe.

Lexa, N. (2013). *Burnout und Burnoutprävention in der Palliative Care. Praxishandbuch für Gesundheitsfachpersonen.* Hogrefe.

Mann, E. M. & Carr, E. C. (2024, Plan). *Schmerz und Schmerzmanagement. Praxishandbuch für Pflegende* (4. Aufl.). Hogrefe.

Nestler, N. & Evers, A. (2023). *Schmerzassessment.* Hogrefe.

Neuberger, J. (2009). *Sterbende unterschiedlicher Glaubensrichtungen pflegen* (2. Aufl.). Huber.

Randall, F. & Downie, R. S. (2014). *Philosophie der Palliative Care. Philosophie – Kritik – Rekonstruktion.* Huber.

Reed, F. C. (2013). *Pflegekonzept Leiden. Leiden erkennen, lindern und verhindern.* Huber.

Reif, K., de Vries, U., Petermann, F. & Görres, S. (2011). *Wege aus der Erschöpfung.* Hogrefe.

Schärer-Santschi E. (Hrsg.). (2019). *Trauern. Trauernde Menschen in Palliative Care und Pflege begleiten* (2. Aufl.). Hogrefe.

Schnell, M. W. & Schulz, C. (Hrsg.). (2015). *Dem Sterben begegnen. 30 junge Menschen sprechen mit Sterbenden und deren Angehörigen.* Huber.

Schregle, F. & Eichner, E. (2021). *Spiritual Care und Seelsorge in der SAPV. Praxisbuch zur spezialisierten ambulanten Palliativversorgung und spirituellen Fatigue.* Hogrefe.

Schulte, V. & Steinebach, C. (Hrsg.). (2014). *Innovative Palliative Care. Für eine neue Kultur der Pflege, Medizin und Betreuung.* Hogrefe.

Schüßler, N. & Gnass, I. (2023). *Schmerzedukation.* Hogrefe.

Specht-Tomann, M. (2014). Schmerz. Hogrefe.

Steffen-Bürgi, B., Schärer-Santschi, E., Staudacher, D. & Monteverde, S. (Hrsg.). (2017). *Lehrbuch Palliative Care* (3. Aufl.). Hogrefe.

Streuli, J., Bergsträsser, E., Flury, M. & Satir, A. (2018). *Kinder-Palliativmedizin Essentials.* Hogrefe.

Thio, B. (2013). *Praxishandbuch Pruritus. Hautjucken einschätzen, erkennen und behandeln.* Huber.

Trachsel, M. (Hrsg.). (2018). *End-of-Life Care. Psychologische, ethische, spirituelle und rechtliche Aspekte der letzten Lebensphase.* Hogrefe.

Trachsel, M. & Maercker, A. (2016). *Lebensende, Sterben, Tod.* Hogrefe.

Trachsel, M. & Noyon, A. (2017). *Ratgeber Lebensende, Sterben und Tod.* Hogrefe.

de Vries, U., Reif, K., Petermann, F. & Görres, S. (2011). *Fatigue Fatigue individuell bewältigen*

(FIBS). Huber.
Weber, J. & Berthold, D. (2020). *Am Lebensende zu sich selbst finden. Methoden zur Stärkung des Selbstzugangs von Schwerstkranken, Angehörigen und Begleitern.* Hogrefe.
Worden, J. W. (2017). *Beratung und Therapie in Trauerfällen. Ein Handbuch* (4. Aufl.). Hogrefe.
Znoj, J. (2016). *Komplizierte Trauer* (2. Aufl.). Hogrefe.
Znoi, J. (2016). *Trennung, Tod und Trauer.* Hogrefe.
Znoj, H. (2005). *Ratgeber Trauer.* Hogrefe.

Zusammenstellung: Jürgen Georg, Stand: Mai 2023
Weitere Informationen und Neuerscheinungen finden Sie unter
https://www.hogrefe.de/

Sachwortverzeichnis